'피트니스월드'의 주인장으로 웹세상에 널리 알려진 Dr.박상준 님은 실천하는 피트니스&의학 전문가다. 책상 위의 이론가들과 달리 직접 몸으로 행하며 대중에게 건강과 운동, 다이어트에 대한 검증된 방법론을 전파하는 의사이자 피트니스 전문가다. 그의 이번 책은 단순히 미적인 관념에서의 몸만들기를 넘어 여성이 평생 건강을 위해 어떻게 몸과 마음을 다스려야 하는지 명쾌한 답을 제시한다.

-82만 회원 다이어트 카페 주인장, nalthin.com 대표 셀러오

의사는 많지만 운동을 좋아하고 꾸준히 하는 몸짱의사는 많지 않다. 박상준 선생님은 의사로서의 지식뿐 아니라 운동 역시 전문가 수준이다. 이 책 《몸짱의사의 성형 다이어트》는 이론뿐인 건강과 다이어트 상식을 다룬 것이 아니라, 쉽게 이해하고 따라할 수 있는 방법이 담겨 있다. 이 책을 통해 많은 사람이 건강한 다이어트에 성공할 수 있을 거라 생각한다.

-퍼스널 트레이너 트레이너 강

저자는 몸짱의사면서 끊임없이 운동과 다이어트 그리고 건강관리에 관한 정보를 대중과 소통한다. 의사라 그런지 다이어트에 대해 접근하는 방식이 남다르다. 이 책은 그 결과물 중 하나이다.

-《피트니스가 내 몸을 망친다》 저자 송영규

몸짱의사의

성형 다이어트

몸짱의사의 성형 다이어트

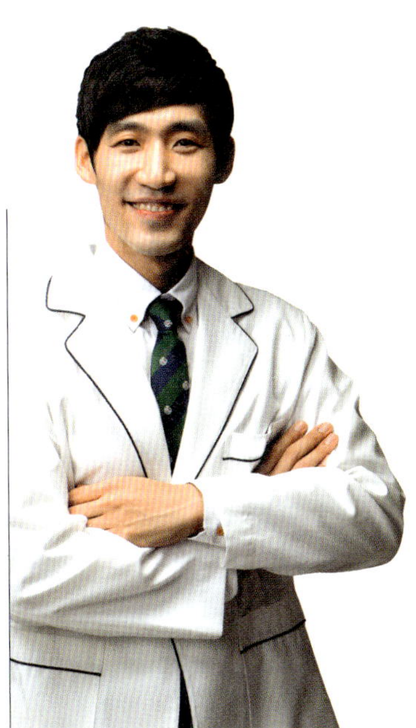

| 박상준 지음 |

한국경제신문

골라 먹고 골라 빼는
다이어트로 여자 몸을 성형하다

그러니까 수년 전이다. 내가 처음으로 다이어트라는 것을 하겠다고 마음 먹었던 때가…. 천성적으로 운동 자체를 좋아하여 평소 즐겨 해왔지만, 이와 더불어 맛있는 음식에 술까지 좋아하던 나는 그럭저럭 평범한 몸을 가지고 살아왔다.

의대를 졸업하고 전공의 생활을 시작하면서부터는 활동량이 확연히 줄고 운동할 시간이 부족했다. 처음 시작하는 병원 생활에서 받는 스트레스를 음식과 술로 풀기 시작하며 나의 몸매는 급속도로 망가지기 시작했다. 체중은 90kg을 훌쩍 넘어섰고, 점점 배가 나오더니 펑퍼짐한 병원 가운을 입어도 배 부분이 봉긋하게 솟아 전형적인 의사 선생님의 모습으로 변했다고나 할까?

이대로는 안 되겠다 싶어 운동을 시작했고, 다른 사람들과 함께하는 운동은 여건상 불가능한 내가 선택한 것이 바로 '웨이트 트레이닝'이었다. 당시 몇몇 연예인이 멋진 복근을 만들어 선보이기 시작했고, 그러면서 '몸짱'이란 말이 사람들 사이에서 서서히 유행처럼 퍼져나갔다.

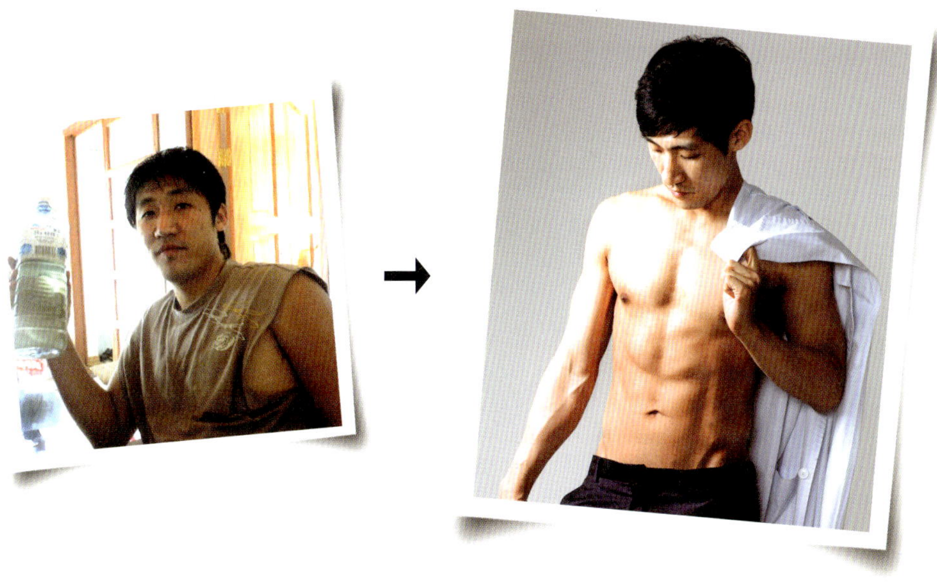

살을 좀 빼서 몸을 가볍게 만들고 싶기도 했고, 유행 따라 몸도 한번 멋지게 만들고 싶은 마음에 운동을 시작했다. 처음 다이어트를 시작하는 사람들이 대개 그렇듯이 나 또한 어떻게 운동하는 게 효과가 좋을지 궁금했기에 정보를 수집하기 시작했다.

그런데 당시 내가 처음 접했던 인터넷상의 다이어트, 운동, 체형에 관한 정보들은 충격에 가까웠다. 사람 몸에 관한 한 누구보다 이해도가 높은 의사로서 나는 당시 떠돌아다니는 정보들을 도저히 이해할 수 없었다.

운동은 한 번에 쉬지 않고 20분 이상 하지 않으면 체지방이 전혀 줄지 않는다는 얘기부터, 여성의 유방을 예쁘게 만들어주는 운동이 있다는 얘기까지……. 의사의 시각과 지식에서 봤을 때 납득하기 힘든 정보들이었다.

그래서 그때부터 전공 서적뿐 아니라 전공과 상관없는 운동과 영양, 체형 관련 전문 서적을 찾아가며 공부를 시작했다. 그렇게 공부해서 얻은 과학적 이론을 바탕으로 나의 몸을 만들었고, 관련 글을 블로그와 카페에 올려가며 '몸짱의사'

라는 약간 쑥스러운 별명도 얻었다.

나는 현재 진료실에서 체지방 감량을 위한 운동과 식이조절을 진료하고 있으며, 좀 더 예쁜 몸을 원하는 여성들을 대상으로 다양한 시술을 시행하고 있는 의사이다. 또한 트레이너와 운동 관련 종사자들을 대상으로 운동생리와 원리, 고혈압, 당뇨병과 같은 질환별 운동처방, 각종 다이어트와 관련된 식이요법의 허와 실에 관한 교육을 담당하고 있다. 이와 더불어 블로그, 카페, 트위터에서 활동하며 운동, 다이어트, 체형에 관한 수많은 질문을 받고 있다.

"살을 빼려면 어떻게 먹어야 하나요?", "살 빼는 데 제일 좋은 운동은 뭔가요?", "팔뚝 살은 어떻게 빼나요?", "저는 허벅지가 굵은데 하체 운동을 해야 할까요?", "종아리에 알이 있는데 이거 없애려면 어떤 운동을 해야 하죠?", "저녁을 너무 일찍 먹었더니 배고파요. 6시 넘어서 먹으면 다 살로 간다는데 어떻게 하죠?" 등 끊임없이 반복되는 질문들을 하루에도 수없이 받고 있으며, 그에 대해 답변을 해주고 있다.

하지만 이렇게 개개인에게 일일이 답변을 해주는 데 한계를 느꼈고, 출처를 알기 힘든 정보들의 범람으로 인해 잘못된 길을 걷고 있는 여성들을 보면서 안타까운 마음이 컸다. 그리하여 다이어트에 관하여 궁금해하는 사람들, 출처를 알 수 없는 잘못된 정보로 의미 없는 운동과 다이어트를 하는 여성들에게 올바른 방법을 알려주고자 이렇게 책을 출간하기에 이르렀다.

의사로서 공부를 하며 학문이라는 넓은 바다에서 '나는 옳고 너는 그르다'라고 여기는 오만함은 스스로 '나는 무식하다'라고 말하는 것과 같음을 깨달았다. 이전에는 옳다고 믿었던 과학적·의학적 정보와 지식들이 시간이 지나면서 틀리다고 알려지는 경우를 너무나도 많이 봐왔기 때문이다.

이 책은 나의 생각만이 옳고 다른 사람들의 의견은 틀렸음을 알리는 데 목적이 있는 게 아니라, 기존의 연구들을 통해 알려진 가장 과학적인 내용을 정리하여 소개하는 데 의의가 있다고 봄이 옳을 것이다. 따라서 앞으로 관련 연구가 진행되어가면서 이 책에 기술해놓은 내용 중 '틀리다'고 알려지는 부분도 있을 수 있다.

사람의 체형이 다르고 생김새가 다르듯, 어떤 방법을 적용하였을 때 모든 사람에게 똑같이 공식대로 일률적으로 반응이 나타나는 것은 아니다. 우리 몸은 같은 부품으로 같은 공정을 거치면 똑같은 제품이 나오는 기계가 아니기에 똑같은 운동과 식이조절을 시행해도 사람마다 반응이 다르게 나타난다. 결국 과학이라는 것은 95% 확률의 싸움이며, 이 말은 95%에 들지 않는 나머지 5%가 필연적으로 존재하기 때문에 예외에 해당하는 사람도 있을 수 있다는 의미로 받아들여야 한다.

당연하지만 나의 책이 불변의 진리일 순 없다. 다만 내가 자신 있게 말할 수 있는 단 한 가지는 이 책을 쓰고 있는 현시점에서 다이어트와 체형에 관한 한 가장 과학적인 내용을 객관적으로 담아 독자들에게 알리고 있다는 점이 학문적 양심에 비추어 조금의 부끄러움도 없다는 것이다.

당신의 몸은 소중하다. 그 소중한 몸에 과학적으로 검증된 정보를 바탕으로 한 다이어트 방법을 적용할 것인가, 아니면 정체를 알 수 없는 소문들을 믿고 따를 것인가? 선택은 결국 당신의 몫이다.

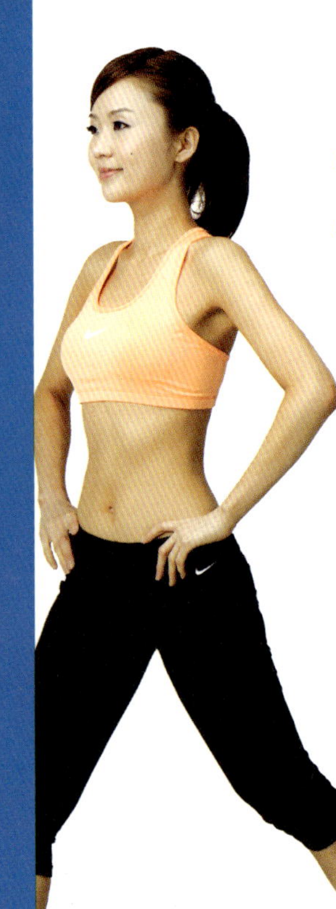

내 몸에 맞는 다이어트,
맞춤 성형의 효과를 볼 수 있다

대한민국은 가히 성형 열풍이다. 이제 쌍꺼풀 수술과 코 수술은 기본으로 성형 축에도 끼지 못하는 성형 수술이 되었다. 여기서 더 나아가 턱을 깎는 수술부터 가슴 성형 수술까지 돈만 있으면 인조인간이 될 수 있는 곳이 대한민국이다.

왜 이렇게 성형 열풍이 불고 있는 것일까? 이에 대한 답은 이제 너무나도 진부해져버렸다. 외모가 가장 중요한 경쟁력 중 하나로 꼽히는 시대이기 때문이다. 더 이상 황금만능주의와 외모지상주의를 비판하는 것은 어쩌면 갖지 못한 자들의 푸념처럼 여겨지는 시대에 살고 있는 우리들이다. 세상이 너무 외모 위주로 돌아가고, 능력만큼이나 아니 그 이상으로 외모를 중시하는 세태는 분명 문제가 있다. 하지만 그렇다고 방바닥에 앉아 이런 세상을 한탄만 하고 있는 것은 결국 다른 사람들보다 불리하게 출발선보다 한참 뒤에서 시합을 시작하겠다는 것과 마찬가지이다.

절이 싫으면 중이 떠나라는 말이 있듯이 이러한 시대의 흐름을 원망하고 한탄만 하고 있을 수는 없다. 최저의 비용으로 최고의 효과를 올릴 수 있는 방법을 고민하지 않을 수 없는 시기이다.

이렇게 외모를 중요시하는 사회에서 단지 나의 노력으로 바꿀 수 있는 것이 뭐가 있을까? 좋은 음식을 먹고, 잘 자고, 스트레스를 받지 않는 자기 관리만으로 나의 얼굴을 바꾸겠다는 생각은 미안하지만 나의 월급을 가지고 주식투자를 해서 워런 버핏을 따라잡겠다는 생각과 마찬가지이다. 타고난 얼굴을 바꾸려면 관리가 아닌 수술이 필요하며, 성형 수술은 어디서 어디까지 할 것인가에 따라 천문학적인 돈이 들어가는 경우도 허다하다. 그렇다면 큰돈 없이 나의 노력만으로 대한민국의 1% 안에 들 수 있도록 나를 바꿀 수 있는 방법은 뭐가 있을까?

그것은 바로 '체형'이다. '올바르게'만 하면 최소의 투자로 최고의 드라마틱한 변화를 얻을 수 있는 것이 바로 '체형'이다. 그런데 체형을 바꾼다는 것, 한마디로 다이어트에 성공하기란 결코 쉽지 않다. 도대체 다이어트는 왜 이렇게 어려운 것일까? 그 근본적인 이유는 바로 이 세상에 있다.

세상은 참으로 아이러니하다. 그동안 인류의 역사 속에서 과학은 어떻게 하면 조금 더 적게 움직이면서 나의 입맛을 자극하는 음식들을 값싸게 공급할 수 있는지를 고민하고 연구해왔다. 현대 과학은 엘리베이터를 타고 내려가 자가용을 몰고 수십 킬로미터 떨어진 곳에 몇 걸음 걷지도 않고 도착할 수 있게 만들어주었으며, 소파에 가만히 앉아만 있으면 나를 웃기고 울리는 텔레비전과 그것을 손가락 하나만으로 조정할 수 있는 리모컨을 만들어냈고, 24시간 내내 값싸고 고칼로리이며 나의 원초적인 입맛을 자극하는 음식을 제공하는 편의점을 집에서 1~2분 거리의 곳곳에 배치해놓았다. 그마저 귀찮다면 대한민국 국민 누구나 하나씩은 가지고 있는 휴대폰 한 통화로 각종 야식부터 술, 담배 심부름까지 가능한 것이 우리의 현실이다.

하지만 이런 세상에서 미의 기준은 어떠한가? 시간이 흐르면 흐를수록 조금 더 움직이고 적게 먹어야 얻을 수 있는 '날씬한 몸'이 아름다운 몸이라 평가한다. 바로 이것이 우리가 다이어트에 실패할 수밖에 없는 근본적인 이유이다!

생활 주변은 살 빼는 데 가장 불리한 환경을 조성해놓고 사람들에게 어떻게든 더 살을 빼라니…. 마치 고양이 앞에 맛있는 생선을 놓아주고 "기다려!"라고 하는 상황이랄까? 처음 얼마 동안은 고양이가 생선의 유혹을 참을 수 있을지 몰라도 그 시간은 그리 오래가지 않는다. 결국 고양이는 생선을 게걸스럽게 먹어 치우고야 만다.

사람이라고 다를까? 그렇지 않다. 맛있는 음식과 조금 더 편한 생활이라는 원초적인 자극을 사람의 머리와 이성으로 조절하기란 쉽지 않다. 어떻게든 편하게 생활하도록 만들고, 값싸고 맛있는 고칼로리 음식을 쉽게 먹을 수 있게 만들어놓고는 더 움직이고 적게 먹으라니… 이 얼마나 아이러니한 세상인가?

이런 세상에서는 다이어트에 실패하는 사람이 의지가 약한 것이 아니라, 불가능한 상황에서 살을 빼는 사람이 정말 독종 아닐까? 이처럼 모두가 살빼기에 열광하는 이유는 살을 빼기가 그만큼 어렵기 때문이다. 문제는 살을 빼기도 어렵지만 '올바르게' 빼기, 즉 다이어트를 통해 아름다운 몸을 갖게 되기란 더욱더 어렵다는 점이다. 다이어트를 하면 체중은 줄어드는데 체형은 점점 더 맘에 안 들게 바뀌어가는 사람이 주변에 허다하다.

다이어트를 하면 할수록 체형이 망가지는 데 가장 큰 역할을 하는 것이 바로 인터넷이 발달하면서 생겨난 '카더라' 통신이다. 올바른 다이어트라고 얘기하면서 특정 식품만을 먹어야 한다는 원푸드 다이어트를 선전하는 사람들, 교묘한 상술로 위장하여 다이어트 정보를 제공하는 사람들, 팔뚝 살을 빼는 비법이라면서 열심히 팔뚝 운동만 시키고 땀복을 입히는 사람들, 가만히 차고만 있으면 배를 두드려줘서 뱃살을 빼준다는 기계까지… 이 세상에는 차라리 몰랐으면 좋았을 법한 다이어트 정보가 너무나 많이 돌아다닌다.

주변의 동료나 친구들도 역부족이다. 잘못된 정보를 여과 없이 전달하는 경우가 너무도 많다. 당신이 다이어트를 한다고 하면, "넌 왜 다이어트를 해도 몸무게가 빨리 줄지 않냐?", "내 친구가 미역만 한 달 동안 먹고 5kg 뺐다는데, 우리도 그거 해보자" 하고 말한다. 물론 이렇게 말하는 당신 주위의 사람들이 악의가 있어서 그러는 것은 아닐 것이다. 하지만 예쁜 몸을 만들고 싶은 당신에게는 도움이 안 되는, 아니 오히려 나쁜 영향을 끼치는 사람이 될 수도 있다.

쉽게 정보를 얻을 수 있는 만큼 그 정보의 정확성과 객관성을 판단하기 힘든 세상이 되어버린 것이다. 이러한 현실에서 건강한 식습관과 자신의 체형에 맞는 성형 운동법으로 아름다운 몸을 만들 수 있음을 전하고자 이 책을 만들었다.

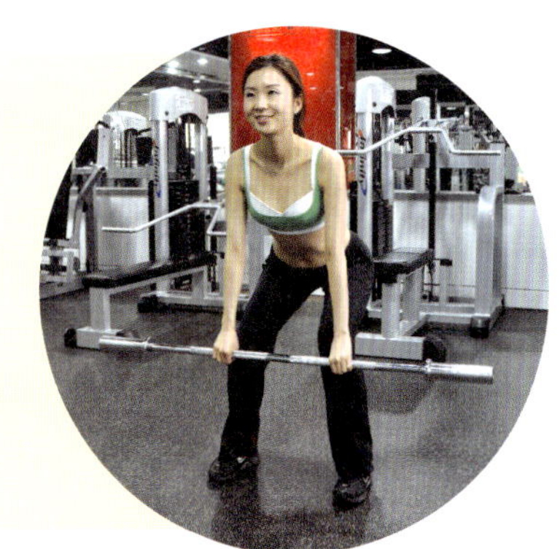

1. 다이어트가 오히려 당신의 몸매를 망치지 않고
2. 여성 개개인의 연령과 체형에 맞게 적용하여
3. 최소한의 경비로
4. 나의 체형적 단점을 최소화하고
5. 가장 드라마틱한 체형적인 변화를 얻도록 하는 것

이것이 바로 이 책의 핵심 내용이다. 다이어트에 관해 그간 가졌던 잘못된 생각과 편견들을 바꾸는 한편, 건강한 식습관과 자신의 몸에 맞는 운동법을 통해 예쁜 몸으로 만들 수 있는 과학적인 실천법을 담았다. 예쁜 몸을 만들면서도 지속적으로 다이어트에 성공할 수 있는 전략으로 음식에 대한 생각을 바꾸고, 나쁜 식습관을 올바르게 바꾸며, 자신의 체형에 맞는 운동법을 서서히 터득함으로써 아름다운 몸을 만들 수 있다.

자, 그럼 지금부터 그동안 알려진 다이어트 상식 중 어떤 부분이 문제이며 그에 대한 해결책은 무엇인지 알아보겠다. 또한 단순히 체중이 줄어드는 것이 아닌 체형이 예뻐질 수 있는 식사법, 자신의 체형에 대한 정확한 자가 진단을 통한 맞춤 운동법을 살펴보도록 하자.

몸짱의사 박상준

contents

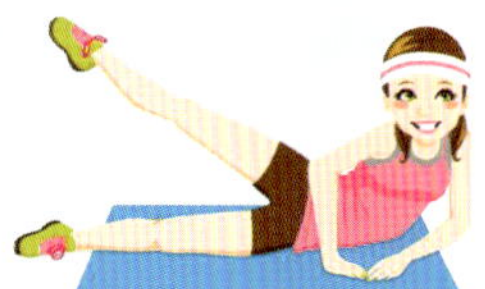

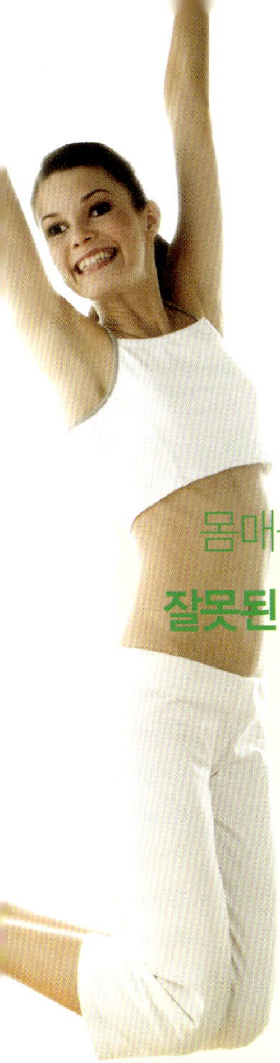

몸매를 망치는 잘못된 식이요법

2

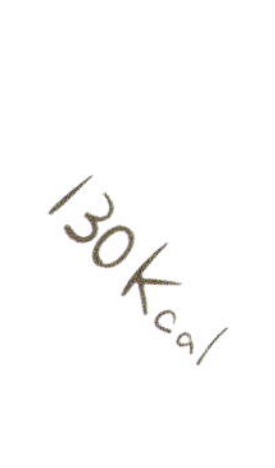

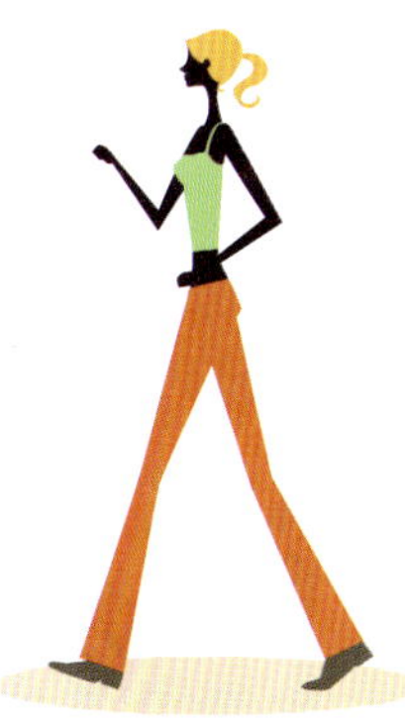

5Kcal
0Kcal
30Kcal
130Kcal

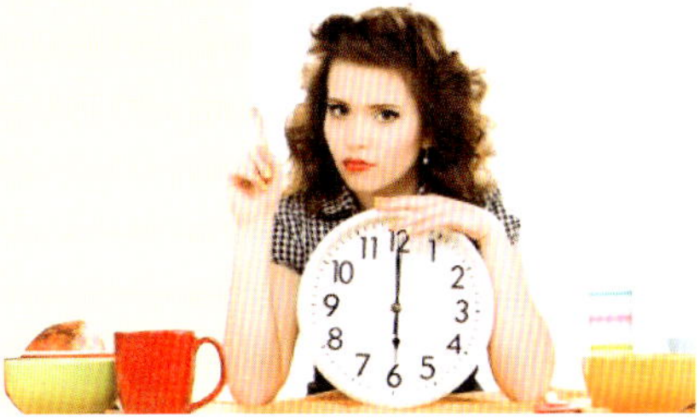

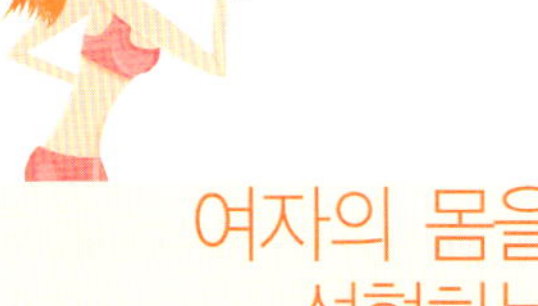

여자의 몸을
성형하는

골라 먹는 식사법

3

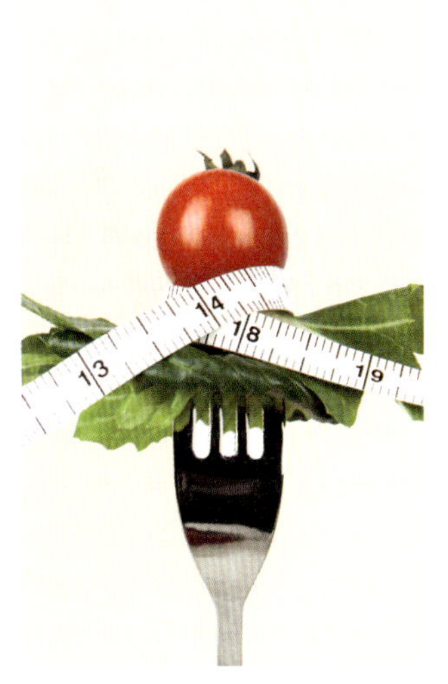

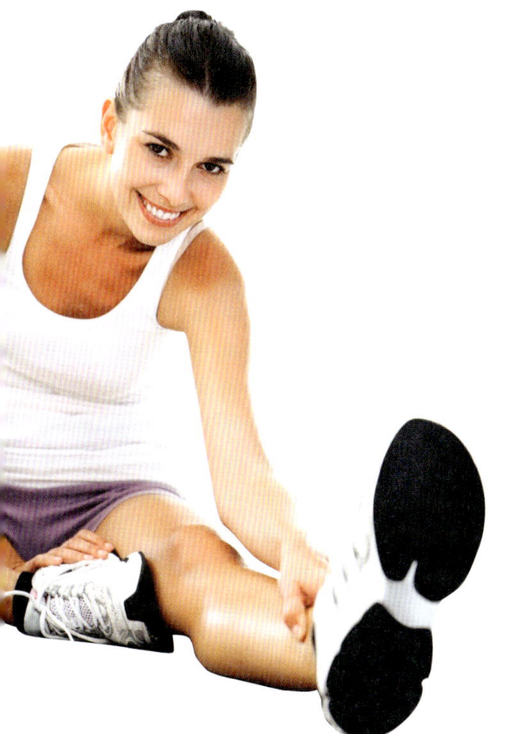

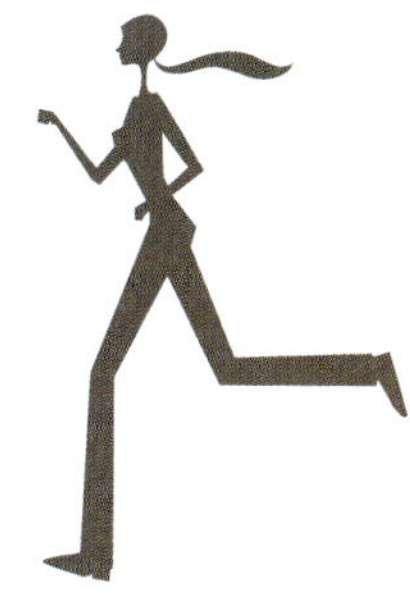

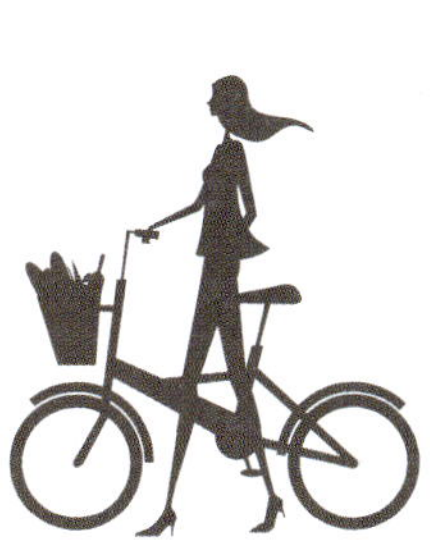

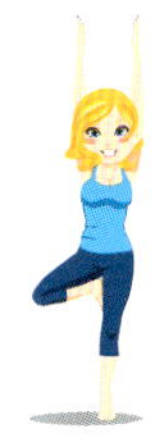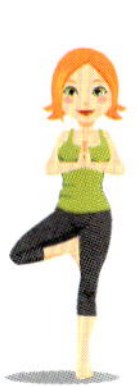

여자의 몸을 성형하는 골라 빼는 운동법

6

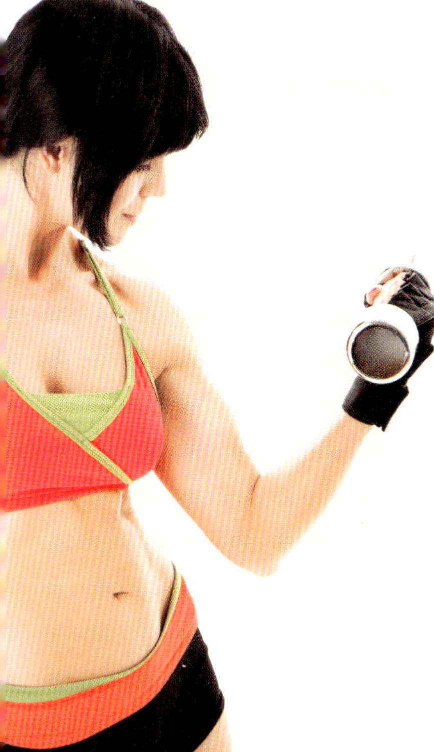

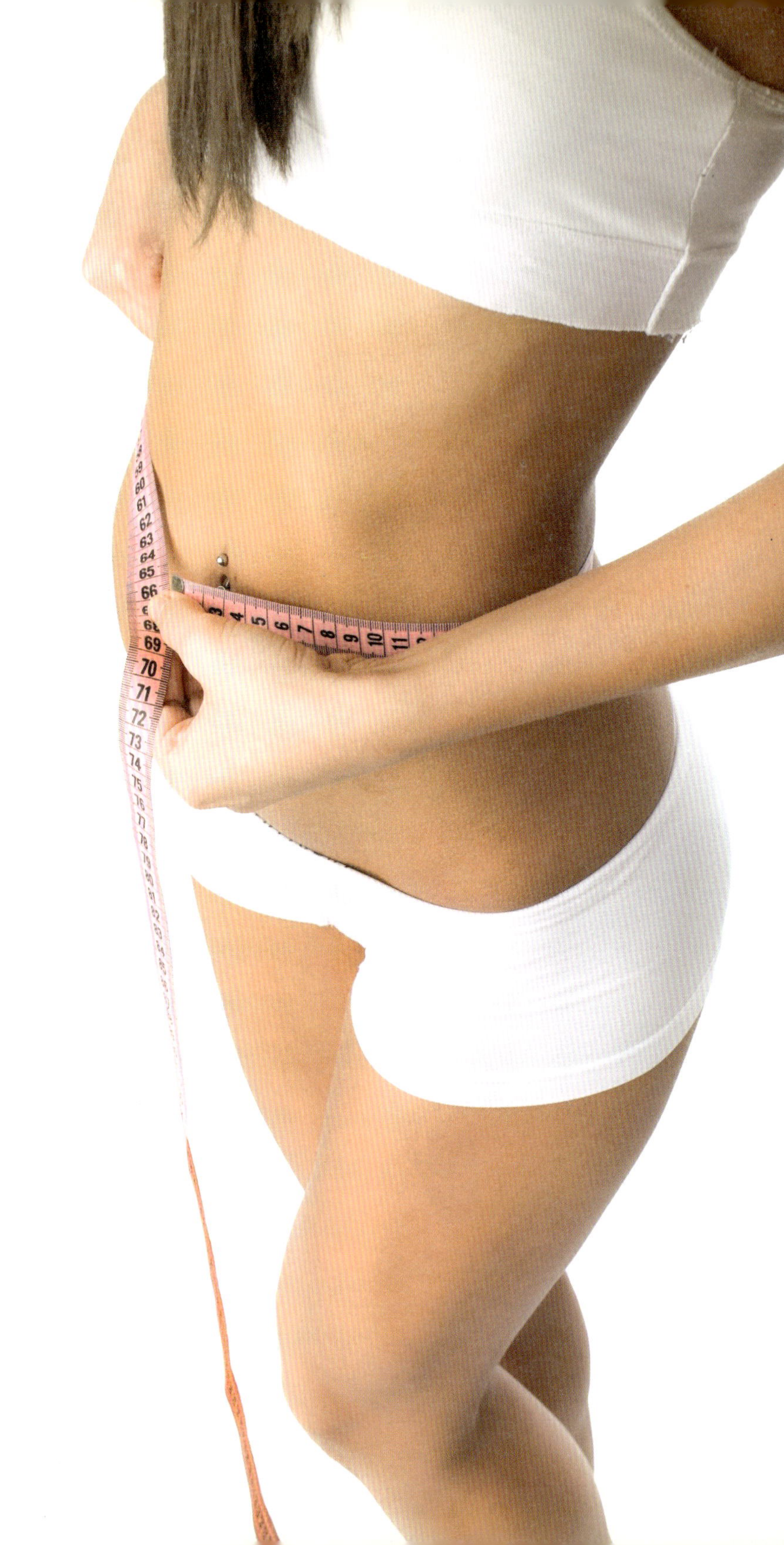

매년 다이어트를 하는 당신, 더 이상 실패는 없다

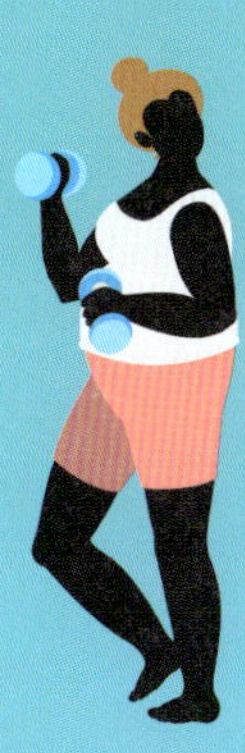

정석 다이어트가 당신의 몸을 성형한다 / 예쁜 몸을 가지고 싶다면 몸무게는 잊어라!

일주일간 5kg 빠졌다고 좋아할 일 아니다! 일주일간 2kg 늘었다고 절망할 필요 없다

먹고 운동할까? 먹지 않고 쉴까? / 다이어트의 성공 기준을 바꿔라

근육만 만들어놓으면 요요가 오지 않을까? / 때로는 의학적 도움도 필요하다

정석 다이어트가 당신의 몸을 성형한다

 나이 드신 어르신들이 입버릇처럼 말씀하시는 "늙으면 죽어야 해"와 대학 수석 합격자가 공부 비법을 인터뷰하면서 "하루에 8시간은 잤고 교과서 위주로 공부했어요"를 들 수 있다. 이와 더불어 대표적인 거짓말이라 할 수 있는 것이 바로 중고생 자녀를 둔 부모님들이 말씀하시는 "대학만 가면 잘생긴 남자 친구는 자동으로 생긴다"가 아닐까? 이 말을 듣는 또는 들었던 학생들 대부분은 '에휴…. 그저 공부시키기 위해 또 거짓말하시는군…' 하고 생각했을 것이다.

그렇다면 '정석으로 다이어트를 해야 예쁜 몸을 가질 수 있다'는 말에 대해서 당신은 어떻게 생각하는가? 앞서 말한 "대학만 가면 잘생긴 남자 친구는 자동으로 생긴다"와 비슷한 부류의 거짓말, 즉 의사인 내가 여성들이 건강하게 다이어트를 했으면 하는 바람에서 하는 사탕발림으로 들리는가? 정석으로 하는 다이어트는 건강해질 것 같기는 하지만 왠지 예뻐지고 싶은 바람과는 거리가 먼 다이어트 방법이라는 느낌이 드는가?

이에 대하여 단도직입적으로 결론부터 말하자면 '절대 그렇지 않다'이다. 정석으로 다이어트를 해야만 많은 사람이 말하는 '예쁘고 날씬한 몸'에 한 발 더 다가갈 수 있다. 무조건 굶거나 일주일에 내내 바나나만 먹고 콩 우린 물만 먹는 잘못된 다이어트가 아니라, 먹을 건 먹고 피할 건 피하면서 적절히 운동하는 정석 다이어트야말로 당신의 몸을 더욱 날씬하고 아름답게 보이도록 만들어주는 다이어트라는 것이다.

단언컨대 잘못된 다이어트는 당장 당신의 몸무게를 몇 킬로그램 줄여줄 수 있을지 모르지만 이내 금방 다 돌아올 것이며, 그런 다이어트 방법을 선택할수록 당신의 체형은 점점 더 마음에 안 드는 쪽으로 만들어질 수밖에 없다. 당신이 아직 20대라면 이런 방법으로도 짧은 기간 동안 체중을 조금 줄일 수 있을지 모르지만, 자꾸 반복 되면서 한두 살 나이가 들어가면 똑같은 방법을 써도 반응이 없는, 즉 다이어트에 점점 불리한 몸으로 바뀌어갈 것이다.

자, 그럼 지금부터 정석 다이어트가 어떻게 나의 몸을 예쁘게 성형할 수 있는지를 알아보도록 하자. 정석 다이어트의 핵심 항목은 다음과 같다.

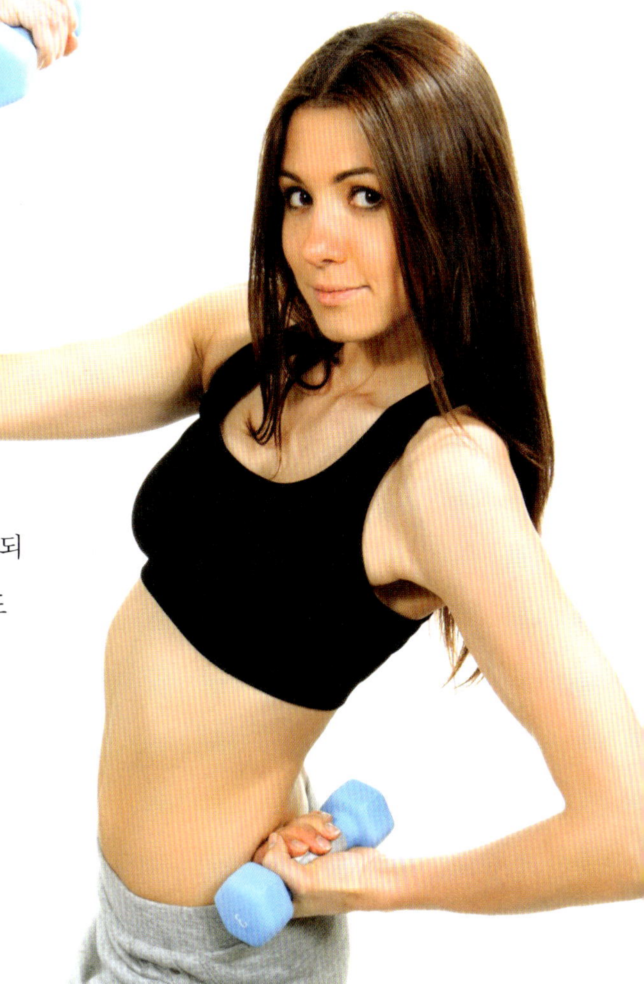

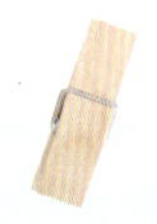

1. 몸무게는 예쁜 몸을 만드는 데 중요하지 않다.

2. 다이어트 성공 기준을 몸무게로 두지 말자. 예쁜 몸을 위해 중요한 것은 체중이 아니라 체성분이며, 이를 정확하게 알 수 있는 방법은 따로 있다.

3. 예쁜 몸을 위한 식사요법에서 칼로리 계산은 의미가 없다.

4. 먹어야 할 영양소와 피해야 할 영양소만 정확히 구분한다면, 머리 아프고 귀찮은 칼로리 계산 없이도 자연스레 날씬한 몸을 가질 수 있다.

5. 영양의 개념만 알고 있다면 대단한 다이어트 식사가 따로 필요하지 않다. 일상식을 바탕으로 편하게 다이어트 식사를 할 수 있다.

6. 잘못 알려진 운동 정보에 현혹되지 말자.

7. 유산소 운동과 무산소 운동의 적절한 조화가 몸을 날씬하고 예뻐 보이게 만든다.

8. 나의 체형을 정확히 파악하고 단점을 보완할 수 있는 운동 방법을 선택해야 한다.

9. 날씬해지고 싶은 여성들을 위한 최고의 운동법인 '성형 운동'을 실천한다.

10. 상황에 따라 적절하게 의학적 도움을 받는 것도 정석 다이어트의 한 방법이다.

11. 여성의 연령별 다이어트 방법을 적용하자.

그렇다면 위의 각 항목처럼 하는 것을 왜 정석 다이어트라고 하는지, 정석 다이어트가 어떻게 나의 몸을 예쁘게 성형해줄 수 있는지에 관하여 알아보도록 하자.

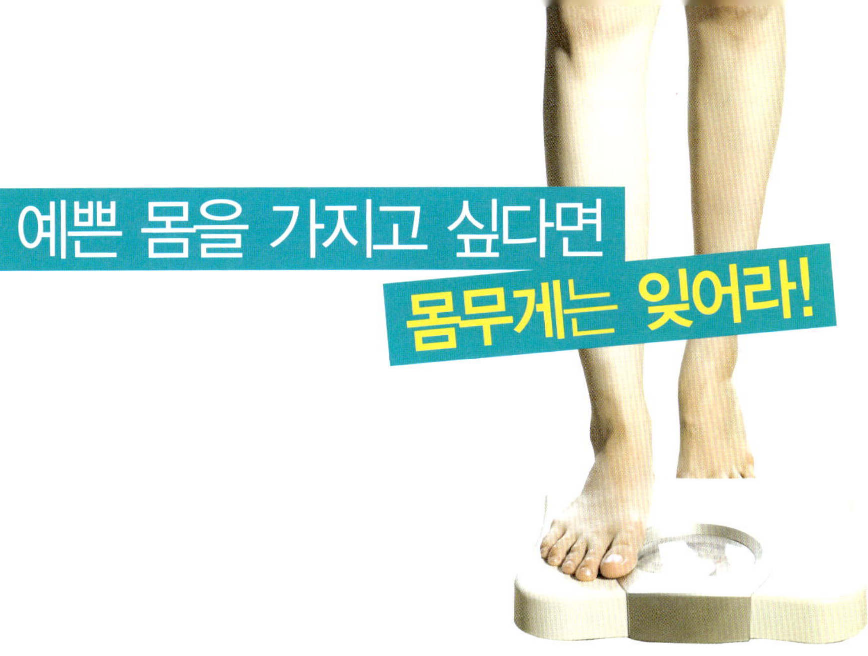

예쁜 몸을 가지고 싶다면
몸무게는 잊어라!

많은 여성이 다이어트를 하면서 목표로 잡는 것이 바로 '몸무게'이다. 다들 48kg이라는 이상향에 도달하기 위해서 밥을 굶고 땀을 흘린다.

여성들에게 체중계의 숫자 '48'이란 남다른 의미를 가진다. 다이어트에 성공했다는 일종의 '상징성'을 의미한다고 할까? 그래서인지 웬만한 여자 연예인들의 프로필을 보면 키가 170이든 160이든 상관없이 죄다 48~50kg 사이를 왔다 갔다 한다.

이쯤에서 다이어트를 하는 여성들에게 묻겠다. 도대체 48kg이 되고 싶은 이유가 무엇인가? 이에 대한 대답으로 '나의 만족을 위해', '그 정도는 돼야 예쁘다고 하니까' 등 여러 가지가 있겠지만, 결국엔 '날씬하고 예쁜 몸을 만들기 위해서'로 대동단결된다. 그게 나의 만족인 것인지 남에게 보여주려는 것인지의 차이일 뿐….

그런데 많은 여성이 '원래의 목적'과 '부수적으로 되도 그만, 안 되도 그만인 것'을 혼동하고 있다. 여러분의 다이어트 목적은 자신 외에 그 진실을 아무도 모르는 '48kg'이라는 숫자를 얻기 위함이 아니라, '아름다운 몸'을 만드는 것이다.

중요한 것은 이 두 가지가 공통점이 있긴 하지만 항상 같지는 않다는 점이다. 즉 예쁘고 아름다운 몸매를 가진 사람들 중에 48kg인 사람도 있지만, 48kg이 아니더라도 충분히 아름다울 수 있다. 다이어트를 하는 모든 여성에게 묻겠다. 등에 몸무게를 써 붙이고 다닐 것인가?

나는 항상 "체중은 같아도 체형은 다르다"라고 말한다. 이게 무슨 뜻일까? 같은 55kg이라도 더 뚱뚱해 보이는 여성이 있고, 날씬해 보이는 여성이 있다는 의미이다. 그럼 도대체 무엇이 이러한 차이를 만드는 것일까?

이는 우리 몸을 구성하는 성분 중 근육과 지방의 비율 때문이다. 즉 같은 체중이라도 지방과 근육의 비율에 따라 더 날씬해 보일 수도, 더 뚱뚱해 보일 수도 있다. 근육과 지방의 부피가 다르기 때문인데, 실제로 똑같은 1kg이라면 근육은 지방에 비해 그 부피가 30% 정도 작다.

따라서 체중의 구성이 무엇으로 되어 있느냐에 따라, 즉 지방과 근육의 비율에 따라 같은 몸무게라도 44 사이즈를 입을 수도 있고, 55 사이즈를 입을 수도 있다.

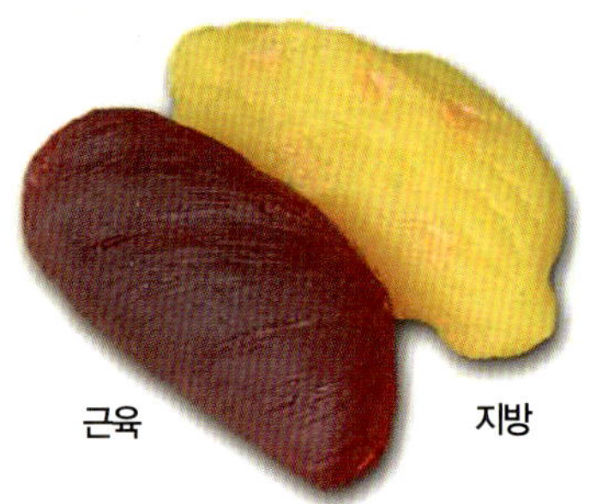

근육 1kg과 지방 1kg 모형 : 지방은 같은 무게의 근육에 비해 부피가 30% 많이 나간다.

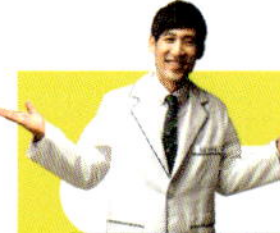

몸짱의사의 다 이 어 트 솔 루 션

다이어트를 하는 사람들의 목적은 체중계의 숫자를 줄이는 것이 아니라 좀 더 예쁜 몸을 갖는 데 있다. 그런데 여성들은 자꾸 본래의 목적과 부가적인 사항을 헷갈리고 있다. 다이어트를 하는 우리는 몸무게에 일희일비할 필요가 없다. 우리의 관심사는 체중이 아니라 '체형'이며, 여기에 중요한 것은 몸무게가 아니라 체성분의 구성, 즉 근육과 지방의 비율이다.

자, 더 이상 48kg이라는 몸무게에 목숨 걸지 말자. 48kg이면 어떻고 53kg이면 어떤가? 예쁜 몸을 만드는 게 중요한 것 아닌가?

나의 체성분, 어떻게 알 수 있을까?

그렇다면 나의 체성분 구성을 어떻게 알 수 있을까? 체성분 구성을 알아보려면 어떻게 해야 하며, 얼마 정도가 가장 적당할까? 나의 체성분 구성을 정확히 알아보려면 이를 정확히 측정할 수 있는 최첨단 장비를 보유한 대형 병원을 방문하여 검사를 받으면 가능하지만 이는 너무 번거롭고 현실적인 한계가 있다.

다행히 요즘에는 이렇게 번거롭게 하지 않더라도 간편하게 나의 체성분 구성 비율, 즉 지방과 근육의 비율을 알아볼 수 있는 기계가 나와 있다. 바로 체성분 측정기이다. 이 기계는 몸에 미세한 전류를 흘려보내 근육과 지방의 양을 측정한다. 근육은 수분을 많이 포함하고 있어(근육의 70%는 수분이다) 전기가 잘 흐르기 때문에 저항이 적은 반면, 지방은 수분을 포함하지 않기 때문에 전기가 잘 흐르지 못하고 저항이 크다는 차이를 이용하여 몸속의 근육과 지방 비율을 측정하는 것이다. 헬스장만 가도 하나씩은 구비해놓은 이 기구를 사용하여 내 몸의 구성 비율을 측정해보자. 가까운 보건소나 병원에서도 물론 측정이 가능하다.

이 검사 결과 여성은 체지방률 18~28% 정도가 정상 범위이다. 그런데 이 정상 범위의 '범위'가 너무 넓다. 체지방률 18% 정도의 여성이라면 잘 관리한 연예인에 버금갈 수 있는 수준이지만, 28%는 통통하다 못해 현대 미의 기준에서 볼 때 약간 뚱뚱한 느낌까지 줄 수 있는 정도이다. 따라서 이 '정상 범위'를 그대로 적용하기엔 현실과 괴리감이 크다.

최근의 미적 기준을 고려한다면 여성의 경우 체지방률 23% 정도를 상한선으로 보는 게 좋다. 즉 현대 미의 기준에서 체지방률 추천 범위는 '여성 18~23%'가 적당하다. 따라서 다이어트를 하는 여성은 체지방률 23%로 만드는 것을 1차 목표로 삼도록 하자.

체성분 측정기로 체지방률을 측정할 때 주의해야 할 사항이 몇 가지 있다. 앞에서도 말했듯이 체성분 측정기는 몸속의 수분량에 따른 저항값을 측정하는 기계라고 했다. 따라서 몸속 수분량이 변하면 그 측정치도 변한다. 즉 측정 전에 땀을 많이 흘렸다든지 목욕을 하였다든지 운동을 했다든지 굶었다든지 하여 몸속 수분량에 급격한 변화가 생기면 그에 따라 측정치도 변한다는 의미이다.

또한 이 기계는 내장 속에 들어 있는 것들은 전부 체지방으로 간주한다. 따라서 당신이 화장실에서 1kg의 대변을 보고 나서 측정한다면 지방이 1kg 줄었다고 나올 것이며, 물을 1L 마신 직후 바로 측정한다면 체지방이 1kg 늘었다고 나온다.

체성분 측정의 아이러니

물만 마셨을 뿐인데 체지방이 늘었다면? 다음의 측정치에서 보다시피 물을 1.25L 마신 직후 체중은 거의 정확하게 1.2kg 증가한 것으로 나오는데, 그중 1kg은 체지방량이 증가한 것으로 나온다. 그뿐 아니라 회사마다 측정값의 차이가 크며, 심지어 같은 회사의 기계라도 버전에 따른 차이가 상당하다. 따라서 체성분 변화의 추이를 살펴볼 때는 '같은 회사의 같은 기계'로 '동일한 환경'에서 측정해야 한다.

병원이나 헬스장에 하나씩은 있는 이 체성분 측정기가 상당히 간편하고 유용한 것은 확실하다. 하지만 그 원리를 제대로 이해하고 사용하는 것이 중요하다.

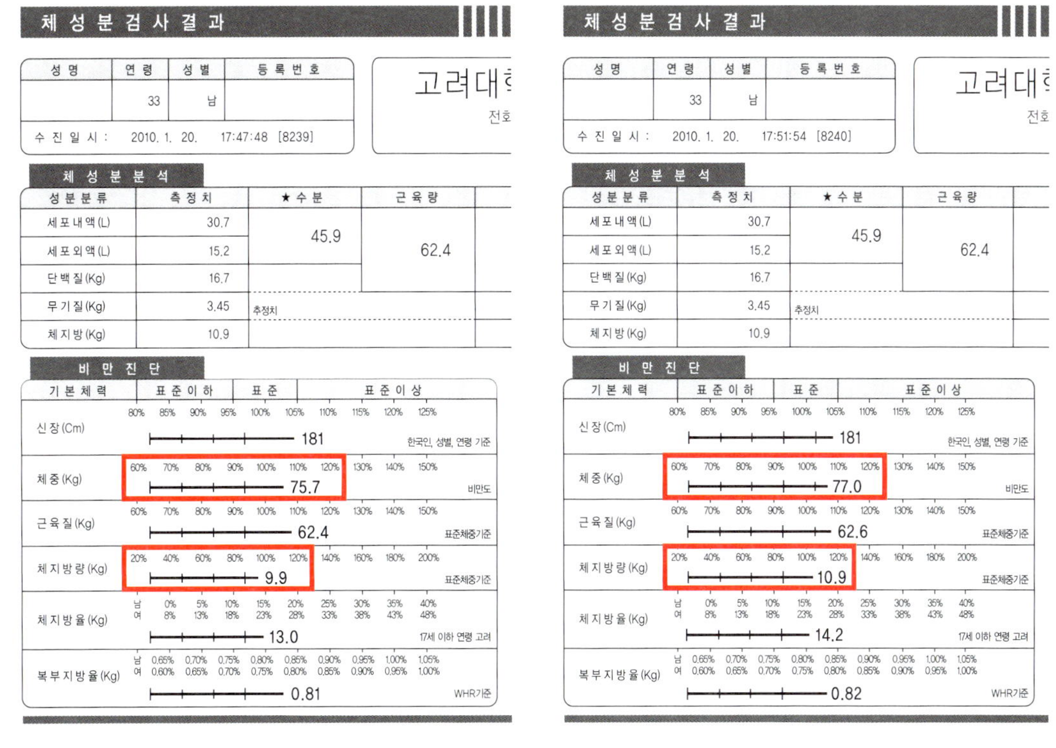

물 마시기 직전 측정치 ➞ 물 1.25L 마신 직후 측정치

따라서 체성분 측정기의 사용에 관한 다음의 일반적인 주의 사항을 숙지하여 사용하도록 하자.

체성분 측정 시 주의 사항

첫째, 가능한 한 공복에 측정해야 한다. 위와 장 속에 음식물이 있는 경우, 그로 인해 증가한 몸무게 부분이 전부 체지방량으로 측정되기 때문이다. 가급적 식후

2시간에 측정하는 것이 좋다.

둘째, 과도한 운동과 목욕 등은 피해야 한다. 과도한 운동이나 목욕으로 인해 땀을 흘려 몸속 수분이 과도하게 배출되면 이로 인해 결과가 달라질 수 있다.

셋째, 가능한 한 몸을 가볍게 하고 측정한다. 가벼운 옷을 입고 시계, 휴대전화, 액세서리 등은 최대한 제거 후 측정한다. 또한 소변을 보아 방광을 비운 뒤 측정하는 것이 좋다.

넷째, 결과를 추적 관찰하는 경우 항상 비슷한 조건에서 측정하도록 한다. 이 검사는 하루 중 어느 시간에 측정하느냐에 따라서 그리고 앞에서 말한 식사 유무, 운동 유무, 입고 있는 옷과 액세서리의 무게, 심지어 대소변량에 따라서도 영향을 받는다. 따라서 전후 오차값을 줄이기 위해서는 가급적 동일한 시간에 동일한 조건하에서 측정하도록 하자.

다섯째, 같은 기계만을 사용하자. 앞서 말했지만 체성분 측정기라도 회사에 따라 측정 방식이 조금씩 다르고 버전에 따라서도 다르다. 실제로 같은 시간에 측정하더라도 같은 회사의 다른 버전 기계로 측정하면 체지방률 2~3% 정도의 오차가 생긴다. 다이어트를 하면서 변화를 살펴볼 때는 꼭 같은 회사의 같은 기계로 측정해야 한다.

마지막으로 체성분 측정기의 결과는 '참고'만 한다. 간혹 이 기계를 너무 신봉하거나 자주 체크하면서 그 결과에 일희일비하는 경우가 있다. 하지만 단시간에 자주 측정하면서 비교하는 것은 도움이 되지 않는다. 당신이 정말 다이어트를 잘하고 있는지 아닌지를 알기 위해서는 체성분 측정기의 결과는 그저 '참고'만 하도록 한다. 다이어트의 성공 여부는 판단 기준을 바꾸는 것부터 시작된다.

일주일간 5kg 빠졌다고 좋아할 일 아니다! 일주일간 2kg 늘었다고 절망할 필요 없다

누구나 살을 빼겠다고 다이어트를 시작해서 초기에 체중이 빨리 줄어드는 것을 경험해봤을 것이다. 어떻게 하느냐에 따라 다이어트 초기 일주일간 5kg의 감량도 가능하다. 이렇게 다이어트 초기에 체중이 급속도로 줄어드는 이유는 뭘까?

우리 몸속에는 탄수화물을 쌓아놓는 '탄수화물 저장고'가 두 곳 있다. 간과 근육이 바로 탄수화물 저장고의 역할을 한다. 그런데 이 탄수화물 저장고는 그 양이 얼마 되지 않으면서 가져다 쓰기도 쉽기 때문에 다이어트를 하면서 먹는 양을 줄이면 '먼저' 사용되기도 하고 '빨리' 고갈되기도 한다. 반대로 먹는 양을 늘리면 금세 채워지기도 한다.

탄수화물은 저장고에 저장될 때 단독으로 들어가는 것이 아니라 자기보다 3~4배나 많은 물을 꼭 끌어안고 간다. 즉 탄수화물 1g이 저장될 때 물 3~4g이 함께 저장된다는 의미이다. 이는 당신이 다이어트를 하여 먹는 양을 줄이면 가져다 쓰기 쉬운 탄수화물이 먼저 그리고 빨리 줄어들면서 끌어안고 있던 3~4배나 많은 양의 물도 함께 줄어들기 때문에 빠른 체중 감소가 일어난다는 것을 의미한다.

즉 다이어트를 시작하면 초기에 체중이 급속하게 줄어드는 것은 지긋지긋한 뱃살이 줄어들기 때문이 아니라 탄수화물의 감소 때문이다. 그리고 탄수화물과 함께 저장되었던 3배나 많은 물이 함께 빠져나갔기 때문이다.

이론적으로 60kg의 평범한 여성이 일주일간 완전히 단식하면서 열심히 운동하여 줄일 수 있는 체지방량은 2kg을 넘기기 힘들다. 여기에 조금이라도 음식을 먹었다면 당연히 줄일 수 있는 지방량은 더 적어지게 된다.

반대로 독하게 다이어트를 하다가 먹는 양을 늘리면 며칠 만에 몇 kg이 늘어나는 것도 텅텅 비었던 탄수화물 저장고가 채워지면서 많은 양의 물을 끌어안으며 저장되기 때문이다. 따라서 당신이 며칠간 수 kg의 변화에 울고 웃는 것은 당신이 지긋지긋하게 생각하는 뱃살의 변화 때문이라기보다는 체수분의 변화 때문일 가능성이 매우 높다.

당신이 일주일간 5kg을 줄였는가? 너무 기뻐하지 마라. 그 대부분은 탄수화물 소실에 의해 수분이 빠져나갔을 뿐이다. 또한 한두 끼 폭식으로 1~2kg이 늘었는가? 너무 슬퍼하거나 좌절할 필요 없다. 몸속의 수분이 증가했을 뿐이다.

다시 강조하지만 여성들이 다이어트를 하는 목적은 '예쁜 몸을 만들기 위함'이지 체중계의 어떤 숫자에 도달하기 위함이 아님을 잊지 말자!

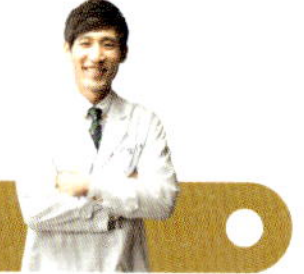

◗ 몸짱의사의 다 이 어 트 어 드 바 이 스

다이어트에 성공한 당신에게 누군가 "어머 살 많이 빼셨네요! 몸무게가 얼마나 되세요?" 하고 묻는다면, "얼마쯤 되어 보이나요?" 하면서 방긋 웃어주면 그만인 것이다. 날씬해진 것은 남이 알아주지만 체중계의 숫자가 줄어든 것은 나만 아는 사실이다. 더 이상 체중계의 숫자에 목숨 걸지 말자!

먹고 운동할까? 먹지 않고 쉴까?

다이어트를 하는 많은 여성이 하는 고민 중 대표적인 것이 '이걸 먹고 운동할까? 안 먹고 쉴까?'일 것이다. 안 먹자니 너무 배가 고프고, 먹자니 운동하기 싫고…. 두 갈래 길에 선 여성들은 자신의 기호대로 선택을 한다.

다이어트를 하는 여성들의 대표적인 특징이 바로 굶는 건 자신 있는데 운동하는 건 너무 싫어한다는 점이다. 실제로 상당수의 여성이 운동을 하느니 안 하고 굶겠다고 말하곤 한다.

안 먹고 쉬든 100을 먹고 100만큼 운동을 하든 덧셈 뺄셈을 해보면 똑같아 보이는데, 두 가지 선택 중 더 아름다워지기 위한 다이어트에는 어떤 차이가 있을까?

<u>안 먹고 쉬기 vs 먹고 운동하기</u>

다이어트 시 운동의 효과는 다음과 같다.

1. 유산소 운동을 통해 에너지 소모를 늘린다.
2. 무산소 운동을 통해 근육을 최대한 보존한다.
3. 운동 후의 시간 동안 대사율을 증가시켜 다이어트에 유리한 몸으로 만든다.

안 먹고 쉬는 것에 비하여 먹고 운동하는 것이 다이어트에 더 유리한 환경을 만들어준다. 그렇다고 아무거나 마구 먹어서는 안 된다. 어떤 것은 오히려 안 먹는 편이 더 나은 것들도 있기 때문이다. 먹고 운동하는 것이 더 낫다는 말은 다이어트에 도움이 되는 것들을 먹고 운동하라는 의미로 받아들여야 한다. 다이어트에 도움이 되는 음식은 3장 '여자의 몸을 성형하는 골라 먹는 식사법'을 참고하도록 하자.

또 한 가지 중요한 것은 바로 체형이다. 여성들이 다이어트를 하는 가장 큰 이유는 '아름다움'을 얻기 위해서이다. 그런데 먹고 운동하는지 안 먹고 쉬는지에 따라 다이어트를 할수록 더욱 아름다운 체형으로 바뀔 수도 있고 마음에 들지 않는 체형을 얻을 수도 있다.

앞서도 말했지만 근육은 지방보다 같은 무게에서 부피가 작기 때문에 같은 몸무게라도 근육과 지방의 비율에 따라 더 날씬해 보일 수도 그렇지 않을 수도 있다. 같은 몸무게에서 근육의 비율이 높으면 더 날씬해 보이고 지방의 비율이 높으면 더 뚱뚱해 보인다는 의미이다.

그런데 우리가 운동 없이 먹는 양만 줄이면 근육 손실이 심해지고, 반대로 먹고 운동하는 경우는 근육 손실을 최소화하면서 지방만 선택적으로 줄일 수 있다. 어떤 경우 더 날씬해 보이는 체형을 갖게 되겠는가? 당연히 먹고 운동하는 경우이다.

따라서 안 먹고 쉬는 것에 비하여 먹고 운동하는 편이 더 낫다. 운동도 유산소 운동만 또는 무산소 운동만 할 것이 아니라, 이를 골고루 혼합해주어야 효과를 극대화할 수 있다.

따라서 안 먹고 쉬는 경우와 먹고 운동한 경우 칼로리 계산에 의한 단순한 덧셈 뺄셈의 결과는 같을지 몰라도 분명 차이는 있다.

1. **안 먹고 쉬는 경우** : 근육량과 대사율의 감소로 인하여 다이어트에 불리한 몸 상태가 된다.

2. **먹고 운동하는 경우** : 근육량의 유지 및 증가로 대사율을 보존, 증가시킴으로써 운동이 끝난 뒤에도 운동을 하는 것과 같은 효과를 내 다이어트에 유리한 몸 상태가 된다.

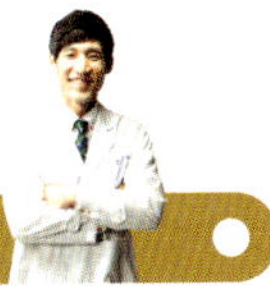

몸짱의사의 다 이 어 트 어 드 바 이 스

'1+1=2'가 되는 것처럼 내 몸은 그렇게 단순하지 않다. 어떻게 하느냐에 따라 '1+1'이 2가 될 수도 3이 될 수도, 또는 0이 될 수도 있음을 잊지 말자.

다이어트의 성공 기준을 바꿔라

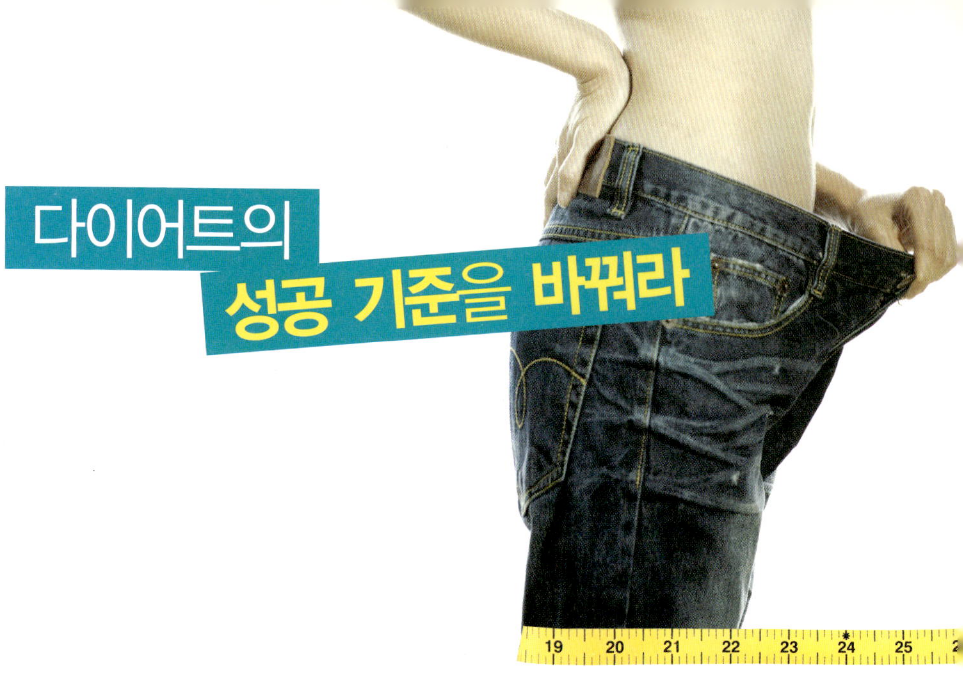

자, 앞에서 진정 다이어트에 성공하기 위해서는 체중에 너무 집착하면 안 된다고 말했다. 같은 체중이라도 그 구성 성분에 따라, 즉 근육과 지방의 비율에 따라 상대적으로 날씬해 보일 수도 있고 뚱뚱해 보일 수도 있기 때문이다. 또한 체중이 줄었다는 것은 지방이 줄어든 것일 수도 있지만, 몸속 탄수화물이 줄어들면서 생기는 수분 고갈 때문인 경우가 많다. 따라서 체중이 빨리 줄어들었다는 것 자체는 다이어트를 통해 당신의 몸을 예쁘게 성형하는 것과 별 상관이 없다.

그렇다고 체성분 측정기의 결과가 무조건 올바른 것도 아니니 그저 참고만 하라고 말했다. 체중도 아니다, 체성분 측정기 결과도 그냥 참고만 하라고 하니, 도대체 무엇을 기준으로 내가 다이어트를 잘하고 있는지 아닌지를 판단해야 할까?

당신이 다이어트 성공 여부의 판단 기준으로 삼아야 할 가장 확실한 것은 바로 '허리 둘레'와 '기존 옷의 사이즈'이다. 체중은 허리둘레가 줄어들고 기존의 옷 사이즈가 넉넉해지면서 자연적으로 함께 줄어드는 덤이라고 생각하면 된다. 체중이 많이 나가는 여성의 경우 허리둘레가 줄고 옷 사이즈가 넉

체중이 비교적 많이 나가지 않는 여성이 체형을 개선하고 싶어 운동과 식이조절을 한다면 체중은 별 변화가 없다 하더라도 체성분의 비율, 즉 근육과 지방의 비율이 바뀌면서 부피가 변한다. 이때 가장 민감하게 반응하는 것이 바로 허리둘레와 옷 사이즈이다. 즉 다이어트를 진행할 때 체중계의 숫자가 큰 변화가 없더라도 근육과 지방의 비율이 바뀌어 체성분이 바뀌면 허리둘레가 줄어들고 기존의 옷이 넉넉해지면서 이전보다 날씬해 보이는 기적을 체험할 수 있다.

물론 체성분 측정기를 통해서도 내가 다이어트를 잘하고 있는지 아닌지 알 수 있다. 하지만 이 기계는 앞에서도 말했다시피 체수분량의 변화에 따라 오차가 발생할 수 있기 때문에 그 결과를 맹신할 수만은 없다. 그리고 회사에 따라, 기계에 따라 발생하는 오차값도 상당하다. 헬스장마다 하나씩 구비해놓았다고 하더라도 사용할 수 없는 환경에 있는 사람들도 있다는 점을 감안한다면, 실제적으로 당신이 다이어트를 잘하고 있는지를 판단하는 가장 쉽고 과학적인 기준은 허리둘레와 기존 옷 사이즈의 변화이다. 따라서 체중이 잘 줄지 않고 체성분 측정기를 통한 측정치가 조금 이상하다 하더라도 당신의 허리둘레가 줄고 기존의 옷이 넉넉하다면 당신은 성공적인 다이어트를 하고 있다고 생각해도 좋다.

비만으로 인한 건강 상태를 가장 민감하게 반영하는 것이 바로 허리둘레이다. 우리의 건강을 해치는 주범이 복부 비만이라는 점은 널리 알려진 사실이다. 이러한 복부 비만에서 가장 중요한 것이 내장 사이사이에 끼어 있는 내장지방이고, 일정 수준 이상으로 내장지방량이 증가하면 비만에 의한 여러 가지 질병이 발생할 위험성도 높아진다. (이러한 위험성은 남자 기준 허리둘레 90cm 이상, 여성 기준 85cm 이상에서 발생한다.) 따라서 건강이라는 측면을 고려했을 때도 우리가 가장 중요하게 생각해야 할 기준은 바로 허리둘레이다.

현재 올바르게 다이어트가 진행되고 있는지 정확히 알고 싶다면 이 방법을 써보자.

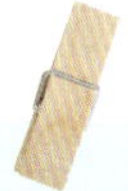

1. 다이어트 시작 시 허리둘레를 재거나 딱 맞는 허리띠 구멍을 정한 후 다이어트를 진행해가면서 2주 간격으로 허리둘레나 허리띠가 헐렁해지고 있다면 당신의 다이어트는 성공적으로 진행되고 있는 것이다.

2. 다이어트 시작 시 타이트하게 맞는 옷을 하나 구입한 후 2주 간격으로 그 옷이 헐렁해지고 있다면 당신의 다이어트는 성공적으로 진행되고 있는 것이다.

3. 한 달 간격으로 동일한 회사의 동일한 기계로 동일한 환경에서 체성분 측정기 검사를 실시하여 체지방률의 변화 추이를 살펴본다.

위의 조건이 만족된다면 체중이 많이 나가는 여성은 필연적으로 체중이 줄어들 것이고, 정상 체중의 여성은 체중은 크게 변하지 않더라도 날씬해질 것이다.

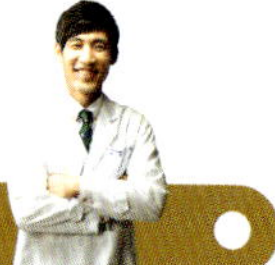

● 몸짱의사의 다 이 어 트 어 드 바 이 스

자, 지금부터 다이어트의 성공 기준부터 바꾸자. 주객이 전도되어서는 안 된다. 당신이 올바르게 다이어트를 하여 체형이 바뀌면 체중은 필연적으로 감소하게 된다. 따라서 체중 감소는 체형 변화와 함께 동반되는 '덤'이지 다이어트의 근본적인 목표가 되어서는 안 된다. 헬스장의 체성분 측정기 결과는 그저 참고만 하면 된다. 누가 뭐라고 하든, 체중계와 체성분 측정기의 결과치가 어떻게 나오든, 당신의 허리 사이즈가 줄고 있고 예전에 입던 옷이 헐렁해지고 있다면 당신은 성공적인 다이어트를 진행 중이다. 체중이 줄어든 것은 본인만 알지만, 체형이 예뻐진 것은 남이 알아준다는 사실을 잊지 말자!

근육만 만들어놓으면 요요가 오지 않을까?

살을 빼는 것보다 뺀 상태를 유지하는 게 더 어렵다는 말은 이제 별로 새로울 것이 없는 정보이다. 실제로 줄인 체중을 2년 이상 유지하는 사람은 체중을 줄였던 사람들 중 5%에 불과하다고 알려져 있다. 아마 이 책을 읽고 있는 여성들 중에서도 살을 뺐다가 다시 쪄버리는 '요요 현상'을 겪었던 사람이 상당수 있을 것이다. 그렇다면 요요 현상이 생기는 이유는 뭘까? 막연히 '운동 없이 굶었기 때문이다'라고 생각하는 경우가 가장 많다.

요요 현상이 생기고 나서 "제가 요요가 온 이유는요… 운동 안 하고 굶었기 때문이란 걸 잘 알고 있어요" 하고 말하며 반성하는 여성을 많이 만난다. 물론 이는 틀린 말은 아니다. 운동 없이 과도하게 먹는 양을 줄이는 것은 한계가 있고, 그 한계를 극복하지 못하고 다시 먹기 시작하면 요요가 올 것은 불 보듯 뻔한 일이기 때문이다. 그렇다면 어떻게 해야 요요가 생기지 않을까? 요요 현상이 오지 않는 다이어트 비법 중 요즘 가장 각광을 받는 것이 바로 근력 운동을 통한 근육의 증가이다.

　"우리 트레이너가 근육을 만들어놓으면 요요가 오지 않는대요", "근육이 많은 몸은 에너지를 많이 써서 요요가 오지 않는다네요", "근력 운동을 하면서 살을 빼면 요요가 오지 않는다는데 맞나요?"와 같은 내용이 언제부터인가 입에서 입으로 전해지면서 근력 운동만 열심히 하면, 그리고 근육만 만들어놓으면 지긋지긋한 요요 현상으로부터 벗어날 수 있다는 인식이 일반화되어 있다. 자, 정말 근력 운동을 하여 근육을 늘리면 요요가 오지 않는 축복받은 몸으로 바뀔 수 있을까?

근육, 요요를 예방하는 데 어떤 효과가 있을까?

근육을 만들면 요요가 오지 않는다는 말은 어떻게 나온 것일까? 이는 대사량 때문이다. 우리가 아무것도 안 하고 가만히 있을 때 사용하는 에너지량을 '기초대사량'이라 말하는데, 이는 여러 가지 요인에 영향을 받는다. 이렇게 기초대사량에 영향을 미치는 다양한 요인 중 중요한 것이 바로 근육량이다. 근육량이 많으면 기초대사량이 올라가고, 따라서 같은 몸무게라도 근육과 지방의 비율에 따라 가만히 있어도 에너지를 더 쓰는 사람이 있고 덜 쓰는 사람이 있는 것이다.

　얼핏 들으면 이는 아주 매력적인 얘기이다. 근육만 만들어놓으면 자동으로 에너지를 많이 쓰니 다이어트로 줄여놓은 체지방을 유지하기 유리하고 다시는 요요가 오지 않을 것 같다. 하지만 정말 그럴까? 다이어트를 하면서 열심히 근력 운동을 하고 단백질을 먹어주면 요요가 오지 않는 축복받은 몸으로의 변신이 가능할까? 현실적인 얘기를 해보자.

근육, 기초대사량에 얼마나 영향을 미칠까?

자, 그렇다면 이렇게 요요가 오지 않는 축복받은 몸을 만들어준다는 근육은 대사량을 얼마나 올려줄 수 있을까? 그동안의 연구들을 종합해보면 근육 1kg이 증가하면 기초대사량이 대략 15~30kcal 정도 증가하는 효과를 보여준다.

밥 한 공기를 약간 모자라게 담아야 300kcal 정도 되니까 최소한 근육이 10kcal 정도는 늘어야 하루 동안 밥 1공기를 더 먹을 수 있는 몸이 된다는 얘기다. 만약 어떤 여성이 열심히 근력 운동을 하고 단백질을 먹어 근육이 2kg 정도 늘었다면, 이제 하루 동안에 밥 1/5공기 정도 더 먹을 수 있을 정도로 기초대사량이 증가했다는 말이 된다.

그렇다면 여성이 다이어트를 하면서, 즉 지방은 빼면서 근육을 늘릴 수 있을까? 근육이 효율적으로 증가하려면 충분한 영양 공급, 고강도의 운동, 그리고 근육을 키우는 호르몬의 충분한 분비가 필수 요건이다.

다이어트를 하는 여성들 중 충분히 영양 공급을 하는 여성은 없다. 다들 좀 더 살을 빼기 위해 어떻게든 적게 먹으려 한다. 운동도 마찬가지이다. 여성들은 근육이 과도하게 커지는 것을 두려워하기 때문에 약한 강도로 근력 운동을 하는 경우가 대부분이다. 또한 급작스레 운동을 시작했기 때문에 기초 체력 자체가 매우 낮아 운동의 강도도 매우 낮다. 마지막으로 여성은 근육을 효과적으로 키워주는 남성호르몬 또한 많이 분비되지 않기 때문에 근육이 자라나는 데 불리한 입장이다. 이처럼 여성이 다이어트를 하면서 근육을 효율적으로 증가시키기란 불가능하다.

사실 여성이 다이어트를 하는 기간 동안에는 근육량 증가가 목표라기보다는 '근육은 최대한 유지하고 지방만 선택적으로 줄인다'는 데 의의가 있다. 이러한 현실에서 근육이 대사량을 조금 올려준다는 단편적인 사실만으로 "근육을 만들면 요요 현상이 오지 않는다"고 말하는 것은 마치 월급 100만 원을 가지고 차곡차곡 저축하여 강남에 아파트를 사겠다는 것과 같은 비현실적인 기대이다.

'꾸준함'만이 요요를 막는다

다시 처음으로 돌아가보자. 여성들이 다이어트 요요 현상을 겪으면서 그 원인으로 꼽는 1순위는 '운동 없이 굶었기 때문'이다. 그런데 이는 틀린 생각이다. 만약 당신이 계속 굶을 수만 있었다면? 요요는 오지 않았을 것이다. 즉 당신에게 요요 현상이 온 것은 운동 없이 굶었기 때문이 아니라 운동 없이 굶는 것을 '꾸준히' 하지 못했기 때문이다.

이는 운동도 마찬가지이다. 근력 운동을 해서 근육을 키우면 요요 현상이 오지 않는 몸으로 변신이 가능한 것이 아니라, 근력 운동을 통해 체력과 근력을 키우고 그 근육을 '꾸준히' 사용하여 운동을 해야만 요요 현상이 오지 않는 것이다. 즉 근육이라는 것은 만들어만 놓으면 끝나는 것이 아니라 '꾸준히' 사용할 때 의미가 있는 것이다. 따라서 단기간 시행하는 독한 다이어트 운동법도 필요하지만, 꾸준히 할 수 있는 현실적인 운동 계획이 필수이며 일상생활에서 운동 효과를 볼 수 있는 방법들을 적극적으로 활용해야만 한다.

근력 운동은 이제 다이어트에서 선택이 아닌 필수 사항이다. 유산소 운동뿐 아니라 무산소 운동인 근력 운동을 함께 병행해야 근육이 줄어드는 것을 막고, 운동이 끝난 뒤에도 운동하는 듯한 효과를 볼 수 있으며, 정체기에 쉽게 빠지지 않아 궁극적으로 다이어트에 성공하여 아름다운 몸을 만들 수 있다.

다이어트에 성공하더라도 끝이 아니다. 즉 운동은 'end'가 아니라 'ing'이며, 그렇게 할 때 비로소 의미가 있다. 요요 현상이 오지 않는 비법이 궁금한가? 그 비법은 단 한 가지, 바로 꾸준함이다.

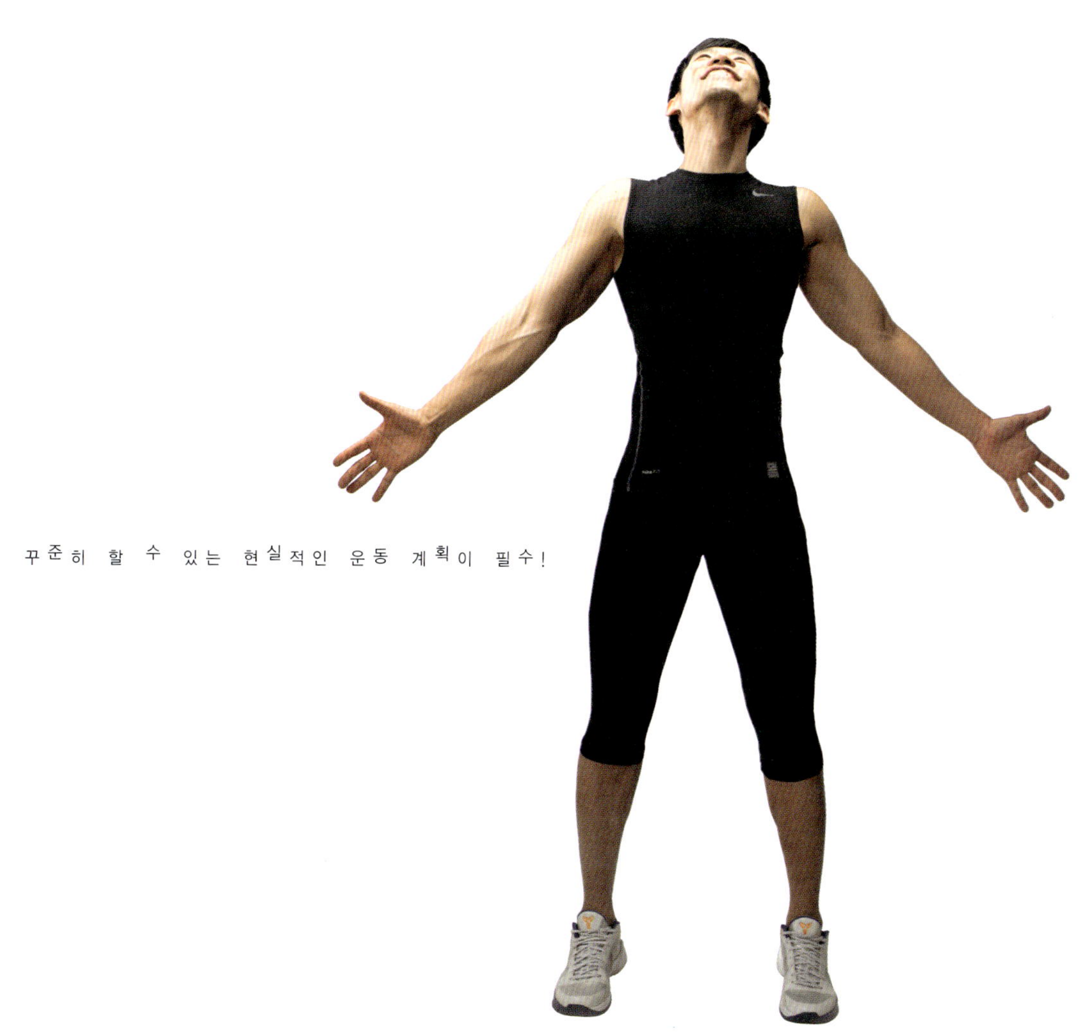

꾸 준 히 할 수 있 는 현 실 적 인 운 동 계 획 이 필 수 !

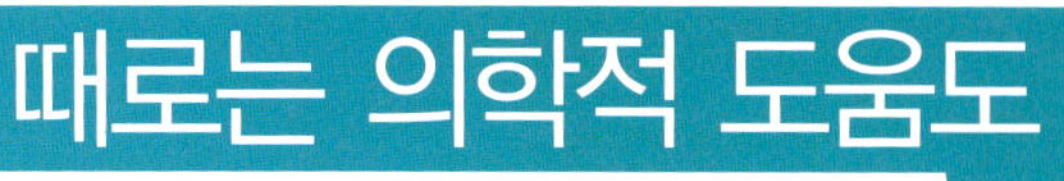

나는 의사다. 일주일에 최소 3~5회 정도 1시간씩 나 자신을 위해 순수하게 운동에 투자하고 있으며, 골라 먹는 다이어트 식이요법을 몸소 실천하고 있기도 하다. 또한 진료실에서 비만과 체형에 관한 진료를 보면서 나를 찾아온 환자들을 대상으로 운동과 식이요법에 관한 지도도 하고 식욕억제제도 처방하며, 체형을 개선하는 다양한 체형 교정 시술과 수술을 하고 있기도 하다.

이렇게 운동과 식이조절을 몸소 실천하고, 환자들에게 다양한 약과 체형 교정 시술 및 수술을 하면서 의아하게 생각되는 점이 있었다. 많은 사람과 각종 언론이 운동과 식이조절로 하는 다이어트는 무조건 올바른 방법이며 약을 먹거나 체형 교정을 위한 시술 및 수술은 잘못된 방법이라는 이분법적인 사고방식으로 접근하곤 한다는 점이다.

정말 운동은 올바른 다이어트 방법이며 약과 주사는 잘못된 방법이라는 이분법적인 논리가 성립하는 것일까?

올바른 다이어트 방법이란?

(1) 165cm – 51kg, 비교적 마른 몸의 A양

A양은 비교적 마른 몸을 가지고 있지만 항상 다이어트 중이다. 이 여성의 키와 체중을 가지고 비만도를 계산하면 체질량지수(몸무게 kg을 키 m의 제곱으로 나눈 값) 18.7 정도로 간신히 정상 범위(18.5~23)에 든다. 만약 여기서 더 이상 체중을 줄인다면 정상 범위 이하인 저체중에 속하게 된다. 만약 A양이 무조건 48kg을 목표로 포도만 먹는 원푸드 다이어트를 하면서 2시간씩 하루 2번 파워 워킹을 한다면, 이를 과연 올바른 다이어트라 할 수 있을까?

(2) 170cm – 90kg, 고도비만의 B씨

나이가 지긋한 B씨는 비만과 함께 당뇨, 협심증까지 있다. 지긋지긋한 비만으로부터 탈출하여 건강을 얻고자 급한 마음으로 운동을 시작한다. 당뇨와 협심증이 있는 경우 과도한 운동은 심장에 무리를 가하여 건강을 해칠 수 있으며 심한 경우 사망에 이를 수 있다. B씨가 협심증이 있음에도 다이어트를 하겠다고 의사의 지시 없이 숨이 턱에 찰 정도로 1시간씩 가슴 통증을 참고 러닝머신을 달리는 운동법을 택하였다면, 이는 올바른 다이어트일까?

(3) 178cm – 85kg, 올해 수능을 마치고 갓 대학 새내기가 된 C군

그동안 책상에 앉아 공부만 하느라 찐 살도 없애고 몸짱 열풍에 동참할 겸 운동을 시작한다. 뭘 어떻게 해야 할지는 잘 모르지만 트레이너로부터 개인 트레이닝을 받을 여력은 안 되고 여름은 가까워 오고… 무조건 무겁게 운동하는 게 좋을 거라는 생각에서 분수에 넘치는 과한 무게로 운동을 하여 어깨 회전근개 손상

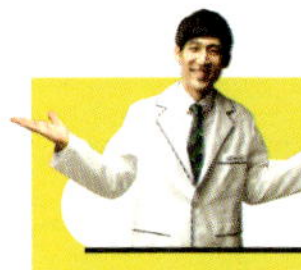

운동도 그렇고 식욕억제제, 주사 및 수술도 마찬가지이다. 잘하면 다이어트를 도와주는 훌륭한 무기가 될 수 있고, 잘못 쓰면 내 몸을 망치는 흉기가 될 수 있다. 운동과 식이조절은 좋고 약과 주사는 나쁘다는 이분법적 사고를 적용하는 것은 잘못된 것이라고 감히 말할 수 있다.

이라는 부상을 입었다면, C군은 올바른 다이어트를 하고 있는 것인가?

(4) 170cm – 51kg, 모델을 지망하는 D양

D양은 사실 더 이상 체중을 줄이고 싶은 마음이 없다. 가뜩이나 마른 얼굴인데 체중을 줄일수록 얼굴이 더욱 말라가면서 나이 들어 보이는 게 문제다. 그런데 여전히 본인의 마음에 들지 않는 허벅지와 팔뚝 때문에 고민을 하고 있다. 특정 부위 운동을 한다고 그 부위의 지방이 줄어드는 것은 아니다. 윗몸일으키기는 복근을 단련시키지 한 움큼 잡히는 뱃살을 줄여주는 것이 아니라는 의미다. 이렇게 D양처럼 허벅지와 팔뚝 등 부분적인 지방만을 줄이려 할 때, 팔뚝 운동을 하고 허벅지 운동을 하는 건 과연 올바른 다이어트법이라 말할 수 있는가?

식욕억제제, 굶으라고 주는 약이 아니다

그렇다면 식욕억제제 같은 약과 다양한 시술 및 수술은 어떻게 활용해야 올바른 다이어트 방법일까? 많은 의사가 식욕억제제를 처방하고 있고 나름대로의 지침이 있겠지만, 나의 기본적인 지침은 '절대로 굶지 말라'는 것이다. 난 식욕억제제를 처방하면서 이 한마디를 잊지 않는다.

"식욕억제제를 드신다고 굶으면 안 됩니다! 오히려 세 끼를 꼭꼭 챙겨 드셔야 합니다."

이렇게 말하고 나면 대부분의 사람이 좀 의아하다는 반응을 보인다. 식욕을 떨어뜨리는 약을 먹으면서 오히려 밥을 꼭 챙겨 먹으라니……. 나는 왜 이런 말을 하는 것일까?

식욕억제제, 평생 먹을 수는 없지 않은가?

사실 식욕억제제를 먹으면서 가장 드라마틱한 효과를 얻으려면 약을 강하게 사용하여 입맛을 싹 달아나버리게 하는 것이다. 하지만 나는 그렇게 처방하지 않는다. 못하는 게 아니라 안 하는 것이다. 왜냐하면 약을 끊을 때를 대비해야 하기 때문이다.

무작정 식욕을 줄여 굶게 만들면 당장은 살이 빠질 것이나, 그 약을 중단하는 순간부터 식욕이 급격하게 증가하기 시작한다. 따라서 당장 효과를 보겠다고 식욕을 줄여버려서 무작정 굶는 방식은 약을 끊고 나서 요요 현상을 불러올 위험성이 매우 높다.

따라서 식욕억제제는 무조건 강하게 사용하기보다는 자신의 취약점(그게 단 음식에 대한 욕망이건 술에 대한 욕망이건 아니면 야식이건)이 적절히 조절되는 최저 용량으로 쓰되, 이 약을 복용하는 기간을 '올바로 골라 먹는 식사 습관을 배우는 기간'으로 생각해야 한다는 것이 나의 주장이다.

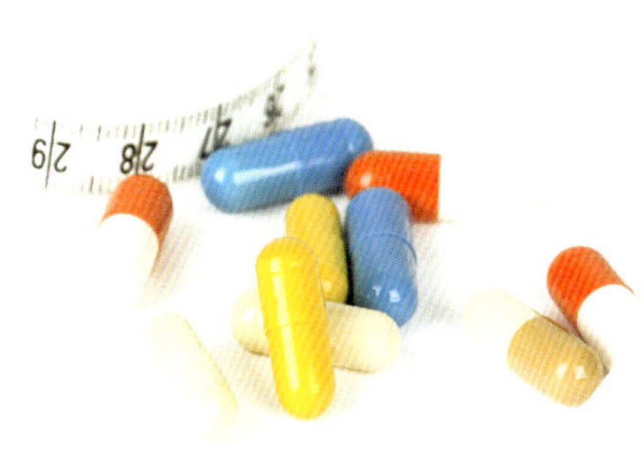

1. 아침은 거르고

2. 식사는 온갖 정크푸드와 패스트푸드로 해결하고

3. 간식으로 과자와 청량음료를 즐기면서

4. 늦은 밤 야식을 먹었던 사람이

식욕억제제를 복용한다면 다음의 식사 습관을 배우는 기간이 되어야 한다는 것이다.

1. 아침밥을 꼭 챙겨 먹고

2. 나의 몸을 예쁘게 만들어줄 음식들을 골라 먹는 식사를 일정한 간격으로 하고

3. 내 하루 운동량에 버금갈 만한 다양한 간식을 멀리하면서

4. 그동안 떨쳐버리기 힘들었던 야식의 유혹을 극복하기

식사 패턴이 완전히 망가진 사람이 자신의 의지만으로 올바른 식사 패턴을 배우기 힘들 때 처방하는 약이 바로 식욕억제제라 봐야 한다. 따라서 '식욕억제제'라는 표현보다는 '나쁜 음식 유혹 조절제'라고 불러야 한다는 것이 나의 주장이다. 그래야 추후 약을 조금씩 줄여가면서 적응을 하고, 결국 약과 이별을 했을 때 요요 현상을 막을 수 있다.

따라서 식욕억제제는 음식에 대한 욕구가 완전히 없어질 정도로 많은 용량을

쓰면 안 된다. 나쁜 음식의 유혹을 이겨낼 수 있는 최저 용량으로 사용하여 잘못된 식사 습관을 바로잡고, 약을 끊고 나서는 약의 도움 없이 스스로 올바르게 골라 먹을 수 있게 되어야 한다. 그것이 나쁜 음식 조절제를 복용하는 이유이다.

식욕억제제, 잘못 먹으면 체형을 망친다

식욕억제제를 통해 무조건 먹는 양을 줄이는 방법을 쓰면 체중은 빨리 줄어들지 몰라도 근육의 손실이 심해진다. 즉 내가 없애야 하는 지방뿐 아니라 나를 날씬해 보이게 하는 근육이 함께 줄어든다. 이렇게 체중을 줄여놓고 약을 끊어 먹는 양이 다시 늘고 살이 찌기 시작하면 이때부터는 당연히 지방이 늘어난다. 이렇게 반복되다 보면 어떻게 되겠는가?

60kg에서 시작하여 이런 방법으로 체중이 줄었다 늘었다를 반복하면서 다시 60kg가 되었다면, 이전보다 근육량은 줄고 체지방량은 더 늘어 같은 몸무게라도 더 뚱뚱해 보이는 결과를 만든다. 이는 다이어트의 원래 목적과는 정반대의 방향으로 가게 되는 것이다.

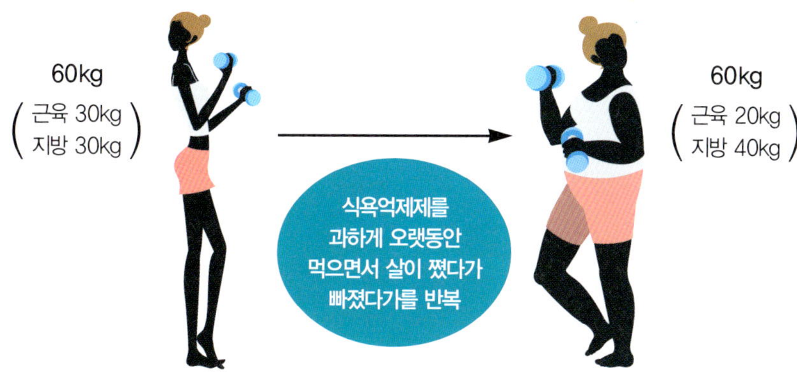

이런 방식을 반복한 경우 나이가 조금씩 들어갈수록 대사율이 점점 더 떨어져 똑같은 방법으로 했는데도 다이어트가 되지 않는 '다이어트에 불리한 몸'으로 전락하고 만다.

이처럼 식욕억제제는 여성의 몸을 성형하는 '골라 먹는 식사법'을 배우기 위한 보조적인 역할로 이해해야 요요를 예방할 수 있으며, 다이어트에 불리한 몸으로 만들어지는 사태를 막을 수 있다.

체형 교정 시술과 수술,
그 효과와 문제점 그리고 한계점은?

현재 병원에서 시행하는 다양한 체형 교정 시술과 수술에는 어떤 것들이 있는지 알아보자.

우선 시술로는 지방 분해에 도움이 되는 약물을 피부의 비교적 얕은 층에 주사하는 메조테라피, 이산화탄소를 사용하는 카복시테라피, 저장성 용액을 주사

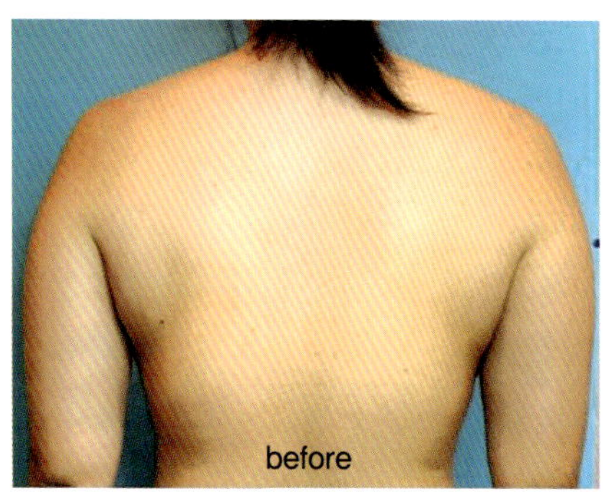
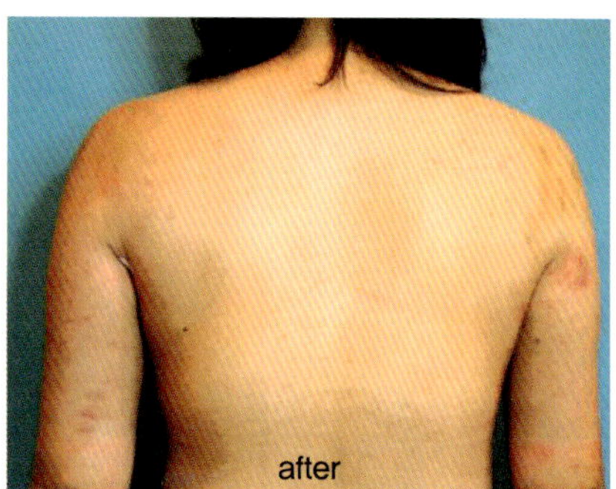

아큐스컬프 레이저를 사용하여 등과 팔을 시술한 모습

하여 삼투압 차이를 이용함으로써 체형을 개선하는 HPL, 지방세포를 깨뜨리는 효과가 있는 약물을 피하 지방층에 직접 주입하는 PPC 시술 등이 있다.

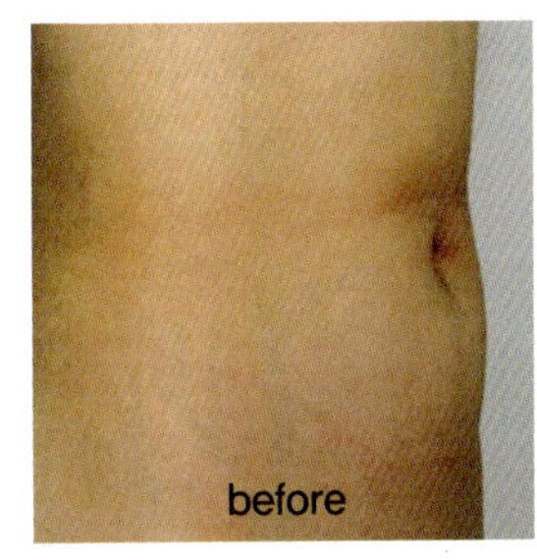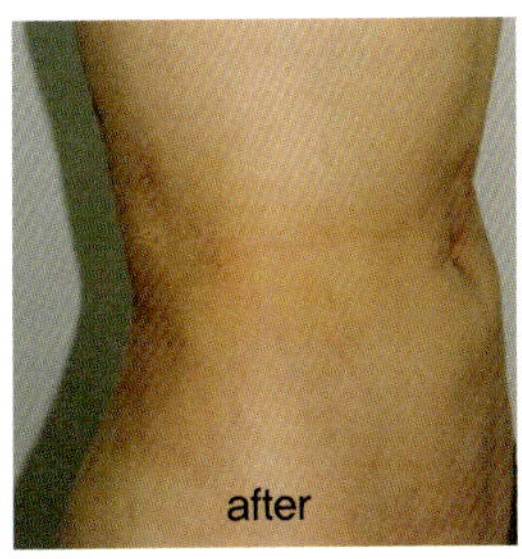

아큐스컬프 레이저를 사용하여 복부를 시술한 모습

지방흡입 수술도 여러 가지 방법이 있다. 예전부터 많이 사용해온 방법으로 칼날이 달린 관을 이용하여 지방을 뜯어낸 뒤 음압을 통해 빨아내는 방식이 있고, 지방에만 선택적으로 작용하는 특정 파장대의 레이저를 지방층에 조사하여 지방을 녹인 뒤 몸 밖으로 배출시키는 등의 새로운 방식도 있다.

그렇다면 이러한 체형 교정 시술 또는 수술은 효과가 있을까? 이에 대한 대답은 '그렇기도 하고, 아니기도 하다'이다. 실제로 시술과 수술을 해보고 그 결과를 살펴보면 큰 효과를 보는 사람도 있고, 기대에 못 미치는 효과를 보는 경우도 있다. 이렇게 결과에 영향을 미치는 요인은 무엇일까? 시술이라면 횟수와 간격, 수술이라면 수술자의 경험 등 여러 가지 요인이 영향을 미치지만, 가장 중요한 요인 중 하나가 바로 '얼마나 열심히 운동과 식이조절을 함께 시도했느냐'이다.

사람은 사춘기를 거치면서 몸이 성장하는 동안에는 지방세포의 크기와 숫자가 같이 증가하여 살이 찌지만, 성장이 멈춘 뒤로는 주로 지방세포의 크기가(최근의 연구 결과에 따르면 성인에서도 지방세포의 숫자가 늘어남이 관찰되었다) 증가하여 살이 찐다. 그런데 성인이 되어서 살이 쪄도, 즉 지방의 숫자 변화 없이 크기가 커지는 것만으로도 우리 몸은 얼마든지 초고도비만까지 이른다.

이는 아무리 시술을 받아도 그 기간 동안 살이 찐다면, 즉 남아 있는 지방세포들 하나하나가 커진다면 당연히 효과를 볼 수 없다는 것이다. 따라서 시술을 받는다고 해도 그 효과를 극대화하기 위해서는 나머지 지방세포의 크기를 줄여주는 운동과 식이조절을 함께 시도해야만 효과를 극대화할 수 있다.

이는 지방흡입도 마찬가지이다. 사실상 체형 교정의 효과 면에서 가장 좋은 것은 당연히 지방흡입이다. 지방흡입의 경우 수술이 끝나고 나면 자신의 지긋지긋한 노란 알갱이 지방들이 몸 밖으로 빠져나가 있으니 효과 면에서는 탁월할 수밖에 없다.

하지만 그렇다고 해당 부위의 지방을 하나도 남기지 않고 없애는 것은 아니다. 이는 지방흡입 직후 효과는 매우 좋겠지만 제대로 관리하지 못하여 시간이 지나면서 다시 살이 찐다면, 즉 남아 있는 지방 하나하나가 커진다면 다시 사이즈가 늘어날 수 있다는 말이 된다.

물론 지방흡입은 근본적으로 지방세포의 숫자를 줄여주기 때문에 다른 시술보다 효과도 좋고, 설령 다시 살이 찐다고 해도 유리한 측면이 있다. 그렇다고 지방흡입을 받기만 하면 절대로 요요가 오지 않는 불변의 비법으로 받아들여서는 곤란하다.

이런 시술과 수술이 무조건 편하고 고통 없이 살을 뺄 수 있는 방법은 아니다. 시술 중에는 상당한 통증을 감내해야 하는 경우도 있다. 카복시테라피의 경우 받는 사람들이 통증을 많이 호소하는 경향을 보이며, PPC의 경우는 한 번 시술할 때 거의 100회까지도 피부에 주사하게 된다. 또한 시술 후 며칠간 붓거나 화끈거리는 통증이 동반된다.

지방흡입의 경우 고전적으로 케뉼라를 통해 지방을 뜯어서 배출하는 방식은 부분적으로 울퉁불퉁하거나 딱딱해지는 부작용이 생길 수 있다. 그리고 이러한 부작용을 막기 위해 수술 후 엔더몰로지 같은 후관리를 하는데, 이는 상당히 고통스러운 통증을 감내해야 한다. 또한 나이가 많은 여성의 경우 피부 탄력도가 떨어지기 때문에 대용량으로 지방흡입을 하고 나면 피부가 처지는 현상도 생길 수 있다. 물론 요즘은 이러한 문제점을 최소한으로 할 수 있는 레이저를 사용한 지방용해술도 나와 있지만, 그 역사가 오래되지 않은 만큼 시술자의 경험에 따라 효과의 편차가 클 수 있다.

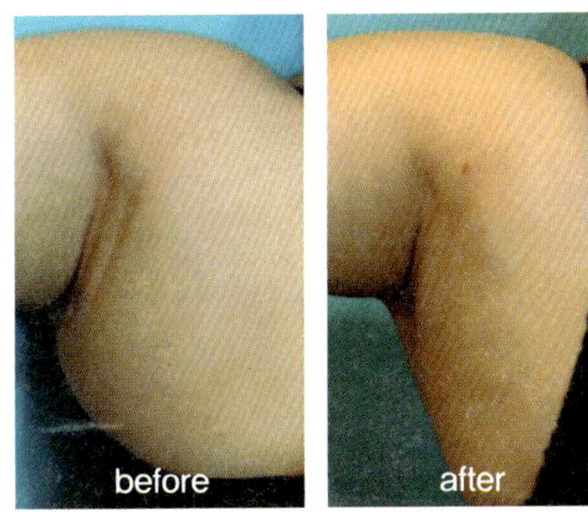

아큐스컬프 레이저를 사용하여 겨드랑이 앞쪽을 시술한 모습

이처럼 체형 교정을 위한 시술이나 수술은 그냥 돈만 내고 누워 있으면 고통 없이 편하게 저절로 살이 빠지는 방법이 아니다. 그렇다면 운동과 식이조절로 하면 그만이지 주사로 하는 시술과 지방흡입술은 뭐하러 받는가? 이는 국소적으로 저장된 지방을 줄여줄 수 있는 유일한 방법이 바로 시술과 수술이기 때문에 하는 것이다. 팔뚝 운동을 한다고 팔뚝 살이 빠지는 것이 아니고, 하체 운동을 한다고 허벅지 지방이 줄어드는 것이 아니라는 점은 이제 알 만한 사람들은 다 아는 얘기다.

사람마다 차이는 있지만 체지방이 줄어드는 과정에도 순서가 있다. 일반적으로 다이어트를 시작하면 얼굴 쪽 지방이 빨리 줄어들고, 그 다음이 가슴, 그리고 복부이다. 반면 여성의 허벅지와 팔뚝은 운동과 식이조절로도 잘 줄지 않는 지방으로 유명하다. 그런데 여성들의 한결같은 고민이 다이어트를 하면 원하는 곳의 지방은 줄지 않고 원치 않는 곳의 지방이 자꾸 줄어든다는 점이다. 가령 다이어트를 하면서 얼굴 살이 빠지면 나이보다 더 들어 보이는 경향이 있다. (얼굴 살이 빠지지 않아 고민인 사람도 물론 있다.) 또한 다이어트 결과로 가슴이 작아지는 것을 반길 여성은 별로 없을 것이다.

이처럼 운동과 식이조절로는 부분적인 체형 교정을 할 수 없기 때문에 시술이나 수술의 도움을 받는 것이다. 조각가가 조각을 할 때 우선 전체적인 모양을 완성하고 나서 부분부분 세밀하게 다듬듯이, 운동과 식이조절로는 전체적인 체형을 만들고, 부분적인 불만 사항은 본인의 필요와 판단에 따라 시술과 수술의 도움을 받을 수 있는 것이다. 이렇게 체형 교정 시술 및 수술은 운동과 식이조절이 가진 한계점을 보완해주는 역할을 할 뿐, 절대 운동과 식이조절을 대신할 수는 없다.

　나는 운동과 식이조절을 함께 병행할 것이 아니라면 차라리 시술이나 수술을 받지 말라고 말한다. 위험 부담도 적고 가장 적은 돈을 투자하여 가장 큰 효과를 볼 수 있는 방법은 뒤로하고 부가적인 방법만을 고집해서는 큰 효과를 볼 수 없기 때문이다. 다양한 체형 교정 시술 또는 수술은 운동과 식이요법을 열심히 한다는 기본 원칙하에 특정 부위의 체형을 개선시켜주는 보조적 역할을 한다는 것이다.

잘 쓰면 무기, 잘못 쓰면 흉기

이처럼 자신의 의지만으로는 군것질 또는 술과 같은 취약한 음식 욕구를 억제하기 힘들어하는 사람에게 식욕억제제는 올바른 식사 습관을 배우기 위한 훌륭한 보조 요법이 될 수 있으며, 국소적인 체형을 교정하고픈 여성에게 주사나 시술 또는 지방흡입과 같은 수술은 가장 적절한 해결책이다. 물론 우리의 현실에서 이런 것들이 뒤죽박죽 섞여 있고, 그렇게 만드는 데 큰 공헌을 한 것이 의사들이라는 점에 대하여 변명하고 싶지는 않다. 이러한 현실이 개선되려면 우선 의사들의 노력이 필요하다.

진료실에서 나는 늘 이렇게 말한다.

"스스로 식이조절을 잘하시면 당연히 그게 제일 좋습니다. 하지만 만약 스스로 잘 못하신다면 식욕억제제의 도움을 받아보실 수 있습니다. 식욕억제제는 굶게 만들어주는 약이 아니라 올바른 식사 습관을 배우기 위한 보조제일 뿐입니다. 즉 무조건 식욕을 줄여주는 목적으로 처방하는 약이 아니라 나쁜 음식에 대한 유혹을 조절하는 데 도움을 주는 약이라는 의미입니다. 따라서 식욕억제제를 드신다고 굶을 것이 아니라 오히려 더 잘 챙겨 드셔야 합니다. 그래야 식욕억제제를 드신 효과를 볼 수 있습니다."

"어떤 방법도 비용 대비 운동과 식이조절을 대신할 만큼 드라마틱한 효과를 볼 수는 없습니다. 다만 주사와 시술을 운동 및 식이조절과 병행한다면 운동과 식이조절로 한계가 있는 체형을 개선하는 데 추가적인 도움을 받을 수 있습니다."

운동과 식이요법은 성공적인 다이어트를 위한 핵심 요소이다. 하지만 상황(그게 경제적인 상황이든, 자신의 신체적인 특징의 상황이든)에 따라 운동과 식이조절만 하든 의학의 도움을 받든 중요한 것은 올바른 방식을 통하여 다이어트에 성공해야 한다는 점이다.

'칼은 우리에게 유익한 도구인가? 유해한 도구인가?'
이 질문에 대한 답으로 '유익하기도 하고 유해하기도 하다'라는 데 이의를 제기할 사람은 없다. 다이어트를 위한 약과 체형 교정 시술 및 수술도 마찬가지이다. 필요한 사람을 대상으로 적절하게 사용하면 '유익한 약과 시술'이 되는 것이고, 마구잡이로 처방하거나 그 위험성은 전혀 알지 못한 채 잘못된 환상을 가지고 시술하는 것은 '유해한 약과 시술'인 것이다.

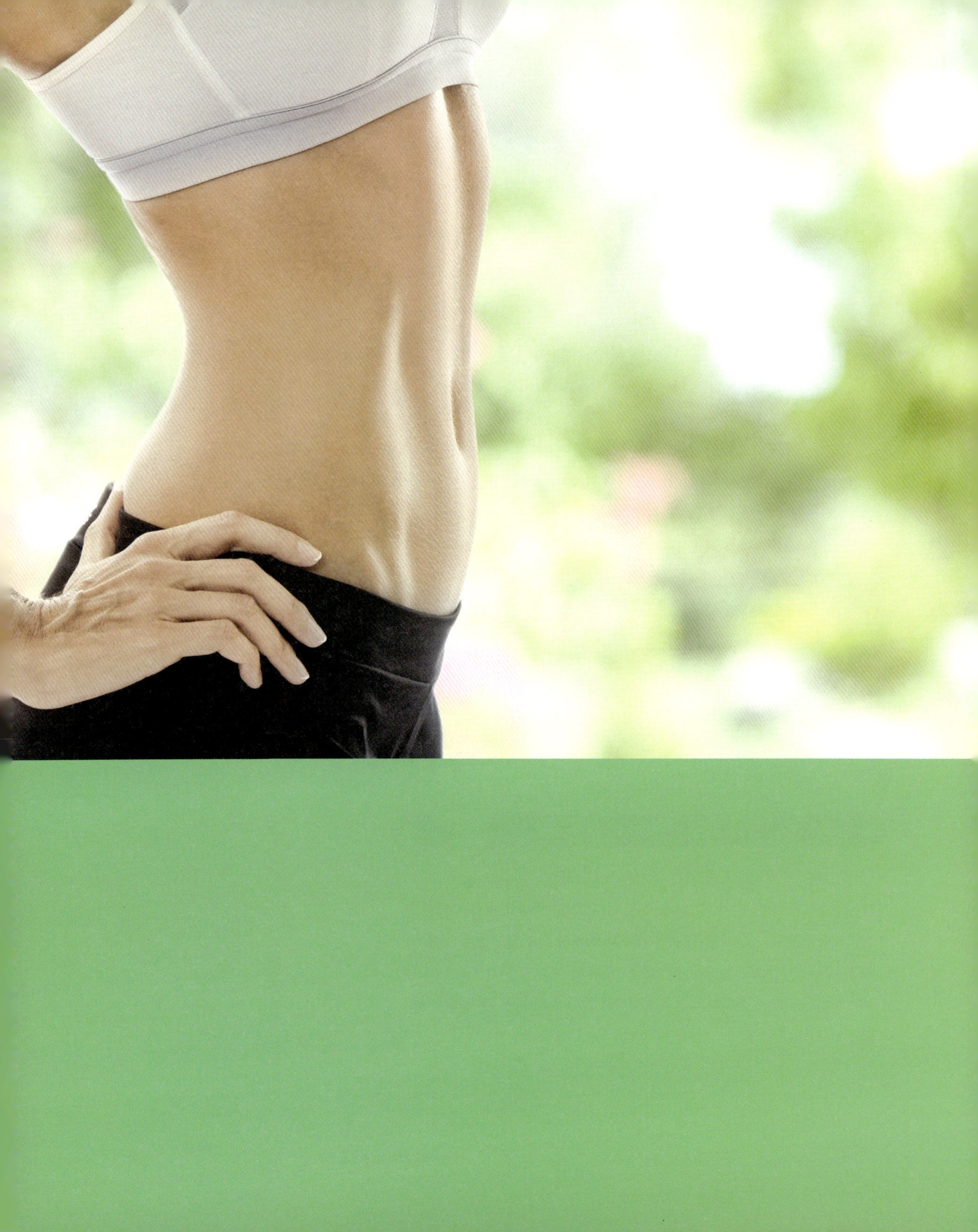

몸매를 망치는

잘못된 식이요법

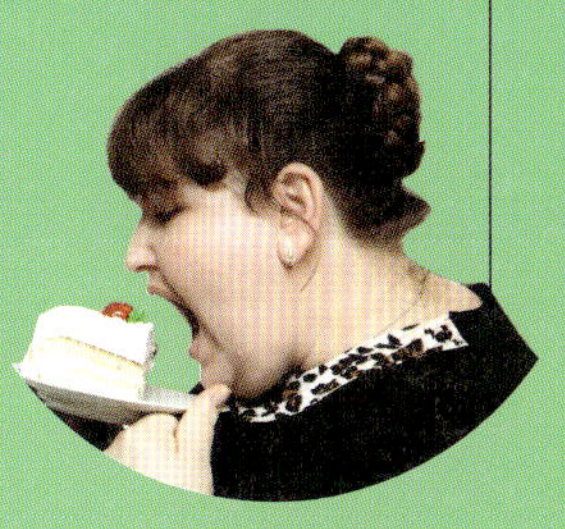

칼로리 계산이 당신의 몸매를 망친다! / 저녁 6시 넘어서 뭘 먹더라도 살은 빠진다

탄수화물은 다이어트의 적이다? / 여자들이여, 당신의 입은 음식물 쓰레기통이 아니다!

운동 없이 먹는 단백질, 배설물이나 뱃살이 된다!

칼로리 계산이 당신의 몸매를 망친다!

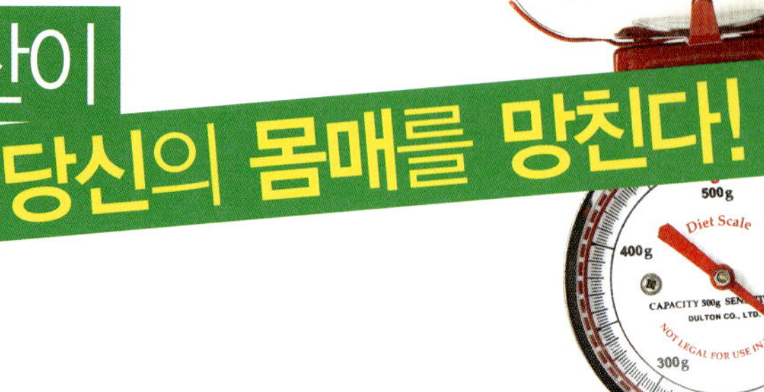

많은 여성이 다이어트를 위해 식사 조절을 할 때 제일 먼저 하는 것이 칼로리 계산이다. 자신이 먹은 음식의 칼로리를 일일이 계산해야 좀 더 과학적인 다이어트를 했다고 생각하며 예뻐질 것이라 착각한다. 그래서 자신이 먹은 음식의 칼로리를 일일이 적어서 계산하기 시작한다. 과연 이렇게 번거롭고 골치 아픈 작업을 해야 예쁜 체형을 만들 수 있을까?

자, 그럼 여기서 극단적인 비교를 해보자.

1. 잡곡밥 1/2공기+생선구이 한 토막+콩나물국 1/2그릇+약간의 밑반찬으로 300kcal 정도의 음식을 섭취한 경우

2. 한 알에 6kcal 사탕 50개로 300kcal를 섭취한 경우

이 두 가지 경우가 당신의 몸을 예쁘게 만드는 데 똑같은 영향을 미칠 것이라 생각하는가? 그렇다고 대답한다면 당신은 잘못된 다이어트로 빠질 위험성이 높다. 또한 그렇다고 대답한 사람들 중에는 그동안 열심히 칼로리 계산을 하면서 다이어트를 했는데도 몸매에 별 변화가 없다고 느끼는 사람이 상당수 있을 것이다.

실제로 많은 여성이 칼로리 계산에만 치우친 채 한 끼 식사량을 300kcal 정도로 정해놓고, 영양소에 상관없이 300kcal라면 그것이 케이크가 되었건 과자가 되었건 무엇이든 상관없다고 생각하는 경우가 많다. 이런 여성들의 특징은 다이어트를 하면 할수록 오히려 체형이 점점 더 마음에 들지 않는 쪽으로 변한다는 것이다. 왜 그럴까? 그 이유는 같은 칼로리라도 '무엇을 먹느냐'에 따라 우리 몸의 반응은 완전히 다르다는 데 있다. 어떻게 먹느냐에 따라 내가 없애고 싶은 뱃살만 줄어들 수도 있고, 단지 물만 빠져나갈 수도 있다. 즉 예쁜 몸을 만들려면 칼로리는 같더라도 필요한 영양소는 충분히, 피해야 할 영양소는 최소화하는 '골라 먹는 식사'가 필수적이다. 이처럼 얼마큼 먹었는지 못지않게 중요한 것이 '무엇을 먹었는가'이다.

이제 다음 질문에 답해보자.

1. 닭 가슴살 100g이라고 하면 당신은 한눈에 그 양이 짐작이 되는가?

2. 미역국 한 그릇의 '한 그릇'은 얼마큼일까?

3. 미역만 넣고 끓인 미역국과 소고기의 기름이 많은 부위를 넣고 끓인 소고기 미역국의 칼로리는 같을까?

4. 달걀말이 한 접시에 달걀은 몇 개나 들어갈까?

당신은 위의 질문들에 정확하게 대답할 수 있는가? 만약 그렇지 않다면 당신이 칼로리 계산을 할 때마다 지속적으로 오차가 쌓이게 된다. 그리고 그 오차가 얼마나 될지는 그 누구도 알지 못한다. 칼로리 계산의 오차는 먹는 것뿐 아니라 사용하는 양에서도 발생한다. 당신은 하루 동안 정확히 얼마큼의 칼로리를 소모하는지 아는가?

우리가 아무것도 안 하고 가만히 있을 때 목숨을 유지하기 위해 심장이 뛰고 뇌가 활동하는 등 기본적으로 사용하는 에너지량을 기초대사량이라고 말한다. 여기에 내가 하루 동안 움직이고 운동하면서 사용한 에너지량을 더하면 내가 하루 동안 사용한 총 에너지량이 된다.

기초대사량 + 운동과 활동으로 사용한 에너지량 = 내가 하루 동안 소모한 에너지

여기서 기초대사량은 어떻게 구할까? 정확한 방법은 마스크를 하나 쓰고 24시간 동안 누워 있으면서 측정하는 것이다. 하지만 이는 현실적인 한계가 있다. 그래서 많이 참고하는 것이 인터넷에 돌아다니는 키, 성별, 체중 등을 이용하여 공식에 대입해 계산하는 방식이나 체성분 측정기를 통한 측정치이다.

하지만 우리의 기초대사량은 여러 가지 요인에 영향을 받는다. 우리가 살을 빼겠다고 먹는 양을 줄이면 기초대사량은 줄어들고, 강하게 운동하고 나면 운동 후 기초대사량은 증가한다. 즉 개인의 기초대사량이라는 것은 체중이나 근육량만 가지고 일괄적으로 계산할 수 있는 것이 아니다. 어떤 운동을 하였는지, 운동을 얼마나 강하게 하였는지, 무엇을 먹었는지, 언제 먹었는지에 따라 계속 바뀌므로 공식 하나로 일률적으로 알 수 있는 것이 아니다. 체성분 측정기에서 제공하는 기초대사량 또한 개개인의 특성을 정확히 반영하는 것이 아니라 공식에 대입하여 계산하는 방식일 뿐이다.

한마디로 우리가 계산을 통해 알게 되는 기초대사량(그게 체성분 분석기로 얻은 수치인지, 체중과 키를 가지고 공식에 넣어 계산한 것인지)은 실제 개인의 기초대사량과 차이를 보인다.

활동량과 운동량은 더욱 그러하다. 그나마 유산소 운동은 몸무게와 이동한 거리를 알면 사용한 칼로리를 꽤 정확히 계산할 수 있다. 하지만 근력 운동은 그렇지 않다. 당신이 팔굽혀펴기 10개를 하였다고 하면 도대체 그 운동으로 몇 칼로리를 소모하였을까? 몸무게 80kg인 사람이 팔굽혀펴기를 한 것과 60kg인 사람이 팔굽혀 펴기를 한 것은 얼마나 차이가 있을까?

이처럼 먹고 쓴 것 하나하나의 칼로리 오차는 크지 않을 수 있지만, 그것들이 모이면 오차가 얼마나 될지는 아무도 모른다. 즉 과학적으로 다이어트하기 위해서 한다는 칼로리 계산은 그 오차 범위를 고려한다면 절대 과학적일 수 없다. 결국 칼로리 계산은 그 자체도 어렵고, 정확하기도 힘들며, 설령 정확하다 하더라도 우리 몸에서 일어나는 반응이 다르기 때문에 몸매를 예쁘게 만들고 싶은 여성들에게 별 의미 없는 노력일 뿐이다. 내가 일일이 찾아 적은 노력에 비해 정작 그 효율성은 의심이 갈 수밖에 없다는 것이다. 결론적으로 말하자면, 칼로리 계산을 일일이 할 필요는 없다. 그 노력에 비해 효율적이지 않기 때문이다.

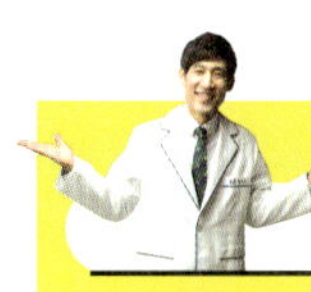

몸짱의사의 다이어트 솔루션

그동안 여러분이 신처럼 모시고 진리라고 생각했던 '칼로리 계산'을 하지 말라고 하니, '도대체 무엇을 기준으로 어떻게 먹어야 하는가?'라는 걱정이 생길 것이다. **어떻게 하면 번거로운 칼로리 계산 없이 체지방이 줄도록 충분히 적게 먹을 수 있을까? 이에 대한 해답은 바로 '골라 먹기'이다.**

나의 몸을 예쁘게 만들어주면서 자연스레 칼로리를 낮춰주는 영양소는 '충분히' 먹고, 적당히 먹으면 도움이 되지만 넘치게 먹으면 악영향을 끼칠 수도 있는 영양소는 '적당히' 먹으며, 나의 건강과 다이어트를 해치는 영양소는 '최소로' 먹는 '골라 먹는 식이요법'을 한다면 머리 아픈 칼로리 계산 없이도 자연스레 체지방이 줄고 체형이 개선되는 효과를 볼 수 있다.

더 이상 번거롭고 귀찮은 칼로리 계산은 그만두자. 우리의 몸은 내 머리로 덧셈 뺄셈을 계산한 것처럼 단순하게 돌아가지 않는다.

저녁 6시 넘어서 뭘 먹더라도 살은 빠진다

 그중 대표적인 것이 바로 '저녁 6시'이다. 저녁 6시를 넘어서 뭔가를 먹는 것은 마치 다이어트를 포기한 무식한 행동이라 굳게 믿는 사람이 많다. 반면 아침에는 뭘 먹어도 상관없다는 식으로 자위하는 여성도 상당하다. 정말 저녁 6시 넘어서 먹는 것은 무조건 살로 가는 것일까?

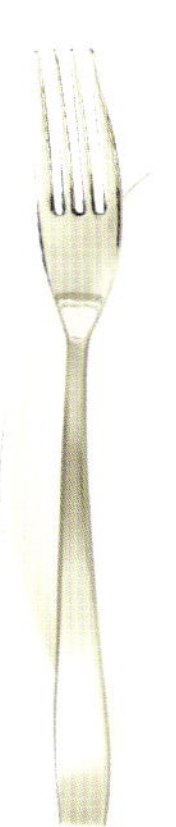

저녁 6시가 넘으면 굶어야 살이 빠진다는 주장의 기본 원리는 저녁에는 활동량이 줄고 취침 시간이 가깝기 때문에 뭔가를 먹으면 그에 따라 뱃살이 늘거나 살이 잘 안 빠진다는 것이다. 이는 나름 일리가 있다. 하지만 이 말을 '저녁 6시 종이 치면 먹지 말아야 한다'는 의미로 받아들이면 곤란하다. 저녁에 활동량이 적은 경우나 수면 시간에 근접해서는 다이어트를 망치는 음식 섭취를 삼가라는 의미일 뿐이다.

　저녁 6시 이후에는 아무것도 먹지 말아야 한다
면 밤 10시에 자는 사람이야 상관없지만, 새벽 2시
에 자는 사람은 무려 8시간의 공복 상태를 견디고
잠자리에 들어야 한다는 얘기가 된다. 이 두 사람
에게 ‘저녁 6시’라는 똑같은 저녁 식사 시간을 적
용해야 하는 걸까? 8시간 굶은 사람이 과연 쉽게 잠
이 올까?

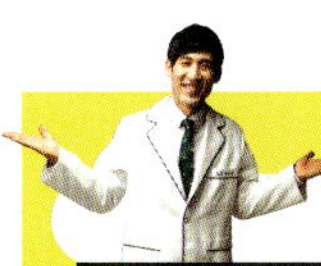

저녁 6시 이후에 무조건적인 금식을 하기는 힘
들다. 그렇다고 자기 전에 음식을 먹을 수도 없
는 노릇이다. 그렇다면 도대체 어떻게 해야 할
까? 이때 필요한 것이 바로 ‘유연한 사고’이다!

　저녁 6시 넘어서는 아무것도 먹지 말라는 말이 대중에게 호응을 얻게 된 것은
기존에 이 방법으로 감량한 사람들의 증언이 나오면서부터이다. 아마 주변에 한
명쯤은, 아니면 한 다리 건너서 한 명쯤은 “저는 저녁 6시 넘어서 금식했더니 한
달에 5kg 뺐어요”와 같은 간증을 하는 경우를 꽤 보았을 것이다. 이러한 놀랄 만
한 간증이 입에서 입을 타고 전설처럼 퍼지다 보니 여자들 사이에서 저녁 6시는
살 빼기 위해서는 넘지 말아야 할 선이 되어버렸다.

　하지만 우리가 이 간증을 들었을 때 꼭 검증해봐야 할 부분이 있다. 그런 놀랄
만한 기적을 일으킨 것이 정말 저녁 6시를 지켰기 때문일까? 아니면 그동안 밤늦
게 먹었던 온갖 야식과 술을 멀리했기 때문인가? 만약 그 시간이 저녁 6시가 아
니라 8시였다면 살이 빠지지 않았을까?

유연한 사고가 필요하다

일터에서 2교대, 3교대를 하면서 취침 시간과 식사 시간이 일정치 않은 사람들
중에 살이 잘 빠지지 않는다는 사람이 많다. 얼마 전 진료실에서 만난 한 여성분

이 내게 이와 비슷한 고민을 가지고 물어왔다.

이 여성은 잦은 새벽 근무로 오후 3~4시에나 기상하여 하루를 시작하는 경우가 많은데, 여성들의 믿음대로라면 이 여성에게 음식 섭취가 허용된 시간은 기상 후 2~3시간밖에 되지 않는다. 과연 이 여성은 어떻게 식사를 해야 하는 걸까? 함께 진료 내용을 살펴보자.

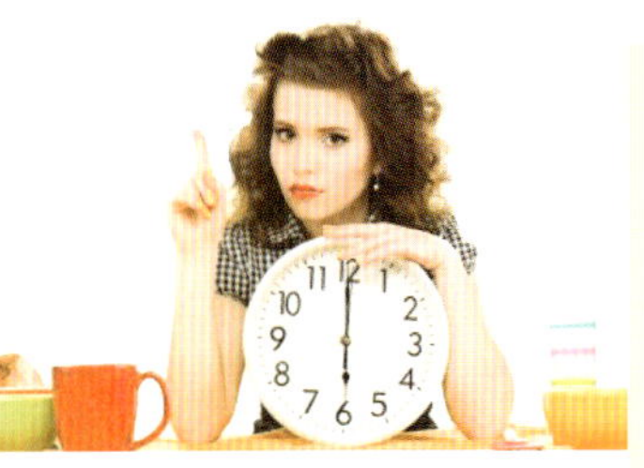

여　　성 : 선생님, 저녁 6시 이후에 먹는 것은 전부 살로 간다는데요…. 전 일하는 시간이 불규칙해서 오후 3~4시에나 기상하거든요. 저 같은 경우는 어떻게 해야 하나요?

몸짱의사 : 지금까지는 어떻게 해오셨나요?

여　　성 : 일어나면 음식 생각이 없어서 그냥 출근하구요, 왠지 밤에 뭘 먹는 게 좀 그래서 참았어요. 근데 퇴근하고 나면 너무 배고프고 잠도 잘 안 오고 해서 결국 식사를 하고 바로 잠드는 경우가 많아요. 술도 한잔할 때가 있구요….

몸짱의사 : 저녁 6시 이후에 먹으면 무조건 살로 간다고 생각하지 마시고, 취침 시간 근처에 과하게 먹으면 안 된다고 받아들이셔야 합니다. 지금 같은 경우는 우선 일어나자마자 1시간 정도 후에 첫 식사를 하세요. 이게 아침식사가 되는 겁니다. 그리고 대략 5시간 간격으로 점심, 저녁을 드시면 됩니다. 지금처럼 바로 뭔가를 먹고 잠들면 당연히 자고 일어나서 식욕이 없죠. 저녁 6시 이후에 무언가를 먹는 걸 무조건 두려워하지 마세요.

‘저녁 6시’라는 시간이 중요한 게 아니다. 자신의 활동 시간과 취침 시간을 고려하여 적절한 시간 분배를 통해 3끼를 먹어주고, 취침 시간 대략 4시간 이내에는 과도한 음식 섭취를 피하는 게 포인트다.

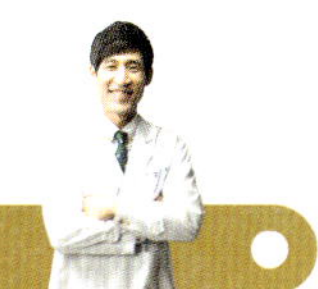

몸짱의사의 다이어트 어드바이스

여자들이여, 당신은 신데렐라가 마법이 풀리듯 ‘저녁 6시’ 이후에 먹는 대로 살이 찌는 저주의 마법에 걸린 몸이 아니다. 저녁 6시 넘어 일부러 족발에 삼겹살에 소주에 맥주를 꾸역꾸역 먹을 이유야 당연히 없지만, 6시가 넘었다고 주린 배를 부여잡고 물만 벌컥벌컥 들이키며 고통을 참아야만 할 대단한 이유도 없다.

저녁 6시 이후에는 무조건 굶어야 한다는 말에 저녁을 너무 일찍 먹어서 배고픔으로 도저히 잠이 오지 않는가? 우선 과감히 저지방 우유 한잔을 따뜻하게 데워서 마셔보자. 지금 당장은 따뜻한 우유 한잔으로 푹 자는 게 다이어트에 더 도움이 될 수 있다.

그리고 다음 날부터는 자신의 생활 패턴에 맞는 적절한 시간 분배를 통해 식사하도록 하자. 지금 이 순간부터 저녁 6시는 잊어버리자. 나의 몸을 좀 더 이해하면 당신의 다이어트가 한결 편해질 것이다.

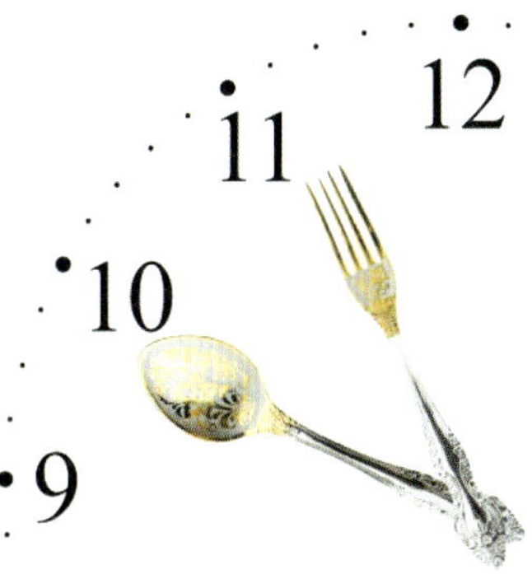

탄수화물은 다이어트의 적이다?

 어떤 때에는 지방 섭취 자체를 줄여야 한다고 목소리를 높이기도 했고, 또 어떤 때에는 단백질 섭취를 늘려야 한다고 강조하기도 했다. 요즘 다이어트 식이요법의 가장 핵심은 무엇일까? 바로 탄수화물이다.

최근 매스컴에서 다루는 다이어트 식이요법의 내용을 살펴보면, 마치 탄수화물은 아무짝에도 쓸모없으며 탄수화물만 적게 먹으면 모든 게 해결될 듯 여겨진다. 그래서인지 나름 다이어트에 관하여 공부 좀 했다는 여성들 중에는 탄수화물 섭취를 극도로 제한하는 식이요법을 선호하는 경우도 종종 있다. 다이어트를 할 때 탄수화물은 정말 아무짝에도 쓸모없는 영양소일까?

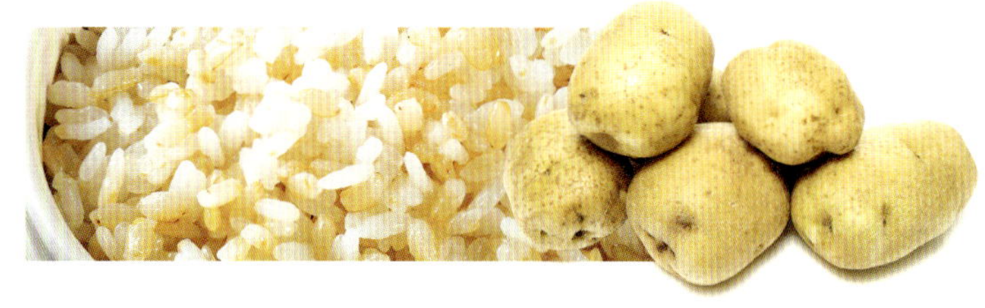

탄수화물은 운동의 가장 중요한 에너지원

이제 다이어트에서 운동의 중요성은 굳이 말할 필요가 없을 것이다. 식이요법도 물론 중요하지만 이와 함께 적절한 근력 운동과 유산소 운동의 조화가 필요하다는 것은 두말하면 잔소리다. 탄수화물은 이렇게 '운동'의 가장 중요한 에너지 공급원이다.

탄수화물은 유산소 운동과 같이 오랫동안 지속하는 운동의 지구력을 높여주는 역할을 하며, 짧고 강한 근력 운동 시 큰 힘을 낼 수 있도록 해주는 에너지의 원천이다. 따라서 우리 몸속에 탄수화물이 부족하면 당연히 운동 능력이 떨어질 수 있다. 실제로 운동선수들의 경우 경기력을 향상시키고 좋은 기록을 얻기 위해서 시합 전 몸속 탄수화물 저장량을 늘리는 식이요법을 시행한다.

또한 탄수화물은 기분 상태와도 밀접한 관련이 있다. 탄수화물이 부족하면 운동하려는 의지도 저하된다. 이렇게 탄수화물은 다이어트에 필수적인 운동을 할 수 있게 해주는 꼭 필요한 에너지원이다.

탄수화물은 근육 유지의 밑거름

앞에서 다이어트 시 근육의 중요성에 대하여 설명하였다. 다이어트의 핵심은 근육을 최대한 유지하면서 지방만 선택적으로 줄여 체중에 상관없이 날씬한 몸을 만드는 데 있다. 이렇게 근육을 최대한 유지하기 위한 식이요법으로 충분한 단백질 섭취를 강조한다. 물론 근육을 유지하기 위해 단백질을 충분히 먹는 것도 도움이 되지만, 그에 못지않게 중요한 것이 바로 탄수화물 섭취량이다.

이는 탄수화물과 단백질이 우리 몸에서 하는 역할에 차이가 나기 때문이다. 탄수화물의 주된 역할이 우리 몸의 에너지원이라면, 단백질은 근육과 같이 몸의 골격을 만드는 역할을 한다.

이해를 돕기 위해 나무에 비유를 하자면, 탄수화물은 우리 몸에서 에너지원으로 쓰이는 땔감과 같은 역할을 하는 것이고 단백질은 근육 등을 구성하는 나무 기둥이다. 그런데 단백질이 나무 기둥으로서의 역할을 하려면 땔감인 탄수화물이 충분해야 한다. 만약 땔감이 부족해지면 나무 기둥을 가져다 땔감으로 사용하게 된다. 한겨울 땔감이 부족해 아궁이 불도 떼지 못하면서 집의 기둥을 세울 수 없듯이 탄수화물이 부족하여 에너지원이 부족해지면 내가 열심히 먹은 아까운 단백질은 탄수화물을 대신하여 에너지원으로 사용되어버린다. 심지어 이미 만들어놓은 기둥, 즉 근육을 분해하여 땔감화하여 에너지로 사용해버린다. 굶는 다이어트를 하면 근육이 줄어드는 이유가 바로 여기에 있다.

탄수화물을 과하게 제한하면 늙어 보인다

급격하게 다이어트를 하고 나온 연예인들을 보면, 살은 많이 빠졌는데 얼굴이 많이 늙어 보인다는 느낌을 받은 적이 있을 것이다. 이런 경우 상당수가 살을 뺀다고 탄수화물을 과도하게 제한했기 때문이다. 탄수화물은 물과 함께 저장되고 소실되기 때문에 탄수화물을 과도하게 제한하면 그와 함께 수분 소실도 커진다. 이렇게 수분이 고갈되면 탄력이 떨어지면서 늙어 보이게 되는 것이다. 그런데 이는 단순히 물만 보충한다고 해결되지 않는다. 탄수화물을 섭취하여야 그 저장 공간에 수분이 함께 저장되면서 좀 더 생기 있고 탄력 있는 모습을 만들 수 있다.

우리가 다이어트를 하고 살을 빼는 가장 큰 목적은 체중계의 어떤 숫자에 도달하거나 단순히 배에 내 천(川) 자를 새기는 데 있는 것이 아니라, 결국엔 더 예뻐 보이려는 것이다. 탄수화물을 과도하게 제한하는 식이요법은 당장 체중계의 숫자는 빨리 줄일 수 있지만 예뻐지고자 하는 가장 궁극적인 목적에는 어울리지 않는 식이요법이다.

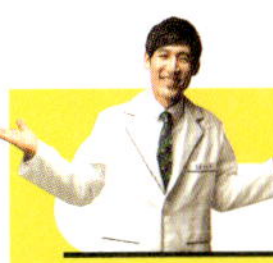

몸짱의사의 **다 이 어 트 솔 루 션**

탄수화물은 '다이어트의 적'이 아니라 '다이어트의 동반자'이다. 무조건 피하고 멀리해야 할 영양소가 아니다. 그래서 '좋은 탄수화물'과 '나쁜 탄수화물'이라는 개념이 나오게 된다. '좋은 탄수화물'은 적당히 조절해서 먹으면 운동의 에너지원이 되어 나의 몸을 더욱 예쁘게 만들어 주면서 동안으로 보이게 하는 '다이어트에 좋은 탄수화물'이다.

어떤 탄수화물이 좋은 탄수화물이고 어떤 탄수화물이 나쁜 탄수화물인지, 그리고 여성이라면 좋은 탄수화물을 얼마나 먹어야 하는지 3장 여자의 몸을 성형하는 골라 먹는 식사법을 참고하도록 하자. 당신의 몸을 아름답게 성형하는 다이어트 식이요법은 탄수화물을 무조건 멀리하고 제한하는 것이 아니라, **좋은 탄수화물을 '조절'하여 먹고 그 힘을 바탕으로 열심히 운동하는 것임을 잊지 말자.**

여자들이여, 당신의 입은 음식물 쓰레기통이 아니다!

 항상 비슷한 시간에 와서 꽤 오랜 시간 동안 운동도 거르지 않고 열심히 하는데, 이상하게도 체형은 별로 나아지지 않는다. 다이어트에 관심이 많아 나름대로 모여 앉아 운동 방법이나 살 빼는 방법에 관해서 정보를 나누곤 하는데도 왜 변화가 없는 것일까? 과연 무엇이 잘못되었기 때문일까?

주부들이 집안 일을 통해 소비되는 칼로리를 환산해보면 절대 적지 않은 양이다. 내가 일상생활을 하면서 사용하는 에너지량인 활동대사량은 기초대사량의 40~80% 정도를 차지하는데, 집안일과 육아를 담당하는 주부라면 기초대사량의 60% 정도를 활동대사량으로 사용한다. 이 정도면 아주 활동이 적은 경우, 즉 하루 종일 누워 있거나 거의 앉아서만 생활하는 경우에 비해 약 300kcal 정도를 더 사용하는 것이 된다. 300kcal를 운동으로 환산하면 60kg의 여성이 6km 정도를 걸어야 사용할 수 있는 운동량이다. 즉 청소, 빨래 등의 집안일을 열심히 하는 것만으로도 하루 6km의 파워 워킹을 하는 것에 맞먹는 에너지를 소모하는 셈이니 이는 상당한 양이라 볼 수 있다.

자동차로 출퇴근을 하면서 하루 종일 책상 앞에 앉아 있다가 집에 와서 소파에 누워 텔레비전을 보며 차려주는 밥 먹고 야식으로 맥주에 치킨을 먹는다면 살이 빠지지 않는 것이 당연하다. 그러나 주부의 경우 결코 적지 않은 활동량이 있고, 여기에 추가적으로 운동까지 꾸준히 하는데도 수년 동안 거의 체형의 변화가 없다는 데는 뭔가 다른 문제가 있다고 봐야 할 것이다. 과연 무엇이 문제일까?

여러 가지 원인이 있겠지만, 가장 큰 문제점은 바로 '식이조절'이다. 매끼 식사량 자체가 많을 수도 있고, 식사 사이에 먹는 떡 몇 조각과 달달한 커피 몇 잔 그리고 과자 등의 간식이 문제가 되는 경우가 많다. 그런데 여기서 '주부'라는 특성상 눈여겨봐야 할 부분이 바로 '남는 음식의 처리'이다.

가족들과 함께 식사가 끝나고 나면 항상 주부의 눈에 거슬리는 것이 바로 남은 음식이다. 어린 딸이 먹고 남긴 한두 숟가락의 밥과 소시지 2~3개, 동그랑땡 1~2개…. 이렇게 남은 음식을 매번 버릴수 없으니 '아까운 거 먹어치우자'는 생각으로 입에 쓸어 담곤 하는 것이다. 남은 음식을 버리는 것이 죄를 짓는 것 같아, 식탁 위에 남겨진 음식들은 죄다 주부의 몫이 되기 일쑤이다.

그렇다면 이렇게 남겨진 음식들을 칼로리로 환산하면 얼마나 될까? 남은 밥 1/4공기, 소시지와 동그랑땡 2~3개는 100~150kcal 정도로 일반 여성의 파워 워킹 20~30분 정도에 맞먹는 칼로리다. 만약 주부가 아침저녁으로 식탁 위의 남은 음식을 입안으로 처리하였다면, 1시간 동안 구슬땀을 흘리면서 한 파워 워킹이 날아가버리는 셈이 되는 것이다. 여기에 중간중간 먹는 각종 간식과 과일까지 계산한다면? 세 끼 식사 이외에도 상당한 양의 음식을 추가로 섭취하게 되는 셈이다.

주부들이 집안일을 하면서 사용하는 에너지량은 결코 적지 않다. 하지만 이는 비교적 활동을 많이 한다는 뜻일 뿐, 조절하지 않고 먹는 음식의 칼로리를 이 정도 활동량으로 극복할 수 있다는 뜻은 아니다. 따라서 매끼 본인의 식사 또는 사이사이 간식, 그리고 아까워서 먹어치우는 남은 음식량이 만만치 않다는 점을 잊지 말아야 한다.

남은 음식을 버리는 것도 낭비지만, 아까운 음식 먹어서 생긴 살을 빼겠다고 각종 운동기구와 살 빼는 약에 돈을 쓰는 것도 낭비는 마찬가지 아닐까?

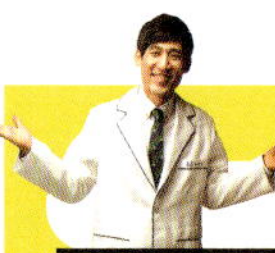

몸짱의사의 다 이 어 트 솔 루 션

가족 개개인이 스스로 먹을 만큼만 그릇에 담고, 반찬과 국은 조금 적은 느낌으로 담는 것이 가장 근본적인 해결책이다. 하지만 이를 몰라서 못하는 건 아니다. 아무리 귀 따갑게 말해도 그저 잔소리 정도로 생각하는 경우가 많기 때문에 가족 전체를 바꾸기란 쉽지 않다. 좀 더 현실적인 방법은 없을까? 이에 대한 방법으로 '나의 식사량을 적게 담을 것'을 제안한다. 어차피 **남은 음식을 주부가 처리하게 되는 상황을 피할 수 없다면, 그에 맞게 주부 본인의 식사량을 처음부터 줄여서 담는 것이다.** 원래 먹던 양보다 밥과 국을 2/3 정도만 담는다. 이렇게 자신의 식사량을 약간 줄이면 남은 음식을 먹더라도 1인분을 넘기지 않게 식사를 마칠 수 있다.

운동 없이 먹는 단백질, 배설물이나 뱃살이 된다!

다이어트를 하면서 근육 손실을 막는 것의 중요성에 관하여 계속 강조하였다. 다이어트를 하겠다고 대책 없이 먹는 양만 줄여 근육 손실이 심해지면 체형은 점점 더 이상하게 변하고, 시간이 지나면서 살 빼는 데 불리한 몸으로 바뀌어간다. 따라서 다이어트는 최대한 근육을 유지하면서 지방만 선택적으로 줄이는 것이 중요하다.

이렇게 지방만 선택적으로 줄이려면 두 가지 요소가 매우 중요한데, 바로 운동과 충분한 단백질 섭취이다. 그런데 문제는 이 두 가지가 동시에 이루어져야 한다는 것이다. 즉 운동 없이 단백질만 섭취하는 것은 그 효과가 매우 떨어진다. 왜냐하면 단백질은 어떤 상태에서 먹느냐에 따라 그 역할에 큰 차이를 보이기 때문이다. 다음의 예들을 살펴보자.

나이가 들면서 운동량은 줄고 회사의 잦은 회식으로 점점 더 뱃살이 늘고 있는 중년의 A씨. 밤마다 밀려오는 치킨과 맥주의 유혹을 이기기가 여간 어려운 것이 아니다. A씨의 경우 하루 종일 양껏 먹고 활동량도 적은 상태에서 운동 없이 먹는 치킨 속 닭가슴살, 즉 단백질의 운명은 바로 '뱃살'이다.

여름을 맞아 다이어트는 해야 하는데 운동은 죽기보다 싫은 10대 B양. 예쁜 몸을 만들기 위해서 운동과 식이조절이 필수라는 사실을 머리로는 알지만 몸이 안 따라주는 B양은 단백질을 많이 먹으면 다이어트에 도움이 된다는 말을 듣고 거금을 들여 인터넷에서 단백질 보충제를 구입하였다. B양의 경우처럼 운동은 하지 않고 탄수화물 섭취량을 대폭 줄이면서 먹는 고가의 단백질 보충제는 탄수화물과 지방을 대신하여 에너지원으로 사용된다.

열심히 운동하면서 올바른 영양 섭취를 하는 20대 C양. C양은 전문가의 조언에 따라 적당한 유산소 운동과 함께 자신의 체형에 맞는 근력 운동을 병행하고 있다. 먹는 양은 전체적으로 줄였지만 식사는 오히려 꼬박꼬박 챙겨 먹고, 영양소 분배도 탄수화물이나 단백질 등 특정 영양소에 치우친 것이 아니라 적절히 분배하여 골라 먹는 식사요법을 실천하는 중이다.

C양처럼 유산소 운동뿐 아니라 근력 운동을 같이 해주고, 무조건 적게 먹는 것이 아니라 에너지원의 역할을 할 영양소를 골고루 골라 먹는 식사를 하는 경우 단백질이 몸속에서 제 역할을 해준다. 즉 단백질이 근육의 감소를 막아 몸을 예쁘게 만들어주고 날씬하게 보이도록 해주며, 시간이 지나도 다이어트에 유리한 몸으로 바꿔주는 역할을 하는 것이다.

그저 단백질만 많이 먹으면 다이어트가 된다고 착각하는 여성이 많다. 하지만 운동 없이 먹는 단백질은 근육을 효율적으로 보존시키지 못하며, 에너지로 쓰이고도 남는 것은 결국 뱃살이나 배설물이 되어 나가버린다. 이처럼 어떤 운동을 하고 다른 영양소를 어떻게 섭취하느냐에 따라 내가 먹은 단백질이 몸속에서 어떤 역할을 하는지가 달라진다. 뱃살이 될 수도 있고, 배설물이 되어 나갈 수도 있으며, 근육이 되어 다이어트의 일등공신이 될 수도 있는 것이다.

우리는 '시너지 효과'라는 말을 자주 사용한다. 이 말의 뜻은 각각 1만큼의 효과가 있던 A와 B를 합치면 2가 되는 것이 아니라, 3 또는 4만큼 되어 단순 합산보다 더 큰 효과가 나타날 때 쓰는 말이다. 운동과 식이조절이 바로 이런 관계에 있는데, 단백질은 운동을 하면서 섭취할 때 폭발적인 효과를 낼 수 있다.

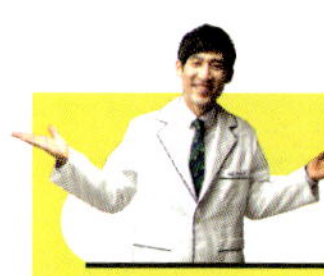

몸짱의사의 다이어트 솔루션

내가 비싼 돈 내고 사 먹은 단백질 보충제 또는 닭똥 냄새를 감수하며 먹은 닭가슴살과 달걀흰자가 다이어트에 도움이 되려면 운동이 꼭 병행되어야 한다는 사실을 잊지 말자.

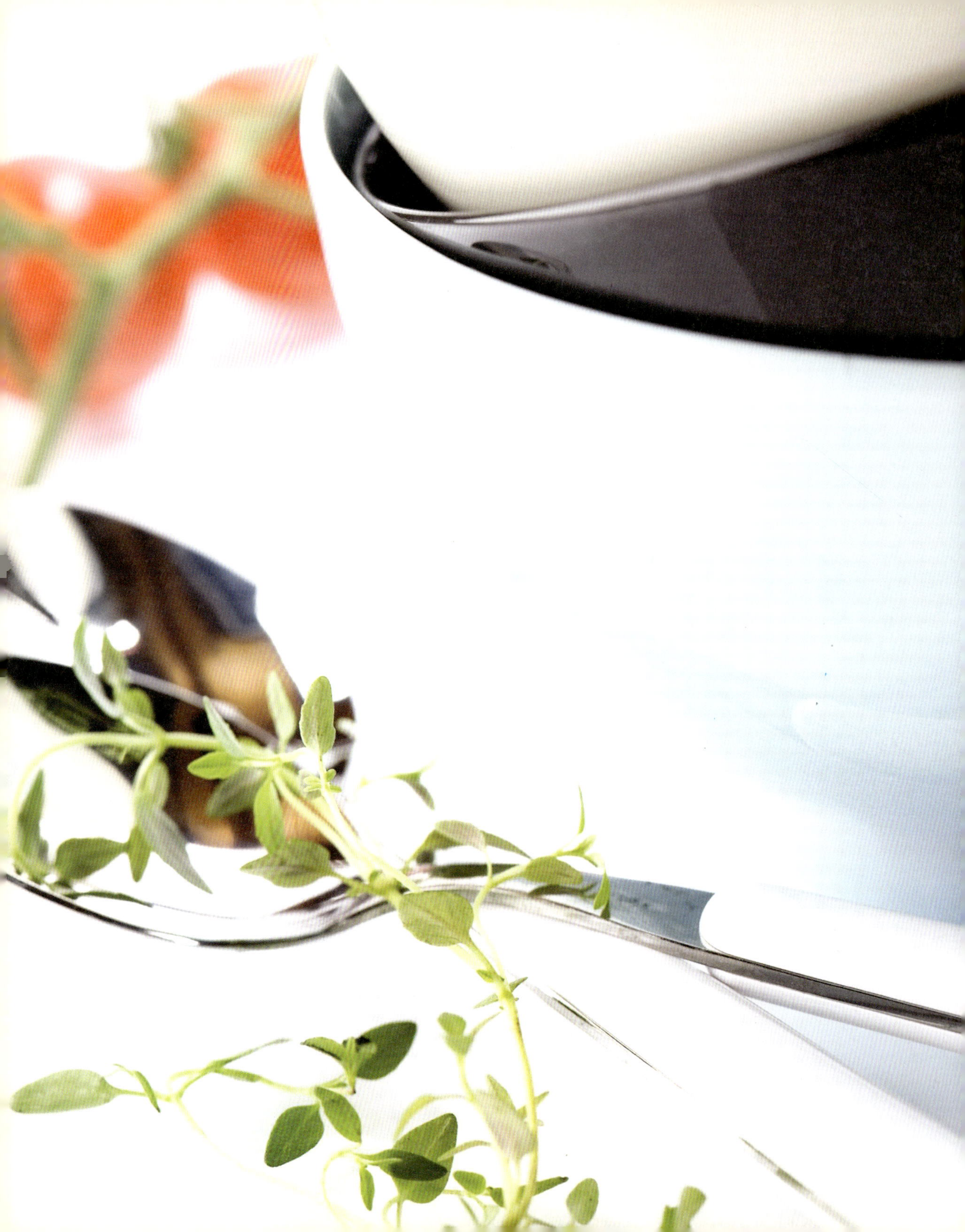

3

성형하는

골라 먹는 식사법

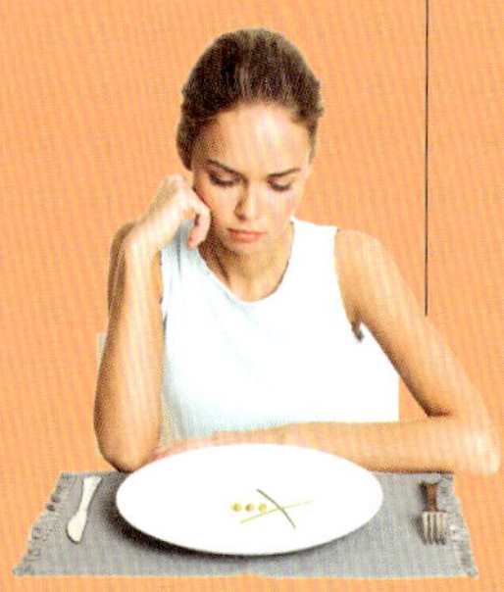

몰라보게 예쁜 몸으로 바꿔주는 '골라 먹는 식사법' / 충분히 먹을 것 vs 조절해서 먹을 것 vs 가능한 피할 것

메뉴 선택, 골라 먹는 식사법의 첫걸음 / 재료 선택과 조리 방법이 성공적인 골라 먹기를 좌우한다

골라 먹는 식사법, 말아 먹거나 비벼 먹지 말자! / 칼로리 계산 없이 골라 먹기만 해도 정말 살이 빠질까?

그래도 불안하다면? 식후 1시간, 배부름 정도를 평가하자! / 식품 구입 전, 영양 성분 표시 확인 습관을 들이자

지피지기면 백전백승! / 내 식탐의 취약점을 정확히 알고 대책을 세우자! / 사진으로 배우는 골라 먹는 식사법

몰라보게 예쁜 몸으로 바꿔주는 '골라 먹는 식사법'

이제부터는 여성의 몸을 좀 더 아름답게 바꿔줄 '골라 먹는 식사법'에 관하여 자세히 알아볼 것이다. 우선 이렇게 골라 먹는 식단이 어떻게 여성의 몸을 예쁘게 만들 수 있는지 이해하기 위해서 영양의 개념을 세우는 과정이 필요하다.

우리는 동시에 여러 가지를 섭취하지만, 그 안에서 칼로리를 내는 것은 탄수화물과 단백질, 지방뿐이다. 그 외의 비타민이나 미네랄 등은 칼로리를 만들어내는 과정이 원활하도록 도와주고 조직을 형성하는 필수적인 역할을 하지만 그 자체가 칼로리를 내는 것은 아니다. 이는 무엇을 어떻게 먹든 간에(닭가슴살 샐러드를 먹든, 바나나만 먹는 원푸드 다이어트를 하든, 콩을 삶아서 먹든) 결국엔 탄수화물, 지방 또는 단백질로부터 칼로리 공급을 받는다는 이야기이다. 여기까지 이해가 되었다면 다음 두 식단을 비교해보자.

1. 고구마 반 개+닭가슴살 조금+야채샐러드

2. 잡곡밥 반 그릇+장조림 우둔살+나물 반찬

1번 식단은 여성들이 다이어트를 한다고 했을 때 먹는 대표적인 식단이고, 2번 식단은 어찌 보면 너무나 평범해서 '저렇게 먹고 살이 빠지겠어?'라는 생각이 들게 하는 식단이다. 하지만 영양 성분을 꼼꼼히 따져보면 크게 다를 게 없다.

고구마가 대표적인 탄수화물 공급원이듯이 잡곡밥 반 그릇도 탄수화물 공급원이며, 닭가슴살이 순수 고단백이듯이 장조림에 사용되는 우둔살도 보이는 지방뿐 아니라 눈에 보이지 않는 근육 내 지방이 적은 고단백 공급원이다. 여기에 장조림과 반찬의 간을 싱겁게 하여 염분 조절만 한다면 두 가지 식단은 정말 별다를 바가 없다. 오히려 2번 식단이 우리가 일상에서 훨씬 쉽게 접할 수 있고 실천하기 쉬운 식단이다.

이는 영양의 개념만 잡는다면 현실에서 좀 더 편안하게 다이어트 식단을 적용할 수 있다는 의미로 이해할 수 있다. 즉 대단한 다이어트 식단이 따로 있는 것이 아니라, 일상식에서 현명하게 '골라' 섭취하는 것으로도 여성의 몸매를 예쁘게 만드는 식단을 완성할 수 있다. 다만 일상식의 경우 조리 과정이나 간을 하는 과정에서 먹지 말아야 할 영양소의 섭취가 늘어날 수 있다. 따라서 내 몸의 상태와 목표에 맞게 중간중간 독한 다이어트 식단을 넣어주면 그만이지, 매끼 다이어트 도시락을 싸야만 살을 뺄 수 있는 것은 아니라는 말이다.

그렇다면 일상식 안에서 다이어트 식사를 하는 방법은 뭘까? 예쁜 몸을 만들기 위해 여성들이 해야 할 첫 번째 단계는 '음식을 구분하는 안목' 키우기이다.

여기서 '음식을 구분한다'는 의미는 바로 나의 앞에 놓인 식사 '1인분'에서 '충분히 먹을 것'과 '조절해서 먹을 것' 그리고 '최대한 피할 것'을 구분하는 법을 배워서 실천하는 것이다. 따라서 내 앞에 음식이 놓인다면 한눈에 수저가 자주 가도 되는 음식과 가능한 한 가지 말아야 하는 음식을 구별하는 능력을 키워야 한다.

이제부터는 다이어트 식이요법의 안목을 높일 시간이다. 나의 앞에 놓인 1인분 음식에서 충분히 먹을 것, 조절해서 먹을 것, 최대한 피할 것이 무엇인지 알아보자.

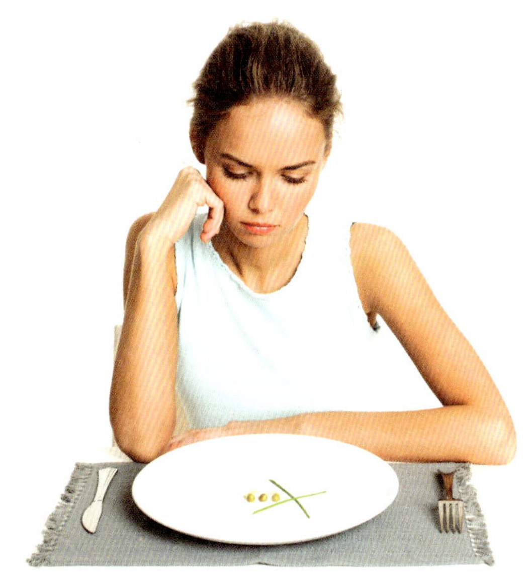

충분히 먹을 것 vs 조절해서 먹을 것 vs 가능한 피할 것

이것만큼은 충분히 먹자!

당신이 충분히 먹어도 되는 것은 과연 무엇일까? 바로 채소, 해조류 그리고 순수 고단백 식품들이다. 물론 이것들도 한도 끝도 없이 먹으면 살이 찔 수 있다. 따라서 충분히 먹으라는 기준은 언제나 '나에게 나온 1인분' 기준이다. 뷔페가 아니라면 그냥 나에게 나온 1인분에서 이것들을 충분히 먹으면 된다. 나에게 나온 1인분에서 더 이상 먹지 않는다는 조건하에 채소와 해조류, 순수 고단백 식품은 '충분히' 먹는다.

채소의 경우 탄수화물과 지방이 분해되어 에너지화하는 과정에 필수적인 비타민과 미네랄 같은 미량원소들이 풍부하게 들어 있다. 단순히 칼로리 개념이 아니라 체지방을 분해하는 과정에서 신선한 채소는 필수이다. 또한 칼로리 밀도(같은 무게에서 비교했을 때 칼로리의 양)가 낮으면서 포만감을 주고 다이어트 시 동반되는 변비 개선을 위해서도 채소는 충분히 먹어주는 편이 좋다.

다만 채소를 먹을 때 주의할 점이 있다. 바로 드레싱이다. 드레싱의 칼로리는 대부분 탄수화물과 지방으로 다음에 나오는 '조절해서 먹어야 할 것' 또는 '최대한 피할 것'에 속하기 때문이다. 채소 자체는 충분히 먹어도 되지만 그에 곁들이는 드레싱은 줄여야 한다. 따라서 채소는 약간 싱거운 느낌 또는 소스가 부족한 느낌으로 먹도록 하자. 나물 반찬이라면 약간 싱겁거나 심심한 느낌으로 만들어 먹고, 소스를 발라 먹는 경우라면 야채 위에 뿌리지 말고 다른 그릇에 소스를 담아놓고 찍어 먹는 편이 좋다.

나물 반찬의 경우 맛을 내고 무치는 과정에서 조절해야 할 지방과 염분이 들어갈 수밖에 없다. 외식을 하는 경우라면 어쩔 수 없겠지만 만들어 먹는 경우라면 참기름 또는 들기름, 그리고 소금은 조금만 넣고 조리해야 한다.

해조류의 경우는 그 자체에 염분 함량이 높은 편이다. 김의 경우 기름에 발라 소금을 뿌려 염분 함량을 높인 조미김보다는 맨 김을 구워 먹는 게 낫고, 물미역의 경우 물에 충분히 씻어 염분 함량을 낮추도록 하자. 물미역에 함께 먹는 초고추장은 탄수화물이므로 모자른 듯 또는 싱거운 듯 먹어야 한다.

두 번째로 충분히 먹을 영양소는 바로 '단백질'이다. 그렇다면 순수 고단백 식품은 무엇이 있을까? 육류의 살코기, 생선 살(내장과 알은 제외), 달걀(흰자 위주), 두부, 콩, 조개 등의 어패류가 대표적인 순수 단백질 식품이다.

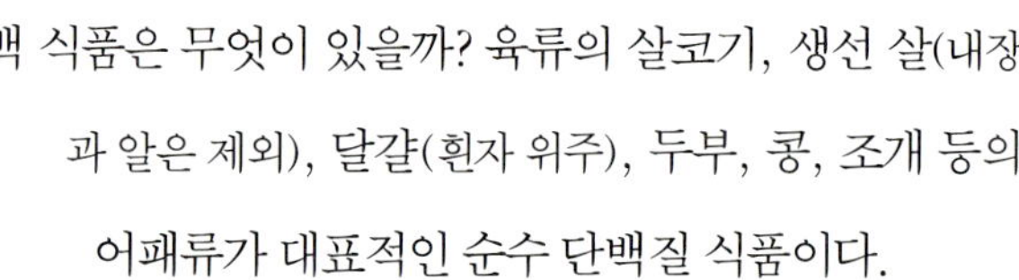

붉은 육류의 경우 양질의 단백질 공급원이긴 하지만, 부위에 따라 다음에 얘기할 '피해야 할 포화지방'이 많기도 하다. 반면 등 푸른 생선과 어패류의 경우 양질의 단백질 공급원이면서 건강과 다이어트에 이로운 영향을 미치는 '좋은 지방'을 함유하고 있다.

생선 자체를 싫어하는 경우라면 어쩔 수 없지만, 그렇지 않다면 생선류는 아주 가깝게 지내야 할 식품이다. 다만 내장 부위와 알은 피하도록 하자. 생선의 내장과 알로 담근 젓갈류는 포화지방과 염분 함량이 매우 높기 때문에 최대한 피해야 할 음식에 속한다. 따라서 생선찌개를 먹는다면 흰 살 부위는 충분히 먹을 것에 속하지만 내장과 알은 피해야 한다.

땅에서 나는 소고기라 알려진 콩은 여성의 아름다운 몸을 위한 최고의 식품이다. 식탁 위에 놓인 콩, 두부 관련 반찬은 일부러 챙겨 먹도록 하자. 물론 나에게 나온 1인분 안에서 말이다. 특히 두부의 경우는 콩보다 소화 흡수가 잘된다는 장점이 있다. 각종 찌개와 국, 반찬으로 나온 두부는 1인분 안에서 마음껏 먹도록 하자!

달걀 또한 훌륭한 단백질 공급원이다. 그런데 여기서 노른자를 얼마나 먹을 것인지는 항상 논란의 대상이 되어왔다. 노른자에 들어 있는 콜레스테롤과 포화지방량을 고려한다면 줄여야 한다는 주장도 있고, 그 외의 유익한 성분들을 고려한다면 먹어도 무방하다는 의견이 만만치 않다. 나는 조절하자는 입장이다. 하루에 달걀 한두 개만을 섭취하는 사람이라면 노른자를 모두 섭취해도 상관없다. 다만 단백질 공급을 위해 이보다 더 많은 양의 달걀을 섭취할 경우 흰자와 노른자의 비율을 2:1 정도로 맞춘다면 적당한 타협점이 된다. 달걀찜을 할 때는 흰자 2개에 노른자는 1개만을 사용하는 것이 좋다.

다만 특정 질병이 있는 경우 단백질 섭취량을 제한할 필요가 있다. 다음에 해당하는 사람이라면 의사의 처방에 따라 단백질 섭취량을 제한하도록 하자. 해당 사항이 없다면 '1인분' 이내에서 단백질 식품을 충분히 먹는 것이 몸매를 아름답게 만드는 밑거름이 될 것이다.

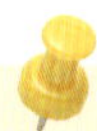

단백질 섭취를 제한해야 하는 경우 : 요로결석 환자, 신장 질환 환자(주치의의 식이 지도에 따라)

충분히 먹을 식품 : 각종 채소, 해조류(미역, 다시마) 섬유질 식품, 버섯류, 생선살, 육류(붉은 육류는 기름이 적은 부위로, 삼겹살 대신 돼지 앞다리살 또는 목살, 보이는 지방은 제거, 닭 껍질은 제거), 달걀, 두부, (조리된)콩, 해산물(굴, 조개, 꼬막, 골뱅이, 새우, 게, 오징어, 낙지, 주꾸미 등), 저지방 또는 무지방 우유

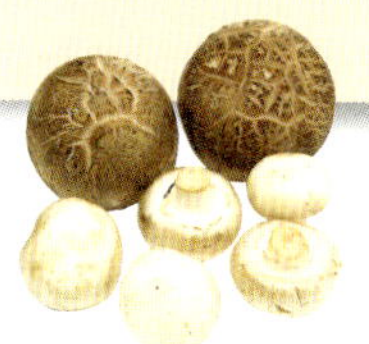

이것만은 조절해서 먹자!

그렇다면 먹긴 먹되 그 양을 조절하면서 먹어야 할 음식은 과연 무엇일까? 이는 바로 '좋은 탄수화물'과 '좋은 지방' 그리고 염분이다. 탄수화물이면 탄수화물이고 지방이면 지방이지 좋고 나쁜 게 따로 있다는 말에 조금 의아해할지도 모른다. 이는 칼로리 개념으로 접근하면 이해하기 힘들겠지만, 우리 몸의 생리를 조금만 더 이해하면 쉽게 알아차릴 수 있다.

우선 우리가 섭취하는 대표적인 탄수화물 공급원은 무엇이 있을까? 쌀(밥), 밀(면), 감자, 고구마, 설탕, 꿀, 과일, 다양한 음료수 등이 있다. 하지만 탄수화물이라고 해도 다 같은 탄수화물이 아니다. 당신의 예쁜 몸매를 만드는 데 도움이 되는 '좋은 탄수화물'이 있는 반면, 몸매를 망치는 '나쁜 탄수화물'도 있다. 이렇게 좋은 탄수화물과 나쁜 탄수화물의 가장 큰 차이점은 혈당(혈액 속의 포도

당 농도)을 얼마나 급속하게 올리느냐이다. 혈당을 빨리 올릴수록 나쁜 탄수화물에 해당하고, 혈당을 천천히 올릴수록 좋은 탄수화물에 속한다.

혈당을 빨리 올린다는 말은 탄수화물의 단맛을 잊지 못하게 만들어 자꾸 찾게 만들고, 쉽게 배고프게 만든다는 뜻이다. 반면 혈당을 천천히 올리는 탄수화물은 식욕 조절에 도움이 되고 운동의 중요한 에너지원을 공급해 건강을 유지시킨다.

잡곡밥과 청량음료 모두 탄수화물이지만 우리 몸에서 나타나는 반응은 완전히 다르다. 잡곡밥 1/2 그릇과 콜라 2잔이 똑같이 150kcal라고 하더라도 잡곡밥은 적당히 먹으면 운동의 주요 에너지원이 되어 몸매를 예쁘게 만들어준다. 그러나 콜라는 혈당을 빨리 올려 자꾸 단맛을 찾도록 하는 '음식 마약'과 같은 효과를 내고 쉽게 배고프게 만들어 다이어트를 망치므로 최대한 피해야 할 탄수화물이다.

좋은 탄수화물 : 잡곡밥, 현미밥, 과일(과일주스 제외), 통밀빵, 감자, 고구마

이처럼 탄수화물은 '좋은 탄수화물'로 먹되, 그 양을 적절히 조절하도록 하자. 좋은 탄수화물이라도 양을 조절해야 하는 이유는 탄수화물의 경우 우리 몸속 저장고가 많지 않아 일정량 이상을 먹으면 쉽게 지방으로 전환되어 저장되기 때문이다. 매끼마다 1/2공기 정도의 잡곡밥이 다이어트를 하는 여성이 섭취할 탄수화물 상한치이다.

만약 반찬으로 나온 다른 탄수화물, 즉 감자와 고구마 같은 반찬을 먹는다면? 당연히 밥의 양을 줄여야 한다. 이런 식으로 매끼 섭취할 탄수화물의 양을 조절하도록 한다.

다만 여기서 주의 할 점은 감자와 고구마로 반찬을 만드는 경우, 예를 들어 고구마 맛탕이나 감자채 볶음 또는 으깬 감자 요리(매시 포테이토)를 만들어 먹는 경우 조리 과정에서 탄수화물과 지방이 추가적으로 들어간다는 것이다.

밥은 조리 과정에서 물 이외에 추가적인 칼로리 증가 요인이 없지만, 고구마와 감자 요리는 단맛을 더하기 위해 설탕이나 물엿이 들어가고 기름에 튀기고 볶는 과정에서 지방 함량이 올라간다. 이런 경우 칼로리 밀도가 올라가기 때문에 밥 대신 감자와 고구마로 만든 반찬으로 대체하는 것은 현명하지 않은 판단이다. 달달하고 감칠맛 나는 자극적인 맛은 모두 탄수화물, 지방 그리고 소금에서 오기 때문임을 잊지 말아야 한다.

간혹 잘못 알고 있는 사람이 많은데, 과일도 탄수화물이다. 과일도 마음 놓고 먹어서는 안 되는 식품 중 하나다. 여성들의 경우 다이어트를 한다며 밥은 안 먹고 과일 한두 개로 한 끼를 해결하면서 올바른 다이어트를 하고 있다고 착각하기도 하는데, 이는 한 끼 식사를 온전히 탄수화물로만 해결하는 잘못된 식사법이다.

또한 과일을 갈아서 먹기도 하는데, 이런 경우 과일을 그냥 먹을 때보다 다이어트에는 더욱 안 좋은 영향을 미친다. 다이어트에 도움이 되는 섬유질이 사라지기 때문이다. 특히 가공되어 유통되는 과일주스는 최근 비만의 원인 인자로 의심되는 액상과당을 함유하고 있다. 즉 최대한 피해야 할 음식인 것이다. 시중에서 파는 과일 음료는 피하고, 과일을 갈아서 주스를 만들기보다는 섬유질이 보전된 상태로 먹도록 하자. 그리고 양도 조절하여 하루에 과일 종류 중 1개를 선택해 섭취하도록 하자. 과일은 말 그대로 디저트 정도로 생각하고 섭취하는 것이 좋다.

이제는 '좋은 지방'에 관해 알아보자. 지방이라고 해서 다 같은 지방이 아니다. 몸에 좋다고 알려진 오메가-3는 사실 지방(산)이다. 즉 오메가-3를 먹는 사람은 건강을 위해서 지방을 먹는다는 얘기가 된다. 이렇게 '좋은 지방'은 우리의 세포를 튼튼하게 하고, 지방 대사를 원활하게 만들어 다이어트를 도와준다. 다만 좋은 지방이라도 칼로리가 높기 때문에 마음껏 먹을 것이 아니라 그 양을 조절해서 먹어야 한다. 호두, 잣, 아몬드, 땅콩 같은 견과류는 포만감 유지에 도움이 되기 때문에 식사 사이 공복감이 느껴질 때 간식처럼 조금씩 먹어주면 좋다. 예를 들어 하루에 호두 6개, 아몬드 10개, 땅콩 20개 중 하나를 정해 식사 사이에 조금씩 나눠 먹는다면 공복감 해소에 도움이 되면서 건강도 챙기는 1석 2조의 효과를 볼 수 있다. 즉 견과류에 들어 있는 지방이나 등 푸른 생선 속의 지방은 '적당히' 먹으면 다이어트뿐 아니라 건강에도 도움이 되는 좋은 지방이다.

등 푸른 생선은 양질의 단백질을 공급하면서 몸에 좋은 지방을 적절히 공급하는 공급원이다. 따라서 당신이 식사 때 꽁치 구이 반 마리를 먹는다면 양질의 단백질과 함께 몸에 좋은 지방을 적당히 공급받을 수 있다. 이처럼 몸에 좋은 탄수화물과 지방을 적당히 섭취하면 다이어트에 도움이 될 뿐 아니라 건강도 챙길 수 있다.

좋은 지방의 예와 섭취량: 등 푸른 생선(양질의 단백질까지 공급됨), 조리용 기름(아마씨유, 포도씨유, 올리브유, 들기름, 카놀라유), 호두, 아몬드, 잣, 해바라기씨

마지막으로 염분의 경우 몸의 붓기를 유발하여 셀룰라이트를 발생 또는 악화

시킬 수 있으며, 과도하게 섭취할 경우 건강을 해치게 된다. 따라서 염분은 조절해서 먹어야 할 것에 해당되는데, 문제는 염분이 우리가 먹는 모든 음식에 들어간다는 것이다.

이미 우리의 입맛은 염분에 길들여져 있기 때문에 염분 함량이 낮아지면 '맛없다'라고 느끼게 된다. 그렇다면 음식 맛은 유지하면서 염분 섭취량을 조절할 수 있는 방법은 뭐가 있을까? 염분이 많이 들어가는 음식을 피하는 방법이 있다. 우리의 식사에서 염분이 가장 많이 함유된 음식은 바로 국과 찌개의 국물, 그리고 젓갈류이다. 따라서 다이어트를 하든 건강을 생각하든 국물 대신 건더기 위주로 먹고 젓갈류 반찬을 피한다면 자연스레 염분 섭취량을 줄일 수 있다.

모든 음식의 간을 싱겁게 하는 것도 한 방법이 되겠지만 이는 현실적으로 힘들다는 것을 감안하면 국과 찌개는 가능한 건더기 위주로 먹고 젓갈류의 섭취는 최대한 피하도록 하자. 염분을 무조건 피하는 무염식을 해야 하는 것이 아니라 조절해야 하는 것이다.

이것은 최대한 피하자!

마지막으로 최대한 피해야 할 것은 무엇인가? 이는 바로 나쁜 탄수화물과 나쁜 지방, 알코올이다.

나쁜 탄수화물은 앞에서도 말했다시피 혈당을 급격하게 올리는 탄수화물이다. 나쁜 탄수화물을 쉽게 색출할 수 있는 첫 번째 방법은 바로 '색깔'이다. 정제하여 색이 없는 '흰색' 탄수화물은 당신의 몸매를 망치는 나쁜 탄수화물이다. 대표적인 것이 밀가루 면과 흰 빵, 설탕 등이다. 흰 쌀밥의 경우도 나쁜 탄수화물에 속하나 밥은 여러 가지 반찬과 함께 먹기 때문에 면이나 빵보다는 조금 나을 수 있다. 조리 과정을 살펴보아도 밥은 물만 가지고 짓지만 빵은 버터 등이 함유되기 때문에 밥이 낫다. 또한 현실적으로 흰 쌀밥을 무조건 피하라는 것은 지키기 힘든 규칙이다. 가능한 한 '좋은 탄수화물'인 잡곡밥을 먹도록 하자.

이러한 흰색 탄수화물은 가능한 한 피하자. 그렇다고 흰색이 아닌 탄수화물 공급원은 다 좋다는 뜻은 아니다. 흰색 설탕이 아닌 흑설탕이라고 다이어트와 건강에 도움이 되는 것은 아니다. 색깔로만 따지다 보면 사이다는 좋고 콜라는 나쁘다는 어처구니없는 결론에 도달할 수도 있다. 다음의 나쁜 탄수화물 목록을 참고하도록 하자.

나쁜 탄수화물：청량음료, 과자, 사탕, 스낵, 도넛, 아이스크림, 흰 밀가루 음식, 라면, 흰 쌀밥

최대한 피해야 할 것 중 또 하나는 나쁜 지방, 즉 포화지방이나 인공적으로 가공되어 그 모습이 변형된 트랜스지방이다. 포화지방은 어디에 많을까? 쉽게 구분하는 방법은 상온에서의 상태다. 포화지방은 상온에서 고체 상태이다. 이렇게 상온에서 고체 상태인 지방으로는 어떤 것들이 있는가? 대표적으로 붉은 육류에 붙어 있는 지방들이다. 삼겹살의 비계를 생각해보자. 삼겹살 기름은 상온에서 고체지만 가열하면 액체로 바뀌어 흐른다. 그리고 다시 온도가 낮아지면 딱딱하게 굳는다. 바로 이런 기름들이 포화지방이다.

그렇다면 포화지방이 있는 붉은 육류는 무조건 피해야 하는가? 그렇지 않다.

왜냐하면 앞에서 말했듯이 붉은 육류는 우리의 식단에서 대표적인 양질의 단백질 공급원으로 '충분히 먹어야 할 것'에 속한다. 그렇다면 어쩌라는 말인가? 이를 해결하기 위해서는 나에게 나온 1인분 중 단백질 식품에서 '눈에 보이는 지방'은 최대한 제거하고 먹는 방법이 있다. 이로써 붉은 육류에 붙어 있는 포화지방 섭취를 줄이고 단백질 섭취량을 늘릴 수 있다.

물론 그렇다고 지방을 완벽하게 제거할 수 있는 것은 아니다. 왜냐하면 제거할 수 없는 지방, 즉 육류의 단백질 사이사이에 박혀 있는 지방도 있기 때문이다. 단백질 사이에 지방이 많은 부위가 있고 비교적 적은 부위가 있기에 '부위 선택'이 매우 중요하다. 닭고기의 경우 껍질을 제거하고 조리하여 먹으면 포화지방 섭취량을 줄일 수 있다.

포화지방 공급원: 삼겹살, 마블링 고기, 갈비, 닭고기 껍질

두 번째로 피해야 할 지방은 '트랜스지방'이다. 트랜스지방은 천연 지방을 인공적으로 가공하여 자연계에 존재하지 않는 돌연변이 지방으로 그 모양을 변형시킨 것이다. 이런 돌연변이 지방으로 대표적인 것이 바로 마가린과 쇼트닝이다. 도넛, 크루아상, 피자, 감자튀김, 과자 등은 트랜스지방 함량이 높은 대표적인 식품들이다. 우리가 최대한 피해야 할 식품들이 된다.

마가린과 쇼트닝을 사용하지 않았다고 다 안심할 수 있는 건 아니다. 천연 식물성 기름도 여러 번 사용하면 그 형태가 변형되면서 트랜스지방이 늘어난다. 외식 자리에서 먹는 음식은 기름 재활용도가 높기 때문에 집에서 1회만 사용할 때와 비교하여 트랜스지방 함량이 높다. 따라서 외식 또는 배달을 통해 먹는 튀김류의 음식은 가능한 한 멀리하도록 하자. 집에서 조리할 때도 1회 사용한 기름

은 다시 쓰지 않는 것이 좋다.

트랜스지방 공급원: 과자, 스낵, 라면, 도넛, 팝콘, 감자튀김, 피자

최대한 피해야 할 마지막 지방은 '알코올', 즉 술이다. 술은 지방 분해를 줄이고 그램당 7kcal를 내는 고칼로리 식품이다. 그뿐 아니라 함께 섭취하는 안주도 문제이다. 술은 포만중추를 마비시켜 배부른 느낌을 둔화시킨다. 그렇기 때문에 1차에서 삼겹살에 소주를 먹고 2차에서 맥주에 모둠 소시지를 먹은 뒤 집에 와서 라면을 끓여 먹을 수 있는 것이다. 예를 들어 당신이 술자리에서 술 대신 물을 마신다면? 그만큼 거대한 안주는 당연히 섭취할 수 없다. 보통 하루에 와인 한 잔(1/3만 채운 상태), 맥주 1캔, 소주 1.5잔 정도는 여성 건강에 이롭다고들 하지만 술을 마시기 시작하여 이 정도로 끝내기란 결코 쉽지 않다. 술을 약으로 생각하여 상기 용량만으로 조절할 수 있는 사람이 아니라면 술은 최대한 피해야 할 음식이다.

자, 그럼 이렇게 나의 앞에 놓인 식사에서 충분히 먹을 것, 적당히 먹을 것, 최대한 먹지 말 것을 구분하는 법을 알았다. 여기서 중요한 것은 매 식사 때마다 이러한 방식으로 '먹어야 할 것은 충분히, 조절할 것은 적당히, 피해야 할 것은 최소화'를 실천해야지, 아침과 저녁은 대충 때우고 점심만 이렇게 먹는 방식은 효과가 떨어진다는 점이다. 매 끼(가능한 한 아침도) 이렇게 영양소별로 골라서 섭취해야 하며, 그러려면 식사에 더 신경을 쓰고 더 많이 준비해야만 한다.

여기까지 알았다면 이제 무엇을 해야 할까? 그건 바로 메뉴 선택과 재료, 조리법 선택이다.

메뉴 선택, 골라 먹는 식사법의 첫걸음

다이어트를 위해 당신이 충분히 먹을 것, 조절해서 먹을 것, 최대한 적게 먹을 것을 구분하기 위해서 1차적으로 해야 할 일은 올바른 메뉴 선택이다. 왜 그럴까?

살 빠지는 메뉴 선택

일상식에서의 메뉴 선택은 다이어트 식단의 핵심 요소이다. 그 이유를 지금부터 얘기해보자.

예를 들어 당신이 점심 메뉴로 자장면을 선택하였다고 가정해보자. 도대체 자장면 한 그릇에서 충분히 먹을 것과 조절해서 먹을 것과 최대한 적게 먹을 것을 어떻게 구분할 것인가?

당신이 삼겹살을 먹는다고 가정해보자. 삼겹살에 붙어 있는 지방은 우리가 최대한 피해야 할 포화지방이다. 그렇다면 삼겹살에서 기름을 떼어놓고 먹어야 한다는 말인데…. 삼겹살에서 기름을 떼면 뭐가 남는가?

소고기를 먹는다고 가정해보자. 입안에서 살살 녹는다는 꽃등심을 메뉴로 선택했다면? 꽃등심이 그렇게 입에서 살살 녹을 수 있는 것은 그 안에 포화지방이 눈처럼 끼어 있기 때문이다. 앞에서도 말했지만 육류의 단백질 사이사이에는 지방이 끼어 있는데, 우리가 말하는 '마블링'이 바로 근육 내 지방인 포화지방이다. 꽃등심 단백질 사이사이에 있는 마블링을 일일이 제거할 수는 없지 않는가?

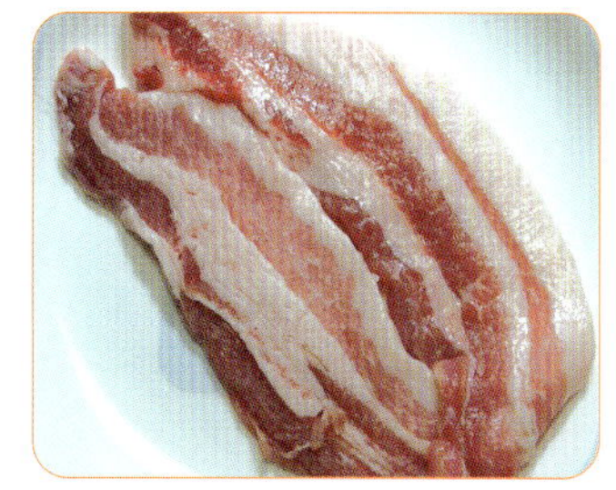

삼겹살 : 하얀 부분은 모두 포화지방이다

따라서 당신이 일상식에서 충분히 먹을 것, 조절하면서 먹을 것, 최소한으로 먹을 것을 구분하기 위해서는 구분해서 섭취가 가능한 메뉴를 현명하게 선택해야 한다.

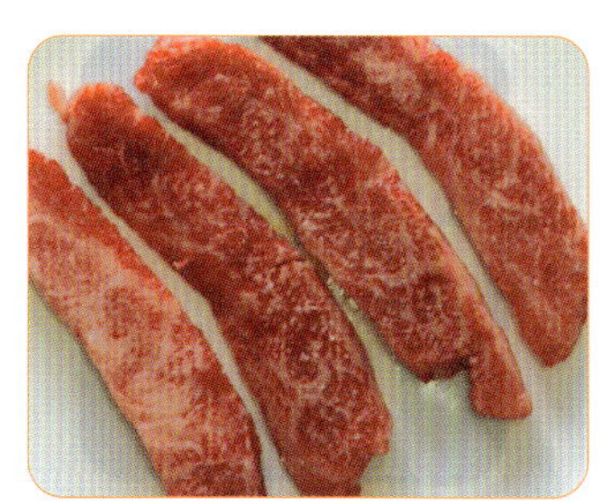

소고기 마블링

이러한 점에서 일상식 최고의 메뉴는 바로 일반적인 1식 3~4찬이다. 왜 그럴까? 말 그대로 구분이 가능하고 골라 먹을 수 있기 때문이다. 집에서 본인이 식사를 준비한다면 상관없지만, 외식을 하거나 회사에서 시켜 먹어야 하는 경우에는 이처럼 골라 먹을 수 있는 메뉴를 선택하도록 하자. 추천 메뉴와 피해야 할 메뉴는 다음과 같다.

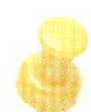

1. **피해야 할 메뉴** : 자장면을 포함한 대분의 중국요리, 치킨, 피자, 삼겹살, 꽃등심

2. **추천 메뉴** : 1식 3찬에 국 1개의 일반 한식, 회를 위주로 한 일식, 각종 해산물 요리(튀김은 지양, 가능한 한 굽거나 삶는 메뉴로), 롤보다는 초밥(초밥의 밥은 1/2 정도로 섭취)

재료 선택과 조리 방법이 성공적인 골라 먹기를 좌우한다

메뉴 선택만큼 중요한 것이 재료 선택이다. 집에서 밥을 먹는 경우 김치찌개를 메뉴로 선택했다고 가정해보자. 저지방으로 나온 참치에서 기름을 상당량 제거하고 찌개를 끓인다면, 이는 훌륭한 저지방 고단백 공급원이 된다. 만약 이 찌개에 삼겹살을 넣는다면? 당신은 재료를 잘못 선택한 것이다. 참치가 싫고 붉은 육류를 고집해야겠다면 삼겹살 대신 카레용으로 나온 돼지 안심으로 찌개를 끓여보자. 돼지 안심의 경우 눈에 보이는 지방을 제거하기 용이하며, 근육 내 포화

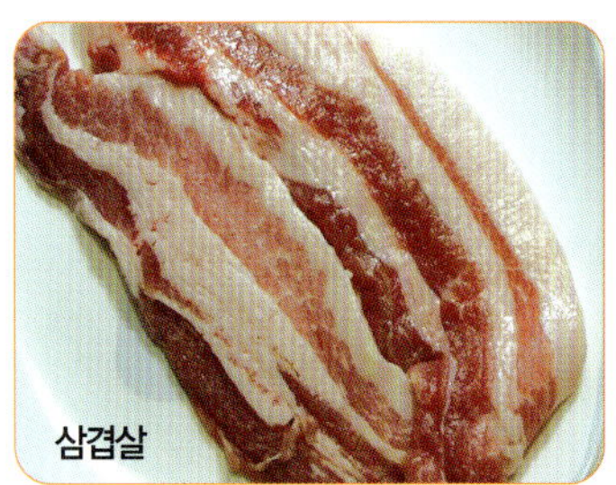

삼겹살

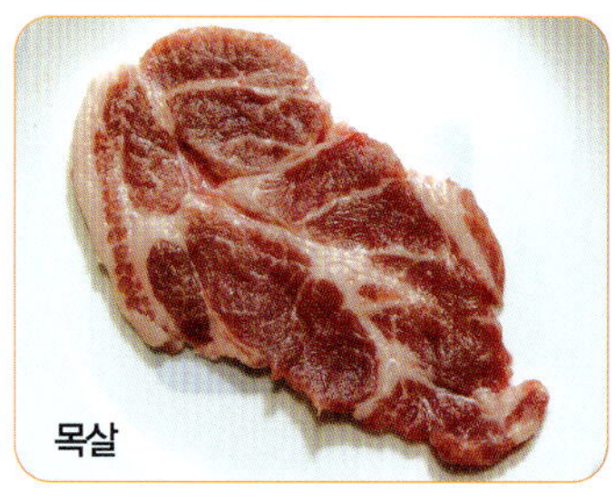

목살

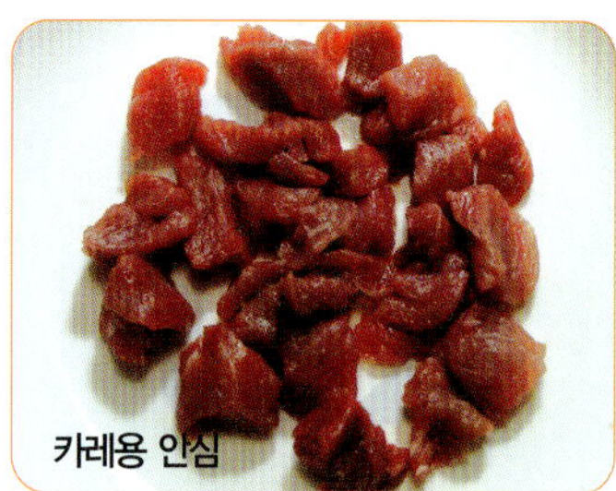

카레용 안심

오른쪽으로 갈수록 근육내 포화지방, 즉 하얀 기름 부위가 적다

지방 함량도 상대적으로 적다. 이렇게 어떤 재료를 선택하느냐에 따라 추천 메뉴가 되기도 하고 피해야 할 메뉴가 되기도 한다.

바지락살에 두부를 넣어 된장찌개를 끓였다고 가정해보자. 바지락살은 지방 함량이 적은 고단백 재료로 충분히 먹을 음식에 속한다. 앞서 말했지만 두부는 다이어트 유지기 최고의 동반자이다. 이처럼 된장찌개를 끓이는 재료만 잘 선택해도 최고의 식단이 될 수 있다.

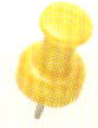

포화지방 적은 부위 선택하기 : 돼지고기는 등심보다는 안심으로, 소고기는 안심보다는 등심으로, 찌개를 끓일 때는 삼겹살보다는 앞다리살로, 닭고기는 다리나 날개보다는 가슴살이나 안심으로, 굽거나 삶을 때 삼겹살보다는 목살로 선택한다.

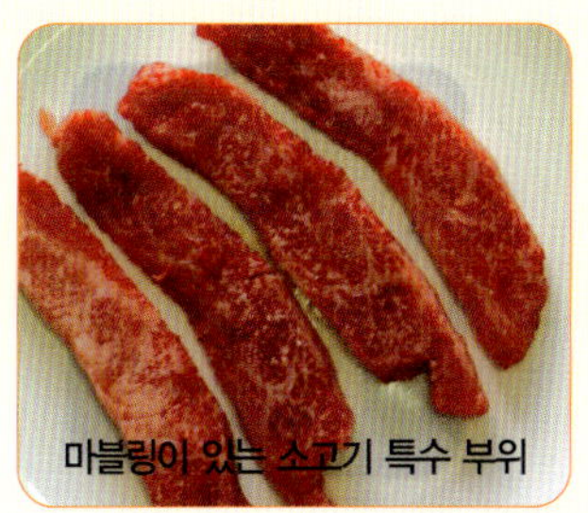

마블링이 있는 소고기 특수 부위

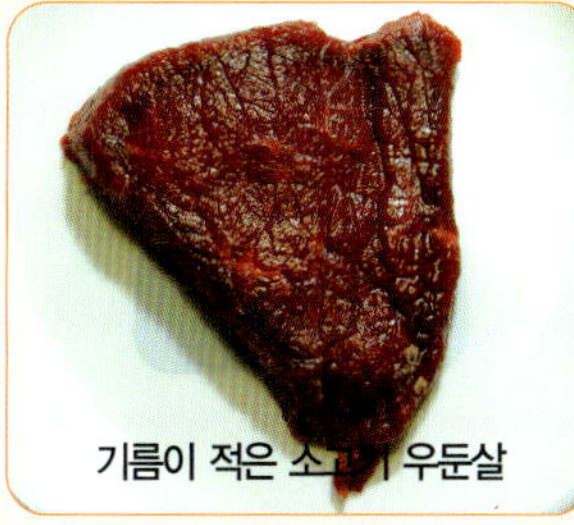

기름이 적은 소고기 우둔살

이처럼 하얀 포화지방 부분이 적은 부위를 선택한다

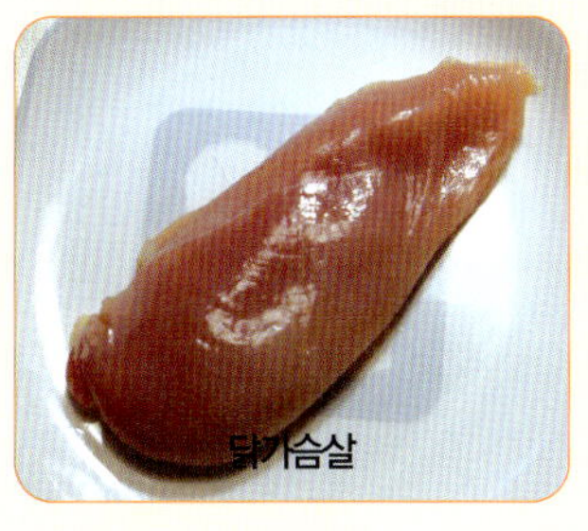

닭가슴살

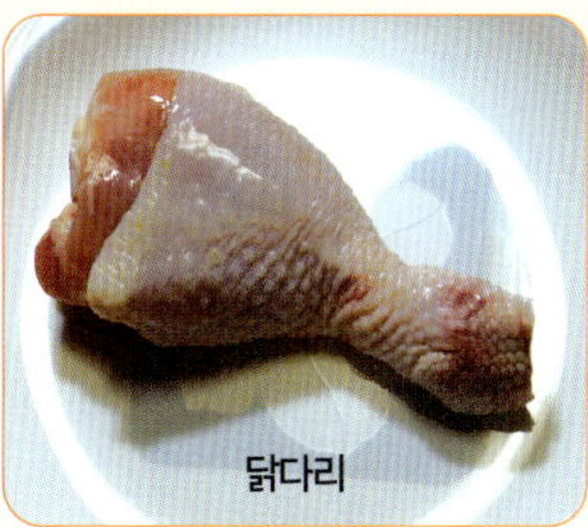

닭다리

닭고기는 가능한 한 가슴살이나 안심으로, 껍질은 제거한다

살 빠지는 조리 방법

재료 선택과 함께 중요한 것은 조리법이다. 같은 재료라도 어떻게 조리하느냐에 따라 훌륭한 식단이 되기도 하고 피해야 할 식품이 되기도 한다. 앞에서 생선은 훌륭한 다이어트 공급원으로 가까이 해야 할 식품이라고 말했다. 그런데 이 생선에 튀김옷을 입혀 튀겼다고 가정해보자. 튀김옷은 무엇인가? 바로 탄수화물이다. 튀겼다는 말은 무엇인가? 튀김옷과 생신 안에 기름을 고스란히 머금게 만들었다는 말이다. 조절해야 할 탄수화물과 지방 범벅을 만들어버린 셈이 된다.

반대로 생선을 구웠다면? 조리 과정에서 지방이 빠져나가 자연스레 칼로리 자체도 낮아지면서 충분한 단백질과 적당량의 좋은 지방을 제공한다. 이렇게 같은 재료를 가지고도 어떻게 조리하느냐에 따라 다이어트에 좋은 음식이 되기도 하고 피해야 할 음식이 되기도 한다. 다이어트에 가장 좋은 조리 방법은 굽거나 찌거나 삶는 방식이다. 반면 튀기는 방식은 가능한 한 피해야 한다.

단백질 보충을 위해 달걀을 선택했다면, 기름에 조리하는 달걀 프라이보다는 달걀찜이 좋다. 만약 그날 달걀을 많이 섭취한 뒤라면 약간 싱거울 정도로 간을 하여 흰자 2개와 노른자 1개 정도로 달걀찜을 만들어 먹는다면 훌륭한 단백질 공급원이 된다.

돼지고기가 먹고 싶다면 돈가스보다는 보쌈이 좋다. 물론 부위 선택을 잘해야 한다. 삼겹살보다는 목살로 보쌈을 만들어서 보이는 지방은 제거하고 각종 쌈과 야채에 싸서 잡곡밥 1/2공기와 먹는다면, 당신의 다이어트를 위한 최고의 식사가 될 수 있다.

대충 먹는 습관이 당신의 다이어트를 망친다

다이어트를 할 때는 무조건 적게 먹어야 한다고 생각하는 사람이 많다. 아침으로는 주스 한 잔, 점심으로는 고구마 1개…. 이렇게 대충 식사를 해결하는 게 다이어트에 도움이 된다고 생각하지만 이는 완전히 잘못된 생각이다. 다이어트를 할 때일수록 더욱 신경 써서 '잘' 챙겨 먹어야 한다.

우리가 대충 식사를 때우는 경우를 떠올려보자. 아침에 마시는 주스 한 잔, 사과 1개 같은 상황이 떠오르지 않는가? 이는 한 끼 식사를 100% 탄수화물로만 해결한 경우에 속한다. 주부들이 집에 혼자 있을 때, 챙겨 먹기 귀찮아서 밥에 물을 말아 간단한 밑반찬으로 해결한다. 이런 식사도 한 끼 식사를 거의 탄수화물로만 해결한 경우이다.

이처럼 우리가 대충 때우는 식사는 충분히 먹을 것은 충분히 먹기 힘들고, 조절해야 할 것과 최대한 피해야 할 것은 많이 먹게 되는 상황을 만든다. 가야 할 방향을 벗어나 완전히 거꾸로 가는 것이다.

따라서 골라 먹는 식사법이 가장 큰 효과를 보려면, 매끼 식사 때마다 '먹어야 할 것은 충분히, 조절할 것은 적당히, 피해야 할 것은 최소화'하는 실천이 필요하다. 만약 아침과 저녁은 대충 때우고 점심만 이렇게 먹는다 해도 그 효과는 떨어진다. 매끼 (가능한 한 아침도) 이렇게 영양소별로 골라서 섭취해야 하며, 그러려면 자신의 식사에 더욱 신경을 쓰고 더 많이 준비해야만 한다.

따라서 일상식을 현명하게 먹기 위해서는 자신의 밥상을 위해 좀 더 시간과 돈을 투자해야 한다. 매끼마다 충분한 채소와 양질의 단백질을 섭취하기 위해서는 좀 더 자주 조리하고, 신선한 재료를 써야 한다. 그러려면 물론 더 부지런해져야 한다. 단언컨대 자신을 좀 더 사랑하고, 자신에게 좀 더 투자해야 다이어트에 성공할 수 있다.

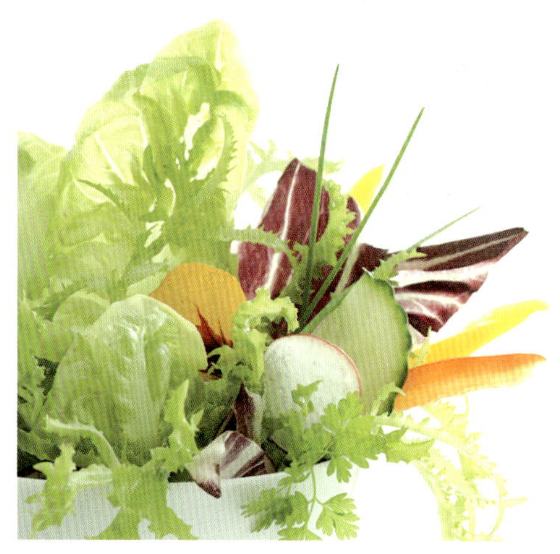

골라 먹는 식사법, 말아 먹거나 비벼 먹지 말자!

일상식을 현명하게 먹기 위한 또 하나의 지침은 가능한 한 말아 먹거나 비벼 먹지 말라는 것이다. 일상식을 현명하게 먹는다는 의미는 먹어야 할 것과 먹지 말아야 할 것을 구분하는 것이다. 그런데 말아 먹거나 비벼 먹는다면 이런 구분이 어려워진다.

육개장에 밥을 말아 먹는다고 생각해보자. 육개장은 국 중에서도 지방 함량이 많은 음식이다. 여기에 밥을 말아 먹는 경우, 밥과 육개장을 따로 먹는 경우에 비해 총 섭취 칼로리도 높을뿐더러 의도하지 않은 지방과 탄수화물 섭취량도 늘어날 수밖에 없다.

비벼 먹는 경우도 이와 비슷하다. 제육볶음을 점심 메뉴로 선택했다고 가정해보자. 이 메뉴를 현명하게 먹기 위해서는 밥은 잡곡밥으로 1/2공기만 먹으면서 제육볶음은 눈에 보이는 지방을 최대한 제거하고 살코기만 먹되 쌈과 각종 채소를 곁들여 먹는다. 그런데 만약 제육볶음의 양념에 밥을 비벼 먹는다면? 제육볶음의 맛을 내는 탄수화물 양념과 고기에서 나온 기름, 볶은 기름 그리고 소금으로 범벅이 된 밥을 먹는 것이다. 조절해서 먹을 것과 최대한 피해야 할 것의 섭취량이 당연히 늘어날 수밖에 없다.

이처럼 비비거나 말아 먹는 경우 염분 섭취 또한 늘어난다. 한국 사람들은 이미 충분히 짜게 먹고 있다. 이렇게 과한 염분 섭취는 다이어트뿐 아니라 건강에도 전혀 도움이 되지 않는다. 여러모로 봤을 때 비비거나 말아서 먹기보다는 밥과 반찬을 따로 구분하여 먹는 것이 몸에 이롭다.

한 가지 제안하고 싶은 식사법으로 '젓가락 다이어트법'이라는 것이 있다. 식사할 때 젓가락만을 사용하여 식사를 하는 것이다. 국물에 있는 염분과 지방 섭취량을 자연스레 줄일 수 있기 때문에 다이어트에 도움이 된다.

칼로리 계산 없이 골라 먹기만 해도 정말 살이 빠질까?

다이어트에 성공하고 싶다면 칼로리 계산을 하지 말라고 했다. 그 대신 나에게 주어진 1인분 안에서 영양소별로 골라 먹는다면 머리 아픈 칼로리 계산 없이도 체형이 예뻐지는 효과를 볼 수 있다. 그렇다면 이렇게 영양소별로 골라 먹는 식이요법이 살이 빠질 정도로 충분히 적게 먹는 식사인지 궁금증과 두려움이 생길 수 있다. 골라 먹는 식사법은 과연 충분히 적게 먹는 식사법일까? 대답은 당연히 '그렇다'이다.

'1인분' 안에서 '충분히 먹을 것, 조절해서 먹을 것, 최대한 피할 것'을 지키면서 메뉴와 재료 및 조리 방법만 잘 선택한다면, 당신은 굳이 칼로리를 따져볼 것도 없이 '충분히 적게 먹는' 식사를 하게 된다. 그 이유는 식사에서 실제적으로 칼로리를 높이는 것은 조절하거나 피해야 하는 탄수화물과 지방이기 때문이다. 반면 충분히 먹으라고 얘기한 채소와 순수 고단백 식품들은 칼로리는 낮으면서 포만감을 준다.

이해를 돕기 위해 닭가슴살을 예로 들어보자. 닭가슴살은 저칼로리 고단백으로 살을 빼는 사람, 근육을 만들려는 사람, 다이어트를 하는 사람이면 누구나 먹는 대표적인 다이어트 식품이다. 그런데 닭가슴살로 양념치킨을 만든다면, 즉 탄수화물인 튀김옷을 감싸 기름에 튀겨 지방과 탄수화물로 만든 소스를 뿌린 양념치킨을 만들었다면 어떨까? 당연하지만 이 순간부터는 나의 다이어트를 망치는 대표적인 식품이 되어버린다. 이처럼 나의 다이어트를 망치는 주적은 탄수화물과 지방이다.

물론 순수 고단백이라도 많이 먹으면 당연히 살이 찐다. 매끼마다 삶은 닭가슴살을 5kg씩 먹는다면? 당연히 살이 찔 것이다. 하지만 순수 고단백 식품의 전체 칼로리를 높이면서 이렇게 살이 찌도록 많이 먹을 수 있게 맛있게 만드는 것, 즉 닭가슴살을 매끼 5kg씩 지속적으로 먹게 만드는 것은 탄수화물과 지방으로 감싸고 절였기 때문이다.

사실 단백질도 그램당 4kcal를 내는 에너지원이지만, 지방 및 탄수화물과는 다른 몇 가지 특징이 있다. 우선 상대적인 포만감이 더 크다. 적은 칼로리를 섭취하고도 더 배부른 느낌을 줄 수 있다는 것이다. 또한 근육을 보존하고 늘리는 데 필수적인 영양소이다. 다이어트의 핵심은 근육을 최대한 보존하면서 지방만을 줄이는 것이므로, 이를 위해서 단백질 섭취량이 매우 중요하다. 단백질을 제한해야 할 특정 질환이 없다면, 1인분 내에서 단백질을 충분히 섭취하는 것이 근육량 보존에 더 유리하다.

또한 단백질은 탄수화물이나 지방과 달리 섭취 후 몸에 저장되는 과정에서 더 많은 에너지를 사용한다. 지방은 소화와 흡수되는 과정에서 에너지를 거의 필요로 하지 않고, 탄수화물은 섭취량의 10% 에너지가 소모되며, 단백질은 섭취량의 대략 25% 에너지가 소모된다. 예를 들어 탄수화물과 단백질을 각각 100kcal 섭취하였다면, 탄수화물은 소화와 흡수되는 과정에서 10kcal 정도의 에너지가 사용되고 단백질은 25kcal가 사용된다는 것이다.

이처럼 단백질은 지방과 탄수화물에 비하여 다이어트에 이로운 측면이 있기 때문에 1인분 안에서 현명하게 일상식을 섭취한다면, 굳이 머리 아픈 칼로리 계산 없이도 자연스레 '적게' 먹게 된다. 즉 살 빼는 데 대전제인 '섭취량보다 소비량이 많아야 한다'는 원칙을 자연스레 지키게 된다.

당신이 칼로리에 관하여 알아야 할 점은 그것을 일일이 적고 기재하는 것이 아니라, 그저 '조금 적게 먹고 조금 더 움직인다'라는 다이어트 기본 원칙일 뿐이다. 더 이상 칼로리 계산에 소중한 시간과 정력을 낭비하지 말자. 다만 내 앞의 1인분에서 먹어야 할 것과 피해야 할 것을 구분하는 안목을 키우자. 그것만으로도 당신은 충분히 적게 먹을 수 있다!

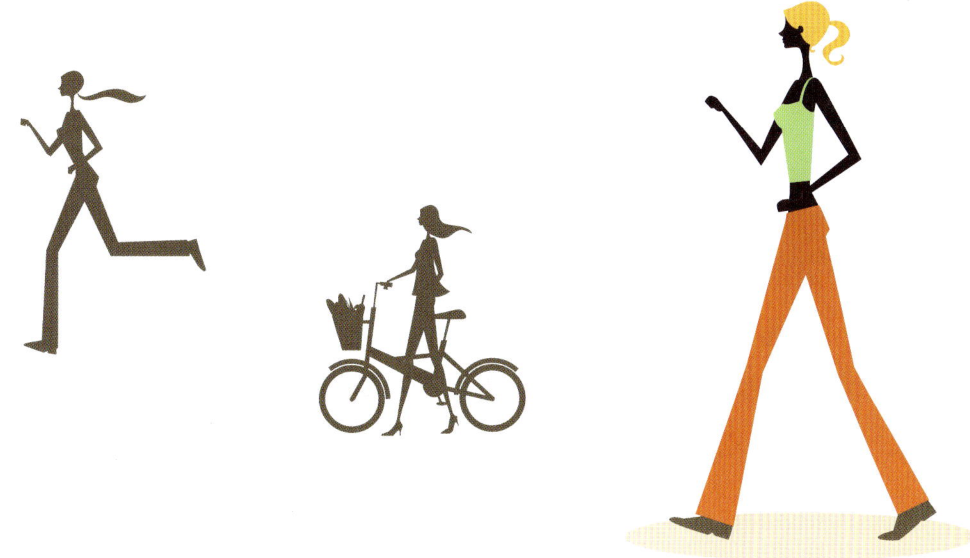

그래도 불안하다면? 식후 1시간, 배부름 정도를 평가하자!

1인분 안에서 골라 먹는 식사법을 실천한다면 머리 아픈 칼로리 계산 없이도 자연스레 살이 빠질 정도로 충분히 적게 먹게 된다고 말했다. 하지만 그래도 불안하다는 여성이 있을 수 있다. 자신이 도대체 맞게 먹는 것인지, 혹시 너무 많이 먹는 것은 아닌지 하며 말이다.

이렇게 의심이 들고 불안해하다 보면 다시 칼로리 계산을 시작하게 된다. 다시 말하지만 칼로리 계산은 노력에 비해 그 효율이 떨어지며, 자신이 계산한 칼로리대로 사용하거나 먹게 되는 것도 아니다. 오히려 칼로리로만 다이어트에 좋은 음식과 나쁜 음식을 구분하는 치명적 오류에 빠질 수 있다. 그래도 아직 불안하다면 칼로리 계산 대신 식후 1시간에 이르러 배부름 정도를 평가하도록 하자.

배부름 정도란 자신이 얼마나 배가 부르고 배가 고픈지의 느낌을 1~10 사이의 숫자로 표시하는 것을 말한다. 이는 원래 환자가 느끼는 통증 정도를 의사와 소통하기 위해 숫자로 표현하고 평가하는 방법이지만, 다이어트를 할 때 자신이 얼마나 먹을지의 기준으로 삼을 수 있다. 배부름 스케일은 다음과 같다.

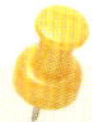

1점: 배가 고파 죽겠다. 두통, 어지러움 같은 신체적 증상이 생기는 정도로 신체 활동이 불가능하고 누워만 있게 된다.

2점: 배가 매우 고프다. 다른 일에 집중하기 힘들고 매우 예민해진 상태이다.

3점: 무언가 먹고 싶은 욕구가 강하다. 뱃속이 비어 있는 느낌이다.

4점: 배가 약간 고프다. 음식에 대한 생각이 들기 시작하는 정도이다.

5점: 배가 고프지도 부르지도 않은 느낌이다.

6점: 배가 약간 부르다. 만족을 느끼는 정도이다.

7점: 배가 부르다. 몸은 그만 먹으라고 말하는데 입에서는 더 먹기를 원하는 상태이다.

8점: 음식으로 인해 불편함을 느끼기 시작하는 단계. 아직까지 입에서는 맛있다고 느껴지는 단계이다.

9점: 배가 너무 부르다. 배부름으로 일상생활에 지장을 받고 누워 있고 싶다고 느끼는 단계. 하루 종일 굶어도 될 것 같다고 느끼는 정도.

10점: 배가 불러 죽겠다. 과식으로 움직일 수 없다고 느끼는 정도. 음식이 보기도 싫은 상태이며, 명절에 배가 터질 정도로 먹고 나서 느끼는 기분이다.

(Center for Health Promotion and Wellness at MIT Medical : Hunger Scale 참조.)

다이어트를 하는 여성이라면 식후 1시간에 배부름 스케일 4~5점 정도, 즉 '배가 약간 고프다. 음식에 대한 생각이 들기 시작하는 정도'와 '배가 고프지도 부르지도 않은 느낌'이 들도록 먹는 양을 조절하면 된다.

이 평가를 식후 바로가 아니라 식후 1시간 정도에 하라는 이유는 포만감을 느끼기 위해서는 일정 시간이 필요하기 때문이다. 음식을 먹고 이 신호가 뇌에 전달되어 음식을 충분히 먹었다는 느낌이 전달되기까지는 어느 정도의 시간이 필요하다.

식사를 천천히 하면 다이어트에 도움이 되는 이유도 음식을 빨리빨리 먹으면 포만감을 느끼기 전에 많은 음식을 섭취하게 되기 때문이다. 식사를 천천히 하면 음식이 들어왔다는 신호가 뇌에 전날될 시간을 충분히 확보할 수 있다.

따라서 1인분 안에서 골라 먹는 식사법을 활용하되 얼마나 먹었는지에 대한 확신이 없고 불안한 여성이라면, 식후 1시간이 지나 배부름 정도를 평가하여 4~5점 정도를 느끼도록 식사량을 정하면 된다.

만약 골라 먹는 식사법을 실천한 뒤 식후 1시간에 이 느낌에 도달하지 못했다면, 식사 시 충분히 먹어도 되는 채소 및 고단백 식품의 섭취량을 조금 늘리도록 하자. 여기서 주의할 점은 식후 1시간에 이르러 배고픔이 심하더라도 조절하거나 피해야 할 탄수화물과 지방의 섭취를 늘려서는 안 된다는 것이다. 식사 사이 간단한 간식을 섭취해도 좋다. 가장 좋은 간식은 저지방 또는 무지방 우유 1컵, 달걀 흰자 1개, 호두 2~3개, 아몬드 3~4개, 땅콩 5~7개, 방울토마토 한 줌, 토마토 1개 중 한 종류만 섭취하는 것이다. 반면 식후 1시간에 배부름 정도가 6점 이상, 즉 '배가 약간 부르다. 만족을 느끼는 정도' 이상의 느낌이라면 식사 시 먹는 양을 조금 줄이도록 하자.

머리 아픈 칼로리 계산 없이도 1인분 안에서 골라 먹는 식사법을 실천하고 식후 1시간이 지나 배부름 정도를 평가하는 습관을 생활화하면, 당신은 자연스레 그리고 충분히 적게 먹게 될 것이다.

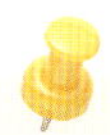

당신의 다이어트를 책임지는 식이요법 기본 수칙

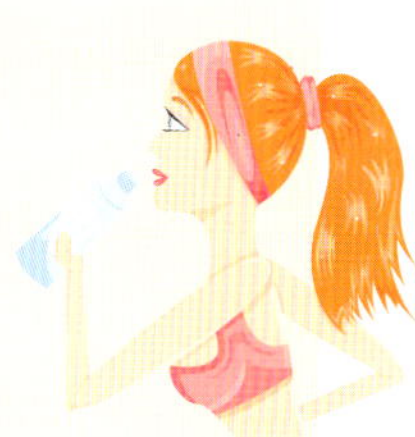

- 제대로 된 아침식사를 거르지 않는다.

- 하루에 물 8잔 먹기

- 식사 전 물 1잔 마시기

- 식사는 천천히 오래 씹기

- 식사할 때 채소, 해산물, 두부, 버섯 등 순수 고단백 식품을 먼저 먹는다.

- 숟가락보다는 젓가락을 이용한다.

- 국, 찌개는 국물보다는 건더기 위주로 먹는다.

- 커피는 설탕과 크림이 전혀 들어가지 않은 완벽한 블랙으로 마시거나 저지방 우유를 살짝 첨가하도록 한다.

식품 구입 전,
영양 성분 표시 확인 습관을 들이자

바쁜 현대인들은 때때로 편의점이나 마트에서 가공식품을 구입하여 한 끼 식사를 해결하기도 한다. 이러한 경우 어떤 기준으로 식품을 구입해야 할지 망설여질 것이다. 이에 대한 해답은 바로 '영양 성분 표시'를 꼼꼼히 확인하는 데 있다. 우리가 구입하는 가공식품에는 영양 성분 표시라는 것이 있는데, 여기에는 여러 정보가 담겨 있다.

영양 성분 표시

영양 성분 표시에는 식품 1회 제공량당 들어 있는 영양소의 함량과 영양소 기준치가 제시되어 있다. 또한 9가지 의무 표시 영양소인 열량, 탄수화물, 당류, 단백질, 지방, 포화지방, 트랜스지방, 콜레스테롤, 나트륨의 함량이 표시되어 있다. 그런데 가공식품을 구입하는 사람들 중 영양 성분 표시를 확인하면서 구입

가) 1회 제공량당

영 양 성 분		
1회 제공량 00(00g) ⓐ		
총 00회 제공량(00g) ⓑ		
1회 제공량 당 함량 ⓒ		＊ %영양소 기준치 ⓓ
열량	000kcal	
탄수화물	00g	00%
당류	00g	
단백질	00g	00%
지방	00g	00%
포화지방	00g	00%
트랜스지방	00g	
콜레스테롤	00mg	00%
나트륨	00mg	00%
＊% 영양소 기준치 : 1일 영양소 기준치에 대한 비율		

나) 100(ml)당 또는 1포장당

영 양 성 분		
1회 제공량 00(00g) ⓐ		
총 00회 제공량(00g) ⓑ		
1회 제공량 당 함량 ⓒ		＊ %영양소 기준치 ⓓ
열량	000kcal	
탄수화물	00g	00%
당류	00g	
단백질	00g	00%
지방	00g	00%
포화지방	00g	00%
트랜스지방	00g	
콜레스테롤	00mg	00%
나트륨	00mg	00%
＊% 영양소 기준치 : 1일 영양소 기준치에 대한 비율		

하는 사람은 그리 많지 않다. 그리고 영양 성분표를 확인하는 사람도 대부분 칼로리 정도만을 확인하고 구입한다.

하지만 단지 칼로리가 높고 낮음만이 내가 섭취해도 되는지 안 되는지의 유일한 판단 기준이 되어서는 안 된다. 칼로리도 중요하지만 그만큼 중요한 것이 영양소 분배가 어떻게 되어 있는가 하는 것이다. 그렇다면 가공식품을 구입할 때 칼로리 이외에 어떤 점을 추가적으로 고려해야 할까?

첫 번째로 가장 중요한 것은 탄수화물과 단백질, 그리고 지방의 포함 비율이다. 앞서 골라 먹는 식사법에서도 강조했듯이 우리가 예쁜 몸을 만들기 위해 충분히 섭취해야 할 것은 단백질, 조절해야 할 것은 좋은 탄수화물과 좋은 지방, 최대한 피해야 할 것은 나쁜 탄수화물과 나쁜 지방이다. 이를 가공식품에도 대입해보자. 즉 내가 구입하려는 음식의 영양 성분 중 탄수화물과 단백질 및 지방의 비율을 살펴보고, 이 중에서 단백질의 비율이 높고 지방과 탄수화물의 비율이 상대적으로 낮은 제품을 골라서 먹어야 한다. 좀 더 쉽게 말하자면 단백질의 함량이 탄수화물과 거의 비슷하거나 그 이상이 되는 제품을 고르도록 하자.

다만 헷갈리지 말아야 할 점은 여기서 말하는 비율이 그램을 기준으로 한 비교라는 것이다. 예를 들어 어떤 가공 식품의 영양 성분 표시가 다음과 같다면 '탄수화물 : 단백질 : 지방'은 '0.5g : 6.6g : 4g'이다. 이처럼 여기서 비교해야 할 것은 한 제품에 포함된 탄수화물과 단백질, 그리고 지방의 무게이다. 옆에 표시된 %를 기준으로 비교하지 말도록 하자.

자, 그럼 쉬운 이해를 위해 여러 가지 가공식품의 영양 표시를 가지고 예를 들어보자. 우선 다이어트의 적이라고 알려져 있는 각종 라면, 과자 같은 가공식품들의 영양 성분 표시를 살펴보자.

라면 120g 기준 505kcal
탄수화물 78g : 단백질 10g : 지방 17g

초코케이크 32g 기준 165kcal
탄수화물 17g : 단백질 2g : 지방 10g

앞의 이미지는 특정 라면과 과자의 영양 성분 표시이다. 보다시피 하나하나의 칼로리도 높을뿐더러 '탄수화물 : 단백질 : 지방'의 비율 또한 여성의 몸을 성형하는 '골라 먹는 식사법'과도 너무 거리가 멀다. 따라서 이런 음식들의 경우 그저 조금만 먹으면 적은 칼로리이기 때문에 상관없다는 식의 접근은 위험하다.

다음은 여자들이 다이어트를 하면서 즐겨 먹는 플레인 요거트의 영양 성분 표시이다. 칼로리로만 따진다면 저지방 요거트의 경우 상당히 칼로리가 낮다. 그래서 많은 여성이 아침을 플레인 요거트로 간단히 해결하곤 한다. 그렇다면 플레인 요거트의 영양 성분 구성은 어떻게 될까? 한 회사의 플레인 요거트 영양 성분 표시는 앞의 이미지와 같다.

옆에서 보다시피 플레인 요거트의 1개당 칼로리는 100g당 110kcal로 낮다. 하지만 '탄수화물 : 단백질 : 지방'의 비율을 살펴보면 '18g : 3g : 3g'으로 탄수화물에 대한 비율이 매우 높고 단백질 비율은 낮다. 따라서 한 끼를 플레인 요거트만으로 해결하는 것은 여자의 몸을 예쁘게 만드는 골라 먹는 식사법과 거리가 먼 방법으로 바람직하지 않다. 다이어트를 위해 플레인 요거트를 선택했다면, 여기에 단백질 비율이 높은 다른 음식을 함께 섭취해야 한다.

이번에는 다이어트에 도움이 되는 콩이 들어 있는 두유와 일반 우유, 무지방 우유, 두부 등의 영양 성분 표시를 살펴보도록 하자.

보다시피 두유, 일반 우유, 그리고 무지방 우유, 두부의 영양 성분 표시는 차이가 난다. 우리가 그저 다이어트에 도움이 된다고 알려져 있던 두유는 영양 성

플레인 요거트 100g당 110kcal
탄수화물 18g : 단백질 3g : 지방 3g

두유 190ml당 130kcal
탄수화물 11g : 단백질 6g : 지방7g

바나나우유 180ml당 145kcal
탄수화물 17g : 단백질 5g : 지방 6g

딸기우유 200ml당 130kcal
탄수화물 21g : 단백질 5g : 지방 3g

분 중 탄수화물의 비율이 상당히 높다. 반면 무지방 우유의 영양 성분표를 살펴보면 두유나 일반 우유에 비해 전체 칼로리 중 단백질이 차지하는 비율이 훨씬 높다. ○○맛우유(바나나우유 딸기우유)와 같이 특정 맛을 내기 위해서는 탄수화물 함량이 올라가고, 일반 우유는 지방 함량이 높으니 가급적 저지방 우유나 무지방 우유를 마시는 것이 좋다. 식사 사이에 배가 출출할 경우 무지방 우유를 한 잔 정도 마시면 다이어트에 적절한 영양 균형에 도움을 주고 허기도 가시게 한다. 두부도 제품에 따라 탄수화물과 단백질, 그리고 지방의 비율이 다르다. 따라서 가능한 한 단백질의 비율이 높은 제품으로 구입하는 것이 다이어트에 유리하다.

이처럼 가공식품 중 단백질 비율이 비교적 높은 몇 가지 음식을 더 소개해보

일반 우유 100ml당 70kcal
탄수화물 5g : 단백질 3g : 지방 4g

저지방 우유 100ml당 40kcal
탄수화물 5g : 단백질 3g : 지방 1g

무지방 우유 200ml당 60kcal
탄수화물 9.6g : 단백질 6g : 지방 0g

생식용 두부 330g당 50kcal
탄수화물 2g : 단백질 5g : 지방 3g

순두부 350g당 30kcal
탄수화물 3g : 단백질 2g : 지방 0.9g

일반 두부 340g당 50kcal
탄수화물 4g : 단백질 4g : 지방 2.3g

겠다. 먼저 달걀을 살펴보자. 달걀의 지방 함량이 높은 것은 노른자 때문이다. 하루 1~2개는 상관없지만 그 이상일 경우 '흰자 : 노른자 = 2 : 1' 정도의 비율로 섭취하자.

무첨가 맛살 160g당 50kcal
탄수화물 6g : 단백질 5g : 지방 0.5g

훈제란 4개당 167kcal
탄수화물 0g : 단백질 14g : 지방 12g

그런데 이렇게 따지다 보면 사실 다이어트 기간에 먹을 수 있는 가공식품은 거의 없게 된다. 기준에 맞는 것이라곤 저지방 또는 무지방 우유, 구운 달걀 또는 훈제 달걀, 첨가물이 들어가지 않은 맛살, 캔 골뱅이, 두부 같은 것뿐이다. 아무리 다이어트 중이라도 이런 것들만으로 식사를 해결할 순 없지 않은가?

따라서 어쩔 수 없이 가공식품으로 식사를 해결해야 할 때 도움이 될 만한 현실적인 방법을 제시해주겠다. 만약 편의점에서 가공식품으로 한 끼를 해결해야 한다면 '김밥 + 라면' 대신 '김밥 1/2줄 + 저지방 우유 + 구운 달걀'과 같이 일반 식사량은 줄이고 단백질 비율이 높은 식품들을 추가적으로 섭취하면 된다. 이렇게 하면 자연스레 총 섭취 칼로리는 낮아지면서 단백질 섭취 비율은 높일 수 있는 현실적인 방법이 된다.

커피는 가능한 한 아메리카노로 마시자. 다만 아메리카노 중 설탕이 들어가면 칼로리와 탄수화물 함량이 올라간다. 가급적 설탕이 들어가지 않은 제품을 구입하거나 아예 원두커피를 구입하여 마시도록 하자.

두 번째로 확인할 내용은 총 탄수화물 중 당의 비율이다. 영양 성분 표시에는 탄수화물 총량뿐 아니라 당이라는 내용을 따로 기재하고 있다. 여기서 당

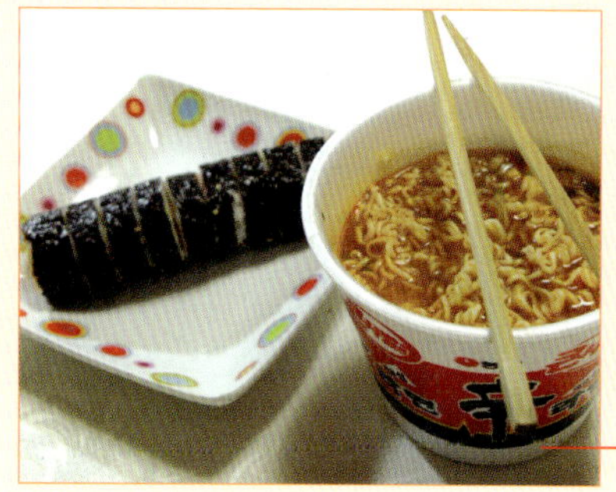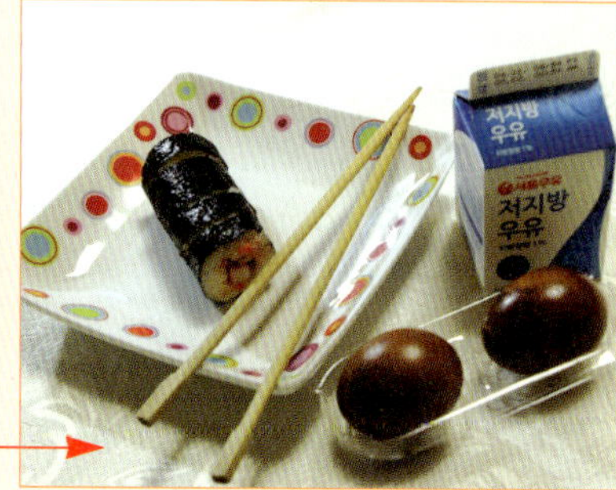

김밥 1줄＋라면   김밥 1/2줄＋저지방 우유 200ml＋구운 달걀

은 탄수화물 중 그 길이가 짧은 단당류와 이당류(예를 들어 설탕)를 따로 기재한 것으로, 앞서 '골라 먹는 식사법'에서 말한 '나쁜 탄수화물'에 속한다고 말할 수 있다. 탄수화물 총량뿐 아니라 당이 적은 식품을 섭취하는 것이 이롭다. 예를 들어 흰우유 1컵에는 당이 9g 들어 있는 반면 과즙 우유에는 20g, 맛우유(초콜릿, 바나나)에는 19g이 들어 있는데, 이는 콜라나 사이다의 당 함량과 비슷한 정도이다. 따라서 우유를 마신다면 흰 우유를 선택해야 하는 것이다.

세 번째로는 지방 중 포화지방과 트랜스지방의 함량이다. 지방 중 불포화지방은 적당량 섭취해주는 것이 좋지만, 포화지방과 트랜스지방은 최소한으로 섭취하는 것이 좋다. 가공식품을 구입할 때 영양 성분 표시에서도 이를 꼭 확인하도록 하자. 트랜스지방은 0, 포화지방은 가능한 한 적게 포함된 식품이 좋다.

마지막으로 확인할 사항은 나트륨, 즉 소금의 양이다. 나트륨을 많이 먹으면 혈압이 올라가는 등 건강상의 문제가 생길 뿐 아니라 몸의 붓기가 심해질 수 있다. 뒤에서 다루겠지만 붓기는 셀룰라이트를 발생시키거나 악화시키는 요인이 될 수 있다. 따라서 건강을 유지하고 몸이 붓지 않게 하여 셀룰라이트 발생의 위

카페모카 210ml당 135kcal
탄수화물 20g : 단백질 3g : 지방 4.5g

아메리카노 210ml당 30kcal
탄수화물 8g : 단백질 0g : 지방 0g

험성을 줄이려면 나트륨 함량이 적은 식품을 고르도록 하자. 특히나 양말 자국이 오래가는 등 하체가 잘 붓는 사람이라면 하루 섭취하는 나트륨량을 줄이면 붓기 감소에 도움이 된다.

지금까지 가공식품 구입 시 반드시 고려해야 하는 영양 성분 표시에 관하여 알아보고 확인해야 할 사항을 말했다. 가공식품 구입 시 고려할 첫 번째 사항, 즉 '탄수화물 : 단백질 : 지방'의 비율만 살펴보아 가능한 단백질 함량이 높고 탄수화물과 지방의 비율이 상대적으로 낮은 제품을 골라도 무난하다. 왜냐하면 전체 중 단백질의 비율이 높은 식품이 일반적으로 첨가당이 적으면서 지방 중 트랜스지방과 포화지방 함량도 적은 경향을 보이기 때문이다. 즉 단백질의 비율이 탄수화물의 비율에 최대한 가까운 가공식품을 선택한다면 나머지 요인들은 저절로 따라오게 된다.

다이어트 시 매끼 좋은 음식을 준비해 먹을 수 있다면 그것이 제일 좋겠지만, 여건상 그렇지 못하다면 꼼꼼한 영양 성분 표시 확인을 통해 이에 버금가는 효과를 낼 수 있음을 잊지 말자.

여자의 몸을 성형하는 골라 먹는 식사법에 관하여 자세히 알아보았다. 하지만 이것만으로는 여자를 위한 맞춤 다이어트 식사법이라 말하기 힘들다. 왜냐하면 여자들의 경우 단순히 식사량이 많아서 문제가 되는 것은 아니기 때문이다. 여자들의 식이요법 중 가장 문제가 되는 것은 특정 음식이나 특정 시기에 취약하다는 점이다.

여성들은 실제 식사량은 많지 않아도 식사 후 꼭 달짝지근한 커피와 케이크 또는 과자의 유혹을 참지 못하는 경우가 많고, 생리하기 전 일정 기간 동안 폭식을 호소하는 여성도 상당히 많다. 따라서 단지 식사를 잘하는 방법뿐 아니라 특정 음식 또는 특정 시기에 취약한 여성들을 위한 대책이 절실하다. 자, 그럼 지금부터 골라 먹는 식사법을 하면서도 찾아오는 달콤한 음식의 유혹을 어떻게 대처해나갈 것인지 알아보자.

나는 왜 음식 앞에서 무너지는가?

여자들이 우스갯소리로 하는 얘기가 있다.

"나는 '밥 배'랑 '간식 배'가 따로 있는 거 같아. 밥을 배부르게 먹어도 달콤한 커피와 조각 케이크는 그냥 쉽게 넘어가거든. 이상해."

이런 얘기를 들으면 정말 뱃속에 '진짜 위' 말고 간식만 담는 '액세서리 위'가 하나쯤 더 붙어 있는 게 아닌가 하는 생각이 들 법도 하다. 대기업에 다니는 A양도 마찬가지다. 그녀는 다른 여자들이 그러하듯 365일 항상 다이어트 중이다. 그녀는 항상 음식과 싸움을 한다. 오늘도 점심 시간이 되자 어김없이 고민이 시작된다.

'이건 칼로리가 너무 높은 음식 아닐까? 중국요리는 기름기가 많으니 피해야겠지? 이걸 먹으면 오늘 운동을 얼마나 더 해야 하는 걸까? 이걸 먹고 운동을 할까, 아니면 먹지 말까….'

수많은 고민 속에 음식과 메뉴를 정하고 자신과의 싸움을 하면서 식사를 마치고 나면 또 다른 싸움이 기다리고 있다. 배는 부른데 왠지 이렇게 끝내기엔 허전하다는 느낌이 그것이다. 향기로운 커피 냄새를 맡으며 입안 가득 크림이 퍼지는 느낌, 촉촉한 초코 케이크가 입에서 사르르 녹는 느낌을 맛봐야만 식사를 마무리한 것 같다. 그냥 이대로 식사를 마치기엔 뭔가 아쉽다.

이상하다! A양은 분명히 배부를 정도로 식사를 했는데 그녀의 머릿속은 온통 향기로운 커피와 달콤한 케이크 한 조각 생각뿐이니 말이다. 도대체 무엇 때문에 커피와 케이크가 그녀를 지배하는 것일까?

(1) 설탕과 지방, 그리고 소금

설탕과 지방, 그리고 소금의 적절한 배합은 마치 마약과 같은 힘을 낸다. 적절한 비율로 조합할수록 '음식 마약'의 힘은 강해진다. 즉 설탕과 지방, 소금의 삼박자가 완벽하게 갖춰진 음식은 먹으면 먹을수록 더 먹고 싶어지게 만든다. 이런 음식 마약은 머릿속에 지워지지 않는 '흉터'를 남긴다. 그 맛을 한번 알아버리면 머리에서 지워버리기 힘들다는 얘기다. 다이어트를 시작하면서 며칠간은 잘 참다가도 결국 무너지는 이유는 설탕, 지방 그리고 소금의 환상적인 조합이 나의 머릿속에 지울 수 없는 흉터를 남겨놓았기 때문이다.

(2) 음식 마약을 떠오르게 하는 기폭제들

우리가 음식을 먹을 때 가장 중요하게 여기는 것은 '맛'이지만, 이것이 전부는 아니다. 음식의 향, 다양하고 예쁜 모양, 씹을 때의 질감, 목에서 넘어가는 느낌 등 모든 것이 결합하여 결국 하나의 음식으로 머릿속에 남게 된다.

따라서 길거리에서 우연히 맡은 커피향은 위에서 말한 음식 마약의 충동을 폭발시키는 원인이다. 예전 애인과 커피숍에서 가졌던 즐거운 기억이 남아 있다면, 그런 추억을 회상하는 것도 원인으로 작용할 수 있다. 만약 직장에서 상사로부터 한소리를 들었다면, 이러한 음식 마약은 더는 참기 힘든 치명적 유혹이 된다. 음식 마약을 통해 스트레스를 해소했던 이전의 경험은 머릿속에 흉터로 남아 있다가 그녀의 목구멍에서 튀어나와 앞에 놓인 음식 마약들을 뱃속으로 우겨넣는다.

이처럼 여성들이 달콤한 음식에 무너지는 이유는 단지 의지가 약하기 때문이 아니다. 설탕, 지방 그리고 소금의 유혹에 더 취약한 사람이 있고 그렇지 않은 사람이 있을 뿐이다. 따라서 이렇게 음식 마약에 취약한 사람들을 의지가 약한 사람으로 치부하는 것은 적절치 못하다. 또한 이렇게 음식 마약에 취약한 사람의 경우 단지 식사를 어떻게 하라는 제안만으로는 충분한 다이어트 식사법이 될 수 없다.

나의 문제점을 정확히 파악하자

만약 당신이 설탕과 지방, 그리고 소금에 취약한 사람이라면 어떻게 대처해야 할까? 당신이 음식 마약의 유혹과 싸워 이기기 위해 가장 먼저 해야 할 일은 자신의 취약점을 정확히 파악하는 것이다. 취약한 음식(커피, 케이크, 과자 등), 상황(어떤 친구와의 만남, 회식, 주말 등), 기간(생리 전 일주일 등) 등에 관하여 구체적이고 냉철하게 자신을 돌아보는 시간이 필요하다.

이렇게 자신의 문제점을 파악하는 작업은 아주 구체적으로 이루어질수록 좋다. 그냥 '나는 과자가 문제야'라고 하기보다는, 과자라면 '어떤 과자', 상황이라면 그 상황에 관한 세밀한 묘사(등굣길에 있는 떡볶이집, 회사 지하에 있는 커피숍, 특정 친구와 만나게 되는 자리, 주말 낮에 텔레비전을 보는 상황 등)가 우선적으로 이루어져야 한다.

무모하게 싸우지 말고 피하자

자신의 취약점에 관하여 냉철히 판단하였다면, 당신이 해야 할 첫 번째 일은 '피하는 것'이다. 설탕, 지방 그리고 소금의 적절한 조합을 '음식 마약'이라는 조금은 극단적인 표현을 사용한 이유는 그만큼 유혹을 이겨내기 어렵기 때문이다. 따라서 그 유혹을 눈앞에 두고서 참겠다는 것은 기름을 등에 이고 불구덩이 속으로 뛰어드는 것과 마찬가지이다. 따라서 그 유혹의 정체를 정확히 파악했다면 당신이 할 수 있는 가장 현명한 방법은 싸우는 것이 아니라 피하는 것이다.

등하굣길에서 파는 떡볶이와 튀김이 가장 문제라면 일부러 멀리 돌아가더라도 그 길을 피하고, 회사 커피숍 앞을 피하여 지나가는 것이 가장 현명한 방법이다. 특정 과자가 문제라면 그 과자가 내 주위에 접근하지 못하도록 제한하는 것이 가장 현명하다. 일요일 낮에 한가하게 텔레비전을 보면서 누워 있을 때 입이 심심하여 이것저것 과자를 먹는 것이 즐거움인 사람이라면, 과자 자체를 집에 들여놓지 말아야 한다. 아니면 일요일 낮 집에서 한가로이 누워 있는 시간 자체를 없애고 등산, 자전거, 인라인 등 야외 스포츠 활동을 계획한다.

내가 참기 힘든 유혹을 눈앞에 두고 참아보겠다는 것은 매우 어리석은 도전이다.

어쩔 수 없이 마주할 경우 어떻게 대처할 것인지 미리 전략을 짜놓자

아무리 피하려 해도 사회생활을 하다 보면 어쩔 수 없이 마주하게 되는 상황이 있다. 이럴 땐 어떻게 해야 할까? 이에 관한 해결책이 바로 '이미지 트레이닝'이다.

복싱선수들의 트레이닝법 중에 쉐도우 복싱이라는 것이 있다. 이는 시합 전 상대 선수의 주특기 공격이 나올 때 어떻게 방어하고 약점이 보일 때 어디를 어떻게 공격하겠다고 미리 작전을 세우는 것이다. 야구선수라면 타석에 들어서기 전에 특정 공을 노리고 들어가는 경우라고 할 수 있다. 저 투수는 보통 첫 번째 던지는 공은 몸 쪽 직구일 거라고 예상하고 타석에 들어가서 미리 짜놓은 시나리오대로 스윙을 하는 것이다. 이러한 방식이 스포츠에서 말하는 이미지 트레이닝이다. 이를 다이어트에 대입해보겠다.

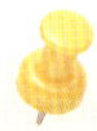

- 나는 옆의 직원이 초콜릿을 먹고 있는 모습을 본다면 바로 의자에서 일어나 물을 한 잔 마실 거야.

- 친구들과 패밀리 레스토랑에 가면 크림소스 스파게티와 치킨 등 튀김 요리는 먹지 않을 거야. 대신 가벼운 드레싱을 얹은 샐러드와 훈제 연어, 약간의 밥을 모자란 듯 먹을 거야.

- 학교 앞에 있는 분식집에서 아무리 고소한 튀김 냄새가 나더라도 나는 앞만 보고 지나쳐 갈 거야.

- 회식 얘기가 나오면 지금 다이어트 중이라고 말하고, 참석이 힘든 상황이라고 양해를 구할 거야. 만약 참석하게 된다면 술은 마시지 않고, 삼겹살은 상추쌈 2개에 싸서 5점만 먹고, 밥은 반 공기만 먹을 거야.

이와 같이 자신에게 문제가 되는 다양한 상황에 대하여 어떻게 대처할 것인지 가상 시나리오를 작성해보는 것이다. 이런 방식은 매우 구체적으로 이루어질수록 좋고, 내가 조절이 되지 않는 모든 특정 상황과 음식들에 대해 어떻게 대응할 것인지를 정해두는 것이 바람직하다.

나쁜 음식에 대한 부정적 인식 더하기

우리가 특정 음식에 집착하는 이유는 그 음식을 먹으면 행복감을 얻을 수 있기 때문이다. 저 음식을 먹는 순간 달콤한 맛이 내 입안 가득히 퍼져나가면서 헛바닥이 쫄깃쫄깃해지는 느낌을 알고 있기 때문에 그 음식을 보는 순간 이미 그 유혹을 이기기 힘들어진다. 하지만 좀 더 길게 내다봐서 당장 먹었을 때 맛있는 순간 이후를 생각해보면 어떨까?

눈앞에 놓은 음식들을 먹어치우는 동안은 즐겁지만 그 시간이 지나고 30분, 1시간 뒤에는 배가 더부룩하며, 이번에도 참지 못했다는 자괴감이 몰려오기 시작한다. 후회가 시작되는 것이다.

이처럼 폭식괴 간식을 이겨내기 위해서 자신의 의지대로 잘 조절되지 않는 음식들에 새로운 의미를 부여해보자. 나를 폭식으로 이끄는 음식, 내가 조절하기 힘든 간식들은 더 이상 나에게 매력적인 존재가 아니라는 인식을 가져보는 것이다.

예를 들면 내가 유혹을 이겨내기 힘든 특정 과자에 내가 싫어하는 음식의 이미지를 덧입히는 방식이다. 쿠키를 너무 좋아하고 낙지를 싫어하는 사람이라면 '쿠키 = 낙지'라는 이미지를 덧입혀보는 것이다. 달콤한 케이크의 유혹을 이기기 힘든 여성이라면 '케이크 = 뱀'이라는 이미지를 더해보자. 이러한 방식으로 그동안 나의 입을 즐겁게 했지만 결국은 나의 건강과 체형을 망치는 음식 마약들에 나쁜 이미지를 덧입히는 것이다.

다만 주의할 점이 있다. 모든 음식에 대하여 부정적인 인식을 가지라는 의미가 아니다. 올바른 다이어트라는 의미는 먹을 것은 먹어가면서 그 힘으로 운동하는 것이다. 따라서 나쁜 이미지를 더하라는 것은 나의 다이어트와 몸매를 망치는 '다이어트에 나쁜 음식'들에 해당하는 얘기이다. 여기서 말하는 나쁜 음식은 골라 먹는 식사법에서 말한 '최대한 피해야 할' 나쁜 탄수화물과 나쁜 지방, 그리고 소금 범벅인 음식들을 말한다.

사진으로 배우는 골라 먹는 식사법

지금까지 여성의 몸을 아름답게 만드는 '골라 먹는 식사법'에 관하여 자세히 알아보았다. 하지만 '백문이 불여일견'이라 하였든가? 글로만 수십 번 보는것보다 사진을 통해 한 번 보는 것이 더 쉽게 이해될 수 있다.

그래서 지금부터는 실생활에서 자주 접하는 식단을 예로 들어 내 앞에 놓인 '1인분' 안에서 '현명하게 골라 먹는 식사법'을 사진을 통해 배워보도록 하자. 습관적으로 내가 좋아하는 육류나 튀김류의 반찬에 손이 간다면 조금 천천히 식사를 하며 마인드 컨트롤을 해본다. 지금 이렇게 먹는 음식들이 입에서는 달겠지만 내 몸속으로 들어와서는 두둑한 뱃살로 남게 됨을 인식한다.

이제 충분히 먹을 것, 적당히 먹을 것, 최대한 피할 것은 무엇인지 살펴보고 식사를 할 때 꼼꼼하게 기억해서 실천하도록 해보자.

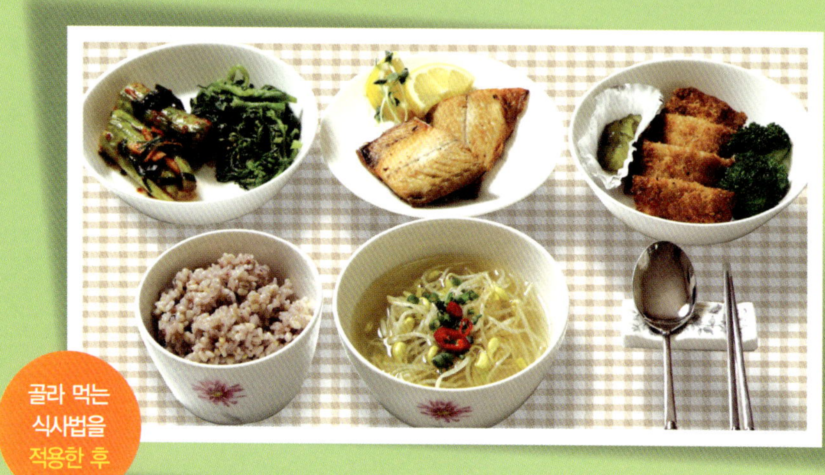

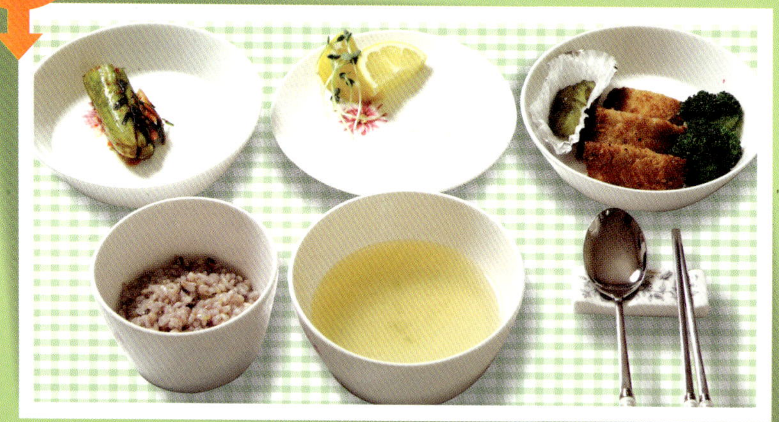

| 충분히 먹을 것 | 고등어구이(굽는 방법으로 조리), 콩나물, 시금치나물

| 적당히 먹을 것 | 잡곡밥(반만 섭취)

| 최대한 피할 것 | 돈가스(고기 자체가 포화지방 함량이 많고 탄수화물인 튀김옷과 지방으로 절여버린 음식),
콩나물국 국물(염분 함량이 높다)

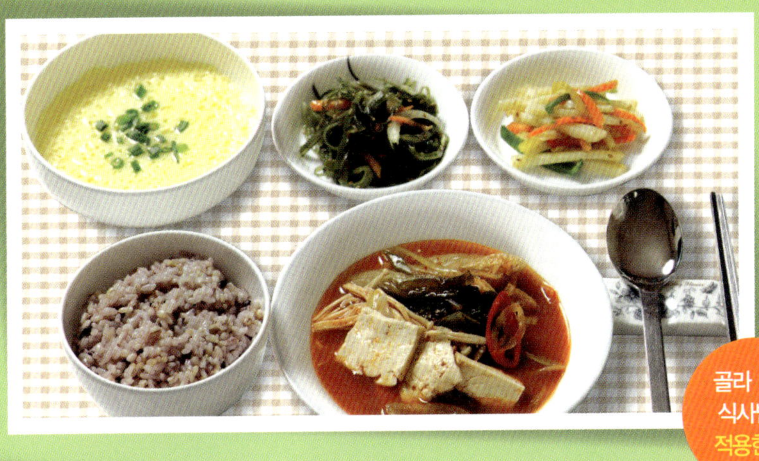

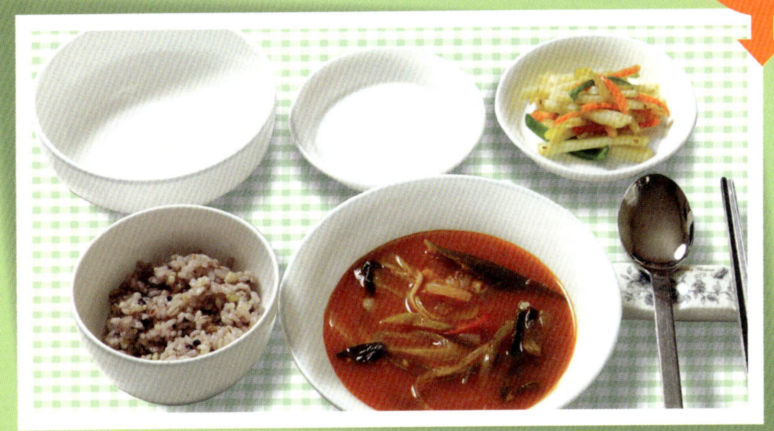

|**충분히 먹을 것**| 달걀찜(하루 2개 이상 먹는다면 흰자 : 노른자 = 2 : 1 비율로, 프라이보다는 찜으로) 미
역줄거리무침(참기름이나 들기름은 소량만 넣는다) 김치찌개 속 두부

|**적당히 먹을 것**| 잡곡밥(반만 섭취)

|**최대한 피할 것**| 김치찌개 국물, 감자채볶음(감자나 고구마 반찬은 기름으로 볶고 설탕이나 물엿이 들어
가 칼로리 밀도가 올라가기 때문에 잡곡밥 대신 먹는 것은 좋지 않다)

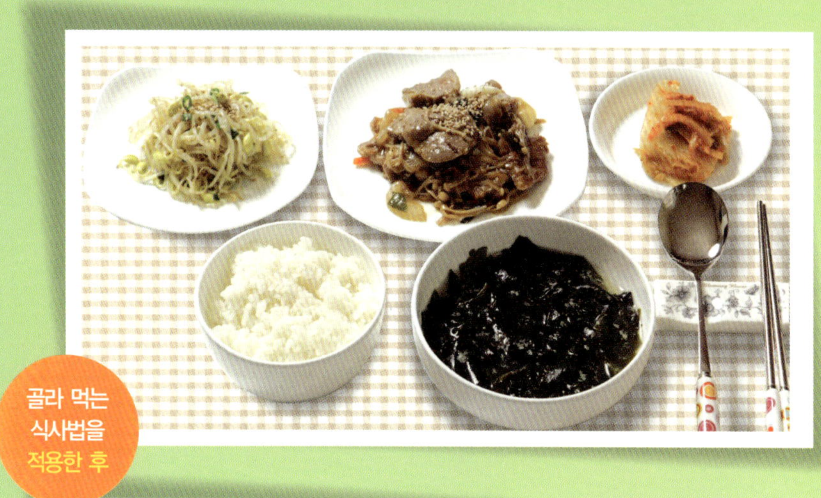

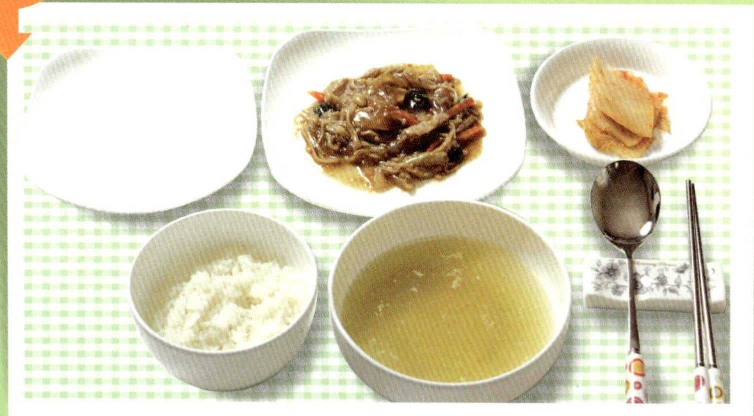

|**충분히 먹을 것**| 콩나물무침(기름은 가급적 적게 넣고 무친다), 돼지불고기의 살코기, 미역국의 미역 건더기

|**적당히 먹을 것**| 밥(잡곡밥이 좋으며 반 공기만 먹는다)

|**최대한 피할 것**| 돼지불고기 양념과 소스(모든 소스와 양념은 탄수화물과 지방으로 구성되어 있다), 미역국 국물(국물은 염분 함량이 높다)

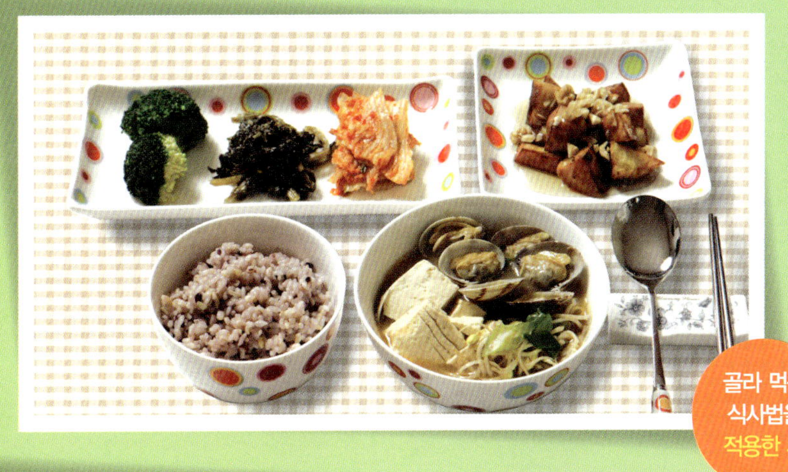

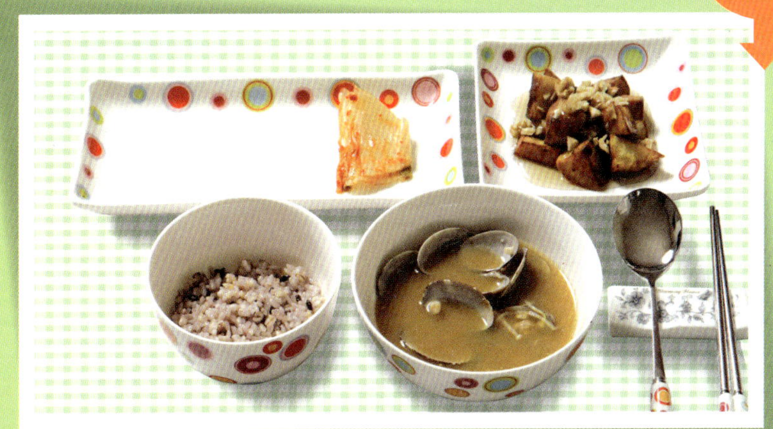

|충분히 먹을 것| 데친 브로콜리(초고추장은 탄수화물이니 부족한 듯 먹는다), 우거지나물(기름은 적게 넣어 무친다), 두부, 바지락

|적당히 먹을 것| 잡곡밥(반만 섭취)

|최대한 피할 것| 고구마맛탕(맛탕은 지방 함량이 더 높고 설탕 또는 물엿을 첨가하여 칼로리 밀도가 높다), 된장찌개 국물(염분 함량이 높다)

|메뉴| **밥, 보쌈(돼지 목살), 비빔소면, 각종 야채쌈**

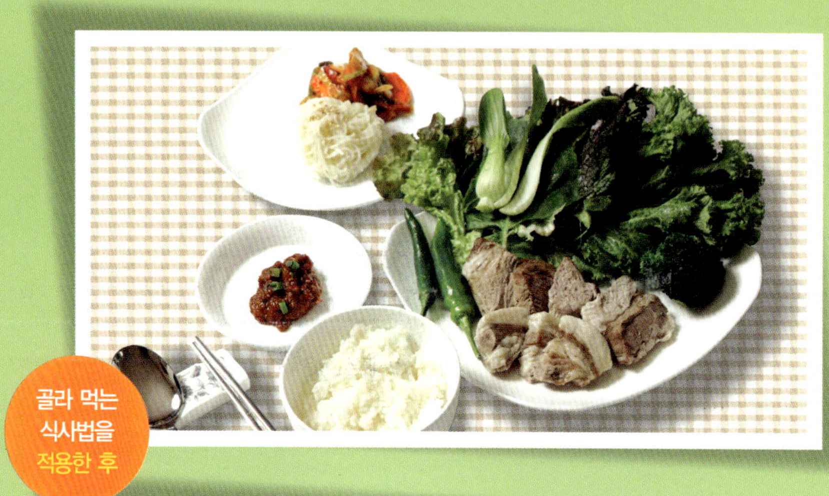

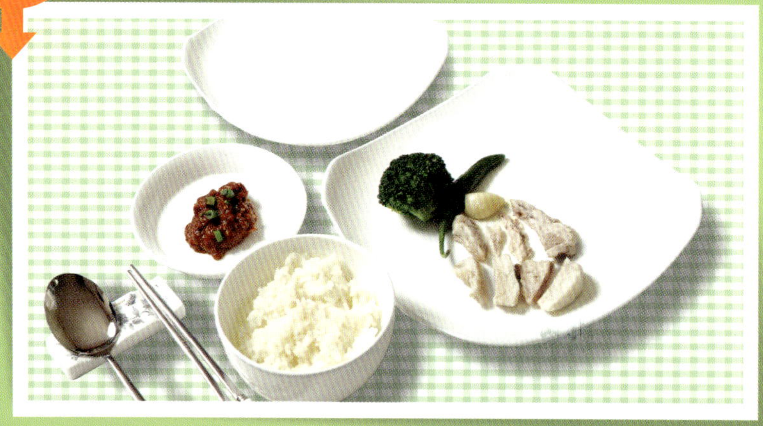

|**충분히 먹을 것**| 각종 야채쌈, 보쌈의 살코기(보이는 지방은 최대한 제거, 고기 재료로 삼겹살은 금물)

|**적당히 먹을 것**| 밥, 비빔소면(둘 중에 선택해서 섭취해야 함, 소면을 약간 먹었다면 밥은 섭취 금물, 흰
면보다는 잡곡밥으로 섭취)

|**최대한 피할 것**| 보쌈의 기름 부위(쌈장은 염분 함량이 높으므로 싱겁다는 느낌으로 섭취)

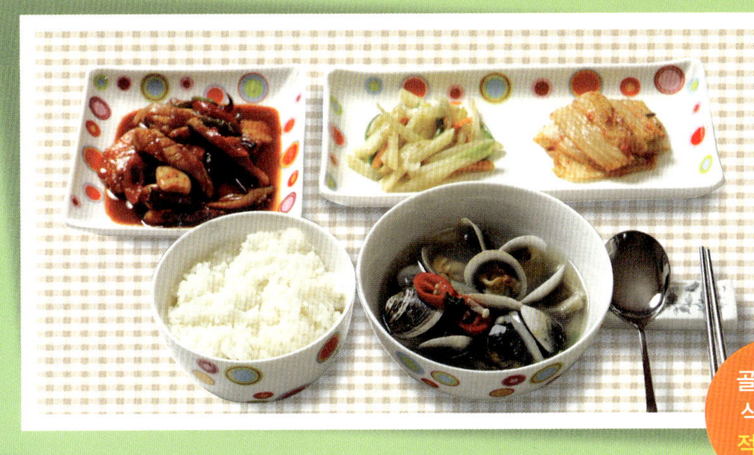

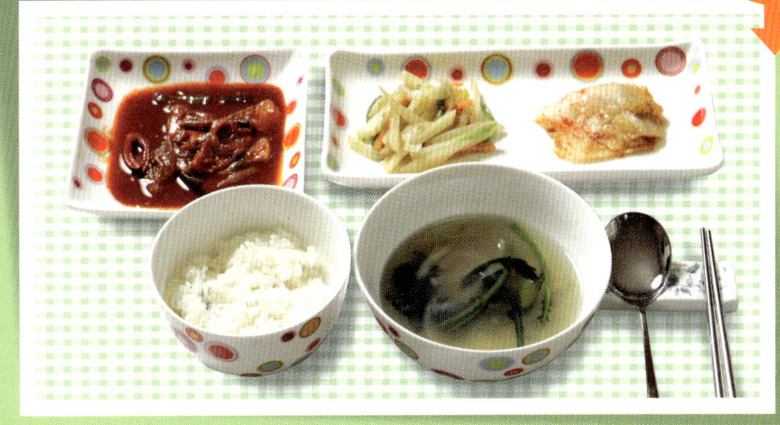

|**충분히 먹을 것**| 오징어볶음의 오징어, 조개탕의 조개살

|**적당히 먹을 것**| 밥(반 공기만 섭취)

|**최대한 피할 것**| 오징어볶음의 양념(탄수화물＋지방＋소금의 조합), 조개탕의 국물, 감자채볶음

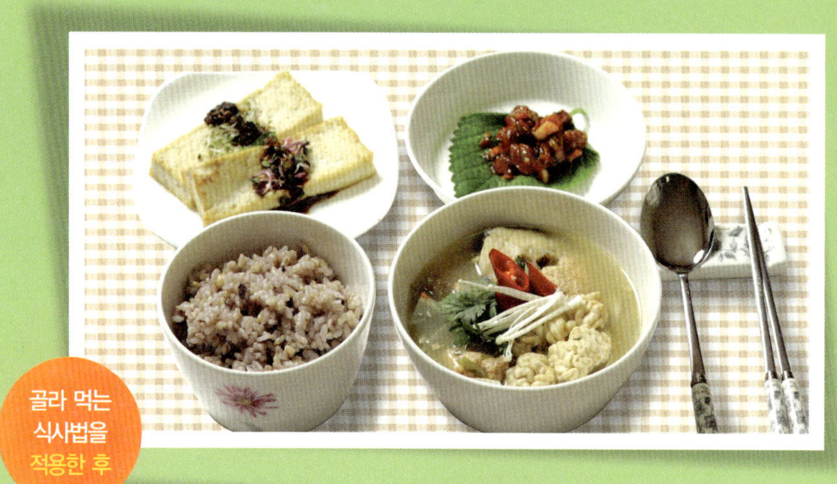

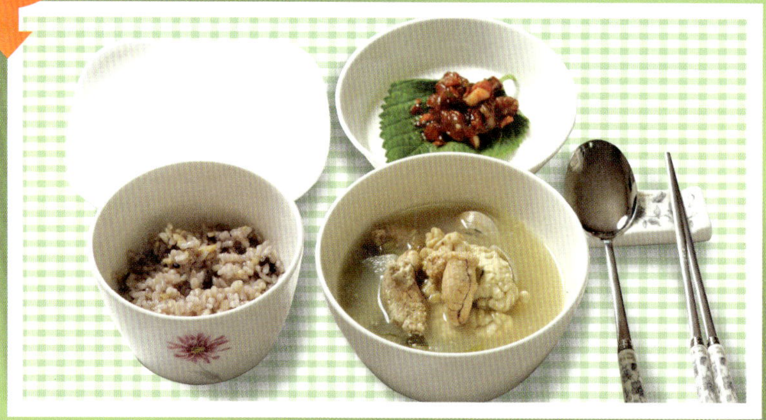

|**충분히 먹을 것**| 두부지짐, 동태살

|**적당히 먹을 것**| 잡곡밥(반만 섭취)

|**최대한 피할 것**| 탕 속의 알과 국물(생선의 알은 포화지방 함량이 높고 국물은 염분 함량이 높음), 낙지젓
갈(염분 함량이 매우 높다, 생선 내장으로 된 젓갈은 포화지방 덩어리)

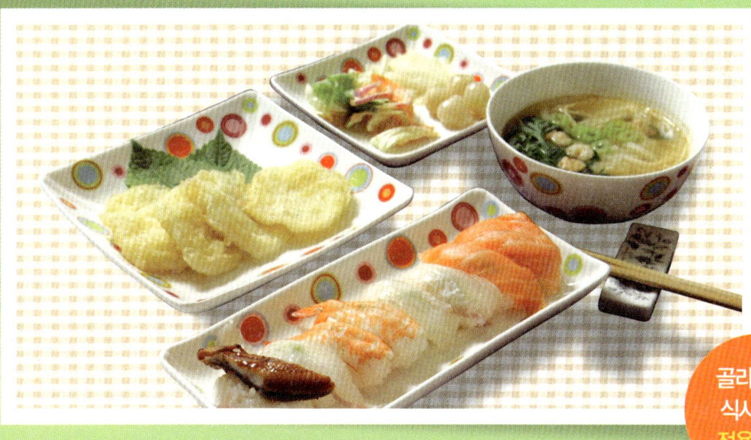

|**충분히 먹을 것**| 초밥의 생선살(양념된 생선, 예를 들면 장어초밥보다는 흰살 생선 위주로)

|**적당히 먹을 것**| 초밥 속의 밥(반 정도만), 우동의 면(우동을 먹는다면 초밥의 밥은 더 줄여야 함, 우동과
초밥의 밥 양을 비교하여 하나만 먹든지 둘 다 먹는다면 각각의 양을 줄여야 함)

|**최대한 피할 것**| 튀김, 우동 국물

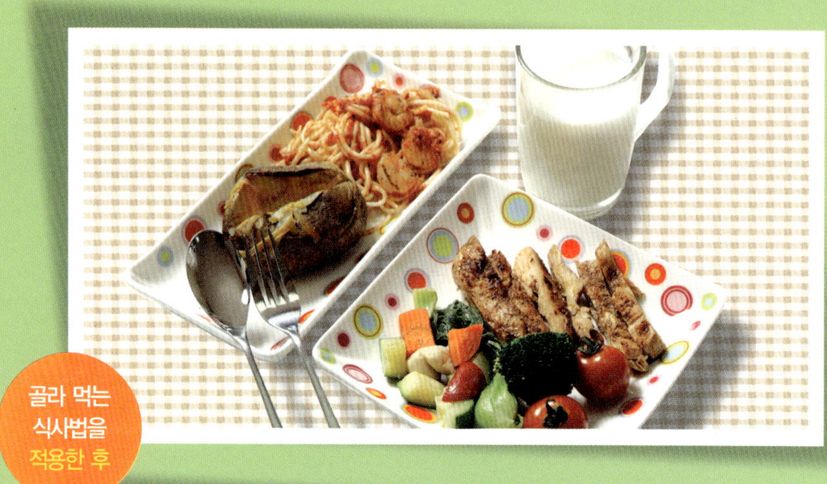

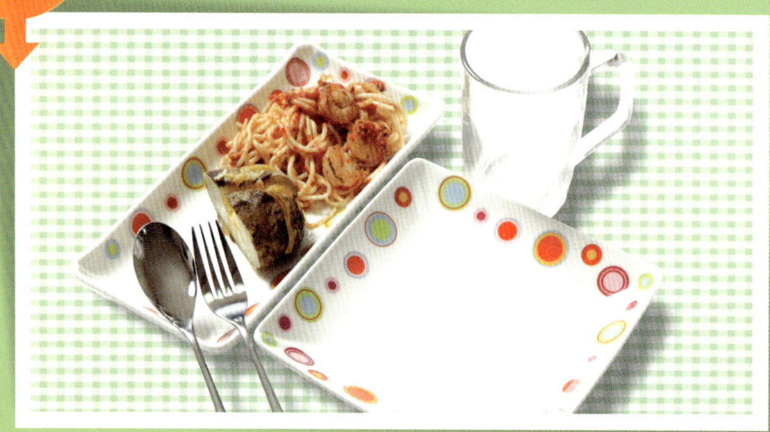

|**충분히 먹을 것**| 닭안심구이(소고기로 먹는다면 부위 선택을 잘해야 함, 등심보다는 안심으로), 구운 야
채, 저지방 우유

|**적당히 먹을 것**| 통감자버터구이 반 개(다만 버터 부위는 제외), 또는 스파게티 약간 중 선택(크림 소스
는 가급적 피한다)

|**최대한 피할 것**| 통감자버터구이 위의 버터, 스파게티 소스

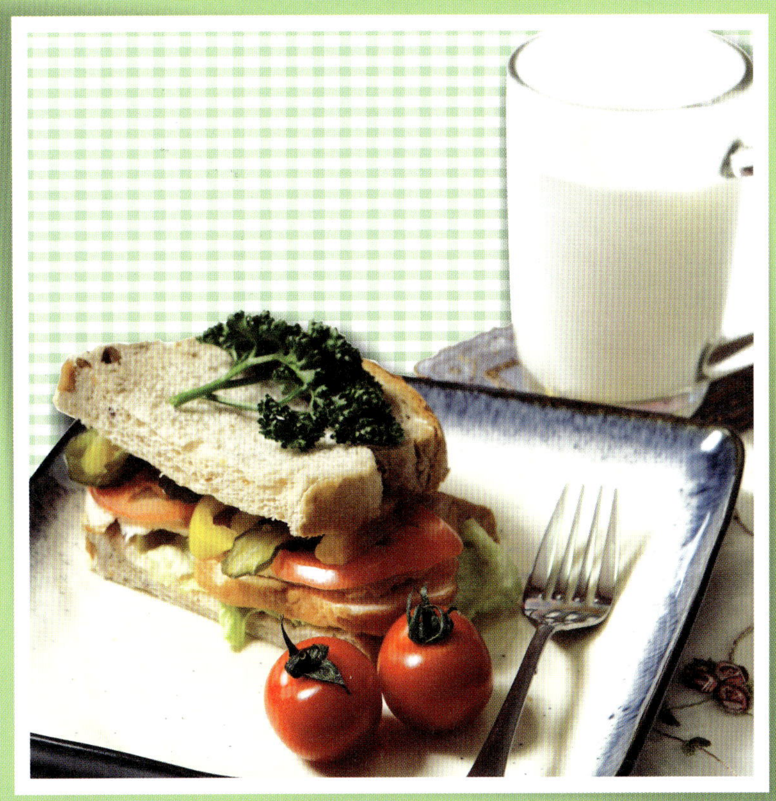

|포인트| 식빵은 가급적 잡곡식빵으로 하고 한쪽을 반으로 잘라서 만든다. 드레싱을 구입해서 쓸 때는 영양 성분 표시를 꼼꼼히 확인한다. 드레싱은 전적으로 탄수화물 + 지방의 조합으로 제품에 따라 지방의 함유량에 차이가 있다. 천연 과일 드레싱은 탄수화물로만 되어 있어 칼로리가 낮은 반면 인공적인 맛을 많이 낸 드레싱은 지방 함량이 높고 칼로리도 높다. 가급적 천연 과일 드레싱을 선택하여 한쪽 빵에만 바르도록 하자. 우유는 저지방이나 무지방 우유를 선택 하자. 닭가슴살은 요즘 훈제로 나온 제품이 많다. 진공 포장되어 냉장에 보관하면 보관 기간 도 상당히 길고 닭가슴살의 퍽퍽함이나 냄새도 줄일 수 있다. '양상추, 양파, 토마토와 같은 채소는 개인의 취향대로 '충분히' 넣어서 먹도록 한다.

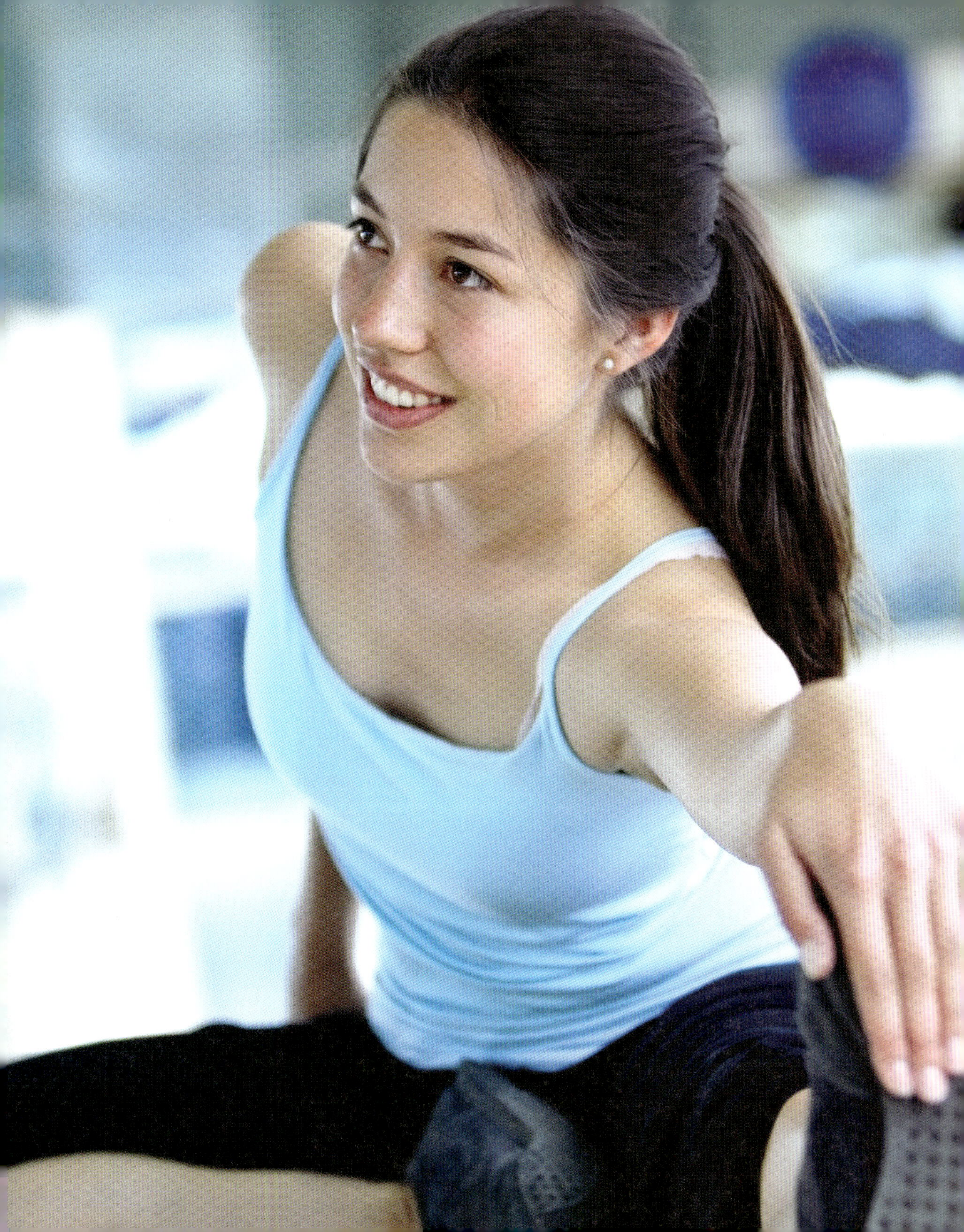

4

예쁜 몸을
가지지 못했던

이유

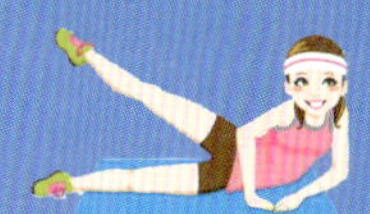

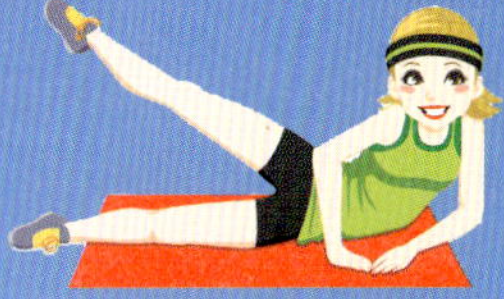

허벅지 살 빼주는 운동? 가슴 예뻐지는 운동? 그런 건 없다! / 평상시 활동량이 운동 효과를 좌우한다

20분 이상 뛰지 않아도 살은 빠진다! / 걷기, 다이어트의 왕도는 아니다!

똑같은 운동, 당신의 몸이 더 이상 변하지 않는다 / 땀복, 제발 벗고 운동합시다!

허벅지 살 빼주는 운동?
가슴 예뻐지는 운동? 그런 건 없다!

아직 미혼인 A씨는 1년 전부터 과도한 업무로 운동량은 줄고 잦은 회식과 술자리로 인해 한 주먹씩 잡히는 뱃살과 팔뚝 살로 고민이 이만저만이 아니다. 조금이라도 타이트한 옷을 입고 의자에 앉아 있으려면 벨트 위로 툭툭 튀어나오는 뱃살이 민망하기만 하다. 더 늦기 전에 살도 빼고 과감히 비키니에 도전하고자 하는 A씨는 생전 처음 헬스장을 등록하였다.

처음으로 운동을 해보는 것이니 헬스장과 기구들이 낯설기만 하다. 그래도 들은 풍월은 있어서 살을 빼려면 유산소 운동을 해야 한다는 일념으로 우선 러닝머신에서 1시간 동안 파워 워킹으로 운동을 시작한다.

이렇게 유산소 운동이 끝난 뒤 이제 지긋지긋한 뱃살과 팔뚝 살을 빼기 위해 무슨 운동을 해야 할까 고민하다가 옆의 아줌마가 1kg 아령을 가지고 열심히 팔뚝 운동을 하는 것을 보고 따라 하기 시작한다.

'그래 팔 운동을 해야 팔뚝 살이 빠지지! 난 팔뚝과 뱃살이 고민이니 오늘부터 1시간 동안 파워 워킹을 하고 팔뚝 운동과 윗몸 일으키기를 해야겠다.'

이렇게 운동 계획을 짠다. 과연 A씨는 효과적인 운동 계획을 짠 것일까?

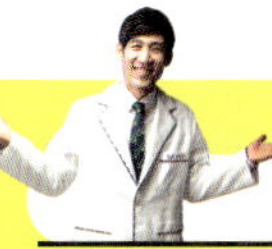

몸짱의사의 다 이 어 트 솔 루 션

다이어트를 하는 많은 여성이 잘못 알고 있는 대표적인 것이 부분 운동을 하면 그 부위의 살이 빠진다고 생각하는 것이다. 팔뚝에 살이 많으니 팔 운동을 하면 팔뚝 살이 빠질 거라고 기대를 한다. 뱃살을 줄이려고 죽을힘을 다해 윗몸일으키기만 하는 것도 같은 생각이다.

하지만 사실은 그렇지 않다. 팔 운동을 하면 팔의 근육은 강화되지만 팔의 지방이 줄어드는 것은 아니다. 윗몸일으키기는 복근을 강화하는 것이지 배의 지방을 집중적으로 줄여주기 위한 운동이 아니다. 많은 여성이 어떤 운동이든 운동 부위의 지방이 집중적으로 줄어드는 것은 아니라는 사실을 알지 못한다.

사실 일반인들이 이처럼 잘못 인식한 데는 언론이나 인터넷의 영향이 크다. 언론이나 인터넷에서 시청률을 올리고 재미와 흥미를 유발하기 위해 운동을 소개하면서 '뱃살 빼는 운동 = 배 운동', '팔뚝 살 빼는 운동 = 팔뚝 운동' 식으로 전달하다 보니, 일반인들이 운동에 관하여 잘못 인식하게 된 것이다. 다시 한 번 말하지만, 이는 올바르지 못한 정보이다.

어떤 부위의 지방을 줄이기 위해서는 그 부위를 집중적으로 운동하기보다는 전체 운동량을 늘려주는 것이 더 효과적이다. 즉 팔뚝 살(지방)을 빼는 데는 1kg짜리 아령으로 팔뚝 운동을 하는 것보다 내 몸무게(50~60kg)를 가지고 운동하는 스쿼트(앉았다 일어나기)나 팔굽혀펴기가 더 효과적이다.

스쿼트

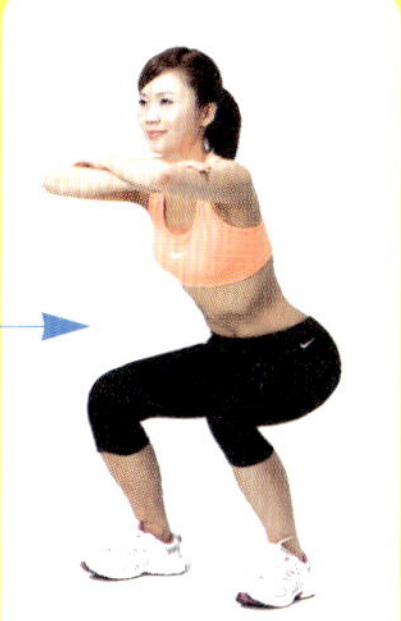

무릎 꿇고 팔굽혀펴기

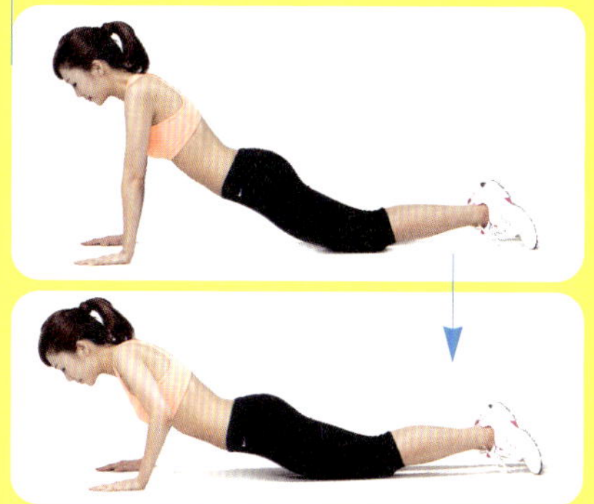

근육을 줄여주는 운동, 과연 있을까?

"제가 여자치고는 근육이 많은 편인데요…. 근육을 줄이려면 어떤 운동을 해야 할까요?"

이와 비슷한 종류의 질문이 수많은 포털 사이트의 질의응답 난을 가득 채우고 있고, 나 또한 자주 받는 질문이다. 이 질문에 달린 대답들을 보면 '이렇게 운동하면 근육이 줄어든다'는 식의 출처 미상의 정보들이 가득하다. 어떻게 하면 근육을 줄일 수 있을까? 근육을 줄일 수 있는 운동법이 있기는 한 것일까? 우선 운동과 근육의 관계에 관하여 알아보자.

근육을 줄여주는 가장 확실한 방법은 보톡스이다. 근육을 줄여주는 운동에 관한 얘기를 하다 말고 웬 뜬금없이 보톡스 이야기인가 할 수 있다. 보톡스와 근육이 줄어드는 것과는 밀접한 관계가 있기 때문이다. 보톡스는 여러 가지 목적으로 사용되지만 미용적인 용도 중 가장 많이 사용되는 경우가 사각턱 교정이다. 정면에서 바라봤을 때 사각턱인 사람이 보톡스를 맞으면 턱이 갸름해지는 기적을 체험할 수 있다. 어떻게 이런 일이 가능한 걸까? 보톡스의 작용 원리를 이해하면 간단하다. 보톡스는 쉽게 말해서 근육의 움직임을 줄여주는 역할을 한다. 근육은 사용하지 않으면 작아지는데, 이 원리를 이용하는 것이 바로 사각턱 보톡스이다.

정면에서 봤을 때 사각턱이 도드라진 경우 중 보톡스를 시술하는 경우는 턱 교근의 크기가 큰 경우이다. 턱에는 교근이라는 근육이 있고, 이 근육은 음식을 씹고 이를 꽉 다물 때 주로 사용된다. 바로 이 근육의 크기가 큰 경우 사각턱이 도드라지는 것이다.

따라서 교근의 크기가 커서 정면에서 바라봤을 때 사각턱이 도드라진 사람에게 보톡스를 주사하면 해당 근육의 움직임이 줄어들고 사용이 적어져 결국 그 크기가 줄어든다.

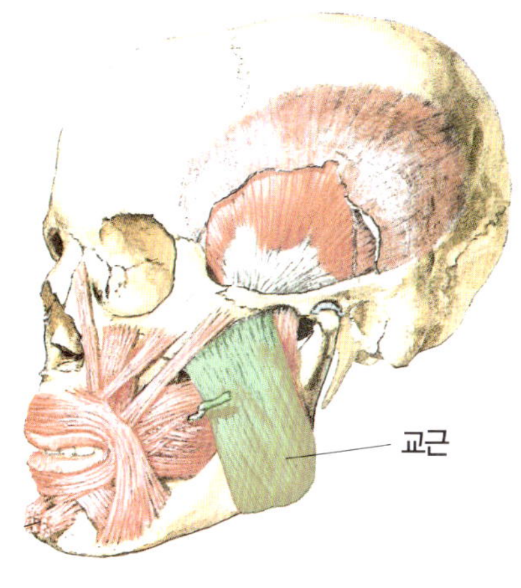

턱에 보톡스 시술 후 딱딱한 오징어나 껌을 많이 씹지 말라는 것도 딱딱한 것을 씹으면 알통을 만들기 위해 아령을 들고 운동하는 것과 같은 효과를 나타내기 때문이다. 턱 근육을 자꾸 사용하면 턱 근육을 단련하는 효과가 생기고, 알통이 커지듯 턱 근육이 더 빨리 원래의 크기로 돌아간다.

요즘 많이 시술하는 종아리 보톡스도 마찬가지다. 종아리 알이 튼실한 사람이 보톡스를 맞으면 알이 사라지는 놀라운 기적을 체험하는 것도 이러한 원리 때문이다. 알이라는 것이 결국 근육이고, 보톡스를 맞으면 그 근육이 일정 기간 동안 움직임이 둔화되어 크기가 작아지는 것이다.

근육이 작아지는 다른 예를 들어보자. 우리가 다리나 팔을 다쳐 깁스를 하는 경우, 1~2개월 뒤 깁스를 풀어보면 다치지 않은 쪽에 비하여 깁스한 쪽의 팔 또는 다리가 가늘어진 것을 확인할 수 있다. 이는 근육의 사용이 적어져 그 크기가 줄어들기 때문에 발생하는 현상이다.

따라서 어떤 부위의 근육을 작게 만드는 가장 확실한 방법은 그 부위 근육을 최대한 사용하지 않는 것이다. 그런데 운동이란 무엇인가? 시행하는 부위의 근육을 자꾸 사용하고 자극하는 것이 운동이다. 결국 근육을 줄여주는 운동은 존재하지 않는 셈이다.

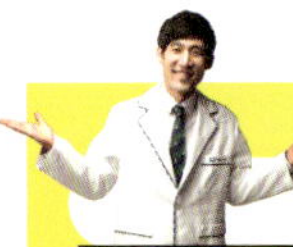

근육을 줄여주는 운동법은 없다. 운동을 통해 근육을 줄이겠다는 생각 자체가 잘못된 것이다. 이처럼 운동을 통해 근육을 줄일 수는 없지만 운동으로 근육이 과도하게 커지는 것을 예방하는 방법은 있다. 바로 근육이 커지는 원리를 역이용하는 방법이다. 근육이 효율적으로 커지려면 몇 가지 조건을 만족해야 하는데, 이는 다음과 같다.

1. 무거운 무게
2. 충분한 영양
3. 근육을 키우는 호르몬의 충분한 분비

여기서 근육을 키우는 호르몬은 남성호르몬을 말한다. 따라서 여성은 남성호르몬의 분비량이 상대적으로 적기 때문에 근육이 쉽게 증가하지는 않는다. 또한 다이어트를 하는 여성은 먹는 양을 줄이기 때문에 '충분한 영양'을 섭취하는 경우도 드물다. 그러니 운동법에 초점을 맞추면 된다.

근육이 커지길 원치 않는 부위의 근력 운동은 가능한 한 가벼운 무게로 운동하거나 최소한으로 운동하도록 하자. 반면 상대적으로 근육에 대한 콤플렉스가 없는 부위를 강하게 자극한다. 즉 종아리 근육 때문에 고민인 여성은 종아리 근육을 강하게 자극하는 운동은 피하고, 그 외 다른 부위의 근육을 자극하는 운동 위주로 운동을 구성하면 된다.

다만 근육이 커지는 것을 두려워하는 여성들이 잊지 말아야 할 점이 몇 가지 있다. 첫째, **운동 직후 해당 근육이 더 커져 보이는 현상은 일시적이라는 점이다.** 운동을 하면 해당 부위로 혈액이 모이고 세포 사이 간질액이 증가하기 때문에 근육이 더 커져 보인다. 이런 현상을 이용하여 남자 연예인들이 사진 찍기 직전 잠깐 열심히 팔굽혀펴기 같은 운동을 하는 것이다. 따라서 운동 직후 해당 근육이 좀 더 커져 보인다 하더라도 너무 걱정하지 말자. 몇 시간뒤면 원래대로 돌아갈 것이다.

둘째, 운동을 통해 후천적으로 만들어진 근육은 운동을 하지 않으면 대부분 원래의 크기로 돌아간다. 일반적으로 운동을 통해 증가된 근육은 운동을 멈추고 3개월 정도 지나면 운동 전의 크기로 돌아간다. 운동으로 커진 근육은 그 운동을 지속하는 기간 동안만 유지되는 것이다.

여성은 호르몬의 영향 때문에 남성과 비교하여 근육이 증가하기에 불리한 상황이다. 그렇다고 자신의 체형에서 콤플렉스인 부분이 조금이라도 안 좋은 방향으로 진행되면 이내 운동을 포기해버리는 여성의 특성을 고려하지 않은 채 무조건 근력 운동을 하라고 다그치는 것은 오히려 운동을 포기하게 만드는 역효과를 발생시킨다.

근육이 커지는 것이 두려운 여성이라면 위의 내용을 잘 숙지하고, 6장의 **'나의 체형 자가 진단법과 그에 맞는 30분 성형 운동'**을 따라 해보도록 하자.

여자 가슴을 예쁘게 만들어준다는 운동, 효과 있을까?

여성들이 예쁜 가슴을 만들기 위해 하는 운동이라고 하면 뭐가 떠오르는가? 아마도 대부분 다음의 운동을 떠올리지 않을까 생각한다. 이 운동은 마치 하늘을 나는 모습과 비슷하다 하여 '플라이'라는 이름이 붙여졌다.

헬스장에서 이 운동을 하는 여성분들은 아마 좀 더 예쁜 가슴을 만들고 싶다는 바람을 품고 있을 것이다. 왜 여성들은 플라이 운동을 하면 가슴이 예뻐진다

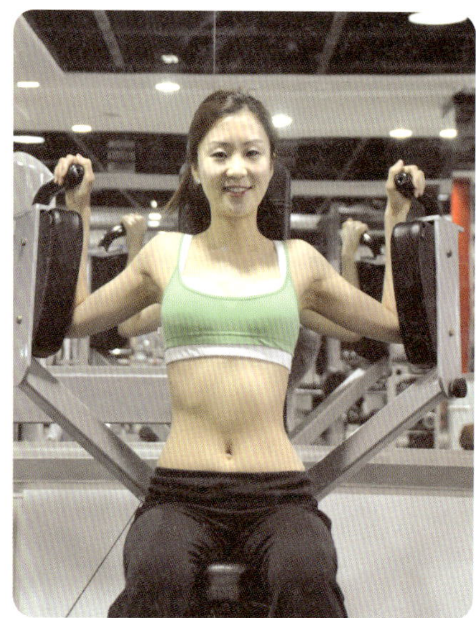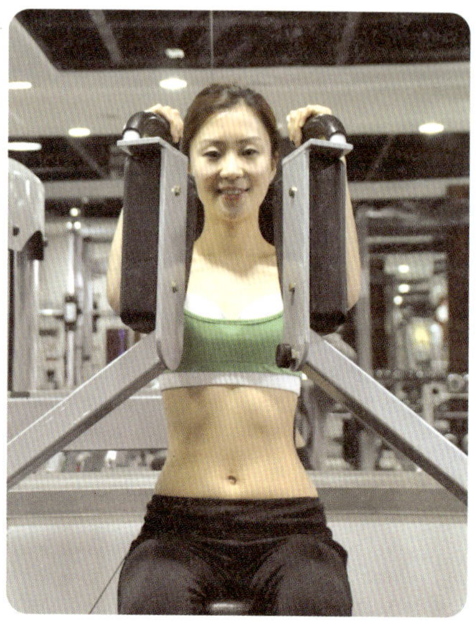

플라이

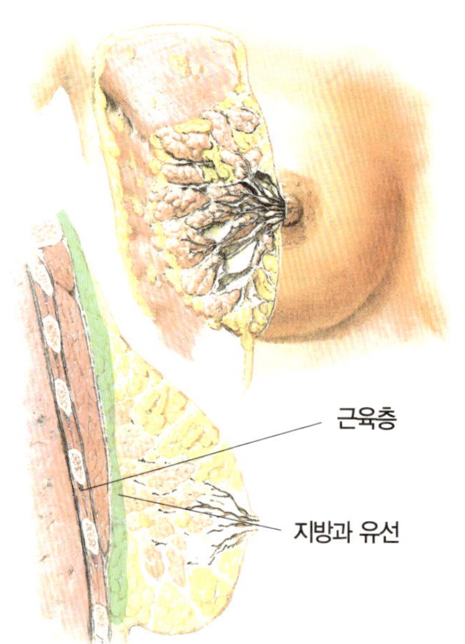

여성의 가슴 구조

고 생각할까? 그건 아마도 가슴을 모아준다고 생각하기 때문일 것이다.

플라이 운동은 가슴을 벌렸다 오므렸다 하는 방식으로 진행되기 때문에 이 운동을 열심히 하면 자신의 가슴이 예쁘게 모아질 것이라 기대를 한다. 그렇다면 플라이 운동이 여성들의 이런 바람을 충족시켜줄 수 있을까? 우선 여성 가슴의 구조를 살펴보자.

그림에서 보다시피 여성의 가슴, 즉 유방은 커다란 가슴 근육 위에 (둥둥 떠 있는 듯한) 거의 대부분 지방과 유선으로 된 구조물이다. 반면 플라이 운동은 가슴의 근육을 단련하는, 그중에서도 특히나 가습 중앙 부위의 근육을 중점적으로 단련시켜주는 운동이다.

플라이 운동 자세가 가슴을 벌렸다 모았다 한다는 이유만으로 가슴이 예쁘게 모아질 것이라 생각한다면 이는 너무나 순진한 발상이다. 가슴 안쪽 근육을 단련시켜준다고 그 위에 있는 지방과 유선 조직이 예쁘게 모아지는 기적이 일어날 수 있을까? 미안하지만 그런 일은 절대 생기지 않는다.

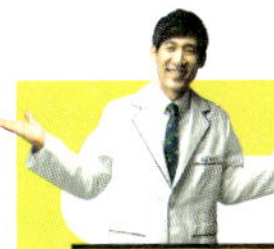

몸짱의사의 다 이 어 트 솔 루 션

가슴 운동? 플라이보다는 벽 밀기나 팔굽혀펴기 위주로!

근력 운동의 목적은 대사율을 높여 다이어트에 유리한 몸 상태를 만들고, 몸을 날씬하게 보이게 만들어줄 근육의 손실을 최소화하는 데 있다. 이런 이유에서 다이어트를 하는 여성들에게 가장 좋은 가슴 운동은 플라이가 아니라 팔굽혀펴기이다. 플라이에 비해 팔굽혀펴기가 운동량이 더 많고 가슴 근육 전체를 자극해줄 수 있기 때문이다. 또한 가슴 근육 이외의 다양한 근육이 동시에 사용되면서 협응력을 높이고 기초 근력을 효과적으로 증가시킨다.

플라이는 오로지 가슴 근육만을 사용하는 운동이고, 팔굽혀펴기와 벽 밀기는 가슴 근육뿐 아니라 팔의 여러 근육을 동시에 사용하는 운동이다.

여러 근육이 동시에 사용되는 운동이 운동량이 많으며, 당신의 몸을 더욱 날씬하게 보이게 해주는 근육을 보존하므로 다이어트기 꼭 해야 할 운동이다. 다만 운동을 처음 시작하는 여성들 중 정자세로 팔굽혀펴기를 할 수 있는 여성은 거의 없으므로, 각 개인의 체력 상태에 따라 난이도를 조절해보자. 근력이

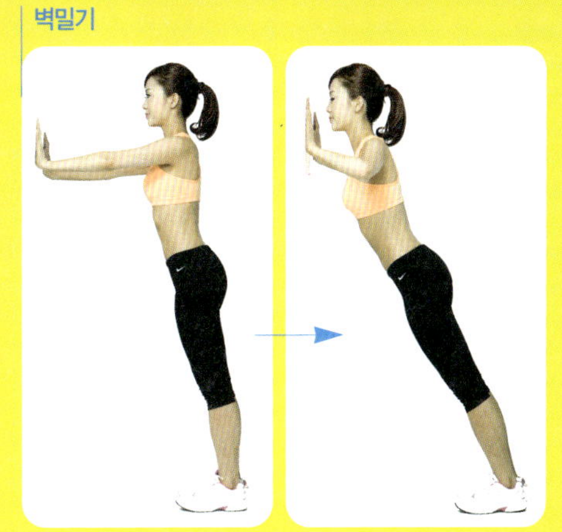

매우 약한 여성이라면 우선은 '벽 밀기'를 하도록 하고, 이를 통해 근력이 증가하면 강도를 조금씩 올려 무릎 꿇고 팔굽혀펴기, 그리고 다음 단계에서 팔굽혀펴기를 하도록 하자.

무릎 꿇고 팔굽혀펴기

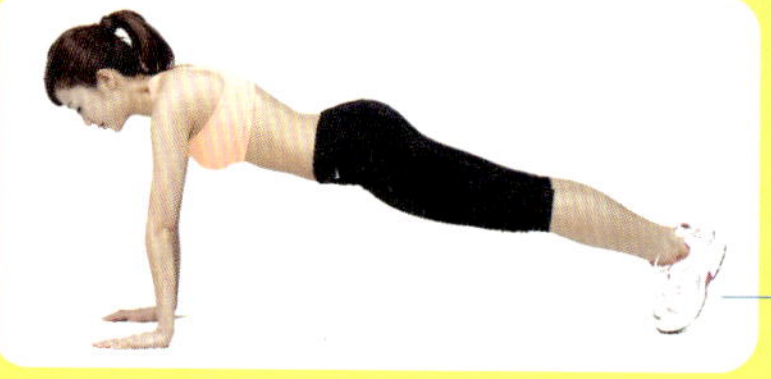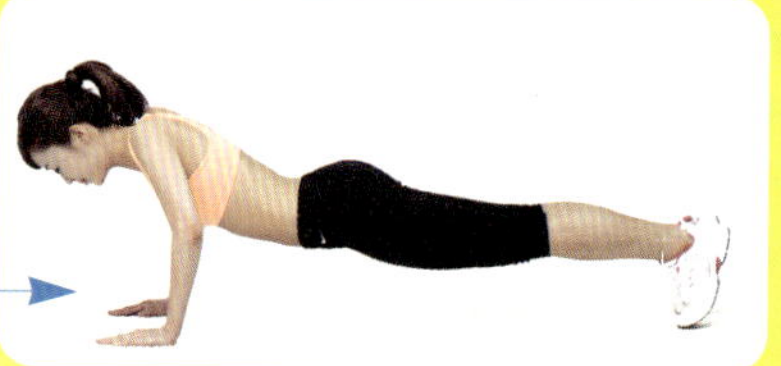

정자세 팔굽혀 펴기

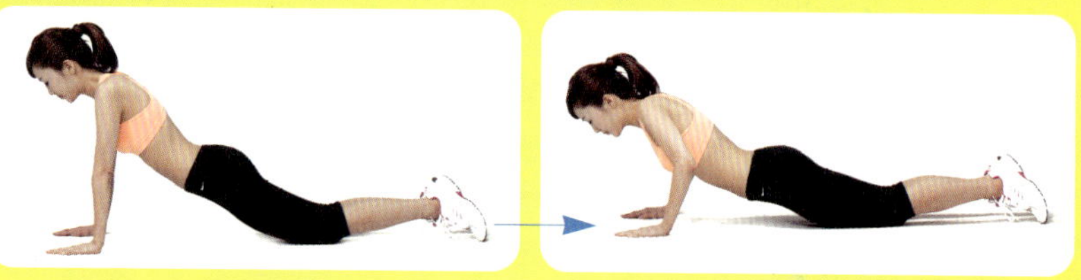

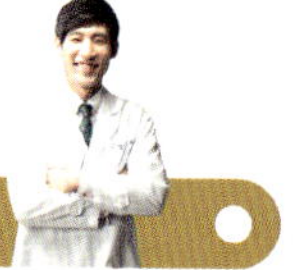

누구나 자신의 체형에 콤플렉스가 있으며, 돈을 들이지 않고 좀 더 쉽게 이를 교정하길 원한다. 하지만 근육을 단련하여 지방의 모양을 바꾸겠다거나, 근육을 단련하면서 근육을 줄이겠다거나, 특정 부위 운동으로 그 부위 지방을 줄이겠다는 비현실적인 기대는 갖지 않길 바란다. 매우 낮은 확률에 배팅하기보다는 좀 더 현실적이고 과학적인 방법을 따라야 하지 않을까? 정말 예쁜 가슴을 가지고 싶다면 차라리 보정 속옷을 구입하거나 가슴 성형을 고려하도록 하자. 운동은 마법이나 연금술이 아니다.

평상시 활동량이 운동 효과를 좌우한다

비만 치료를 하는 의사 그리고 다이어트 전문가들은 살을 빼려면 평상시 더 움직이라고 강조한다. 하지만 이런 말을 접한 사람들은 교과서 위주로 공부했다는 전국 수석의 인터뷰를 듣는 듯한 반응을 보이기 일쑤다. 평상시 활동량을 늘리는 것이 과연 어떤 운동 효과가 있을지 지금부터 자세히 알아보자.

매일 자가용으로 출퇴근하던 사람이 대중교통을 이용하고, 5층 이하는 엘리베이터 대신 계단을 이용하는 생활 습관을 갖는 것만으로 얼마나 유산소 운동의 효과를 볼 수 있을까? 일상생활에서 활동량을 늘린다면 자신의 기초대사량 기준으로 10~20% 정도 더 쓰게 하는 효과가 있다고 알려져 있다. 기초대사량은 개인 차이가 있는데 여자는 보통 1200~1500kcal 정도 된다. 따라서 일상생활에서 열심히 움직이는 것으로 기초대사량의 10~20%에 해당하는 120~300kcal 정도를 더 쓰게 된다.

이를 운동으로 따지면 어느 정도 되는 수준일까? 60kg인 여성이 6km 정도 걸었을 때 사용하는 칼로리가 대략 270~280kcal이다. 이보다 몸무게가 적게 나가면 더 적은 칼로리를 쓸 것이고, 더 무거운 사람은 더 많은 칼로리를 쓸 것이다. 따라서 평상시 일부러 더 움직이려는 노력만으로도 하루 30분~1시간 파워 워킹 정도에 맞먹는 효과를 볼 수 있다는 얘기다. 즉 좀 더 움직이려는 노력만으로 당신은 귀중한 30분~1시간을 아낄 수 있다. 매력적이지 않은가?

일상생활이 근력 운동을 대체할 수 있을까?

그렇다면 일상에서 하는 활동이 근력 운동을 대체할 수 있을까? 일반 체력을 가진 여성이라면 일상생활에서 응용하는 운동만으로도 헬스장에서 하는 근력 운동을 완벽히 대체할 수 있다.

청소를 예로 들어보자. 당신이 일요일 오전, 이불을 털겠다고 마음먹었다면? 사실 당신이 방에서 이불을 잡고 터는 동작은 근력 운동의 꽃으로 불리는 역도 자세, '클린 & 저크'와 거의 흡사하다.

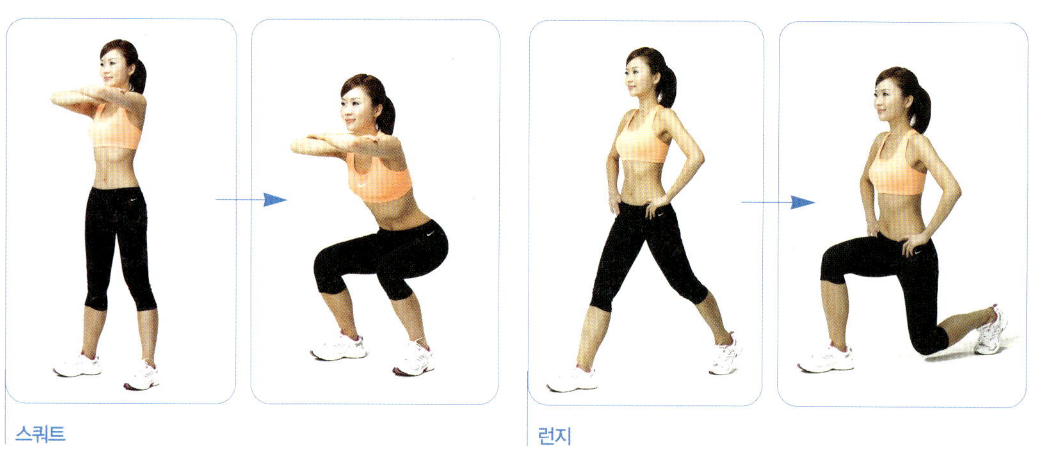

만약 이불이 두꺼운 겨울 솜이불이라면? 당신이 헬스장에서 기구를 들고 하는 만큼의 충분한 운동 강도를 줄 수도 있다.

따뜻한 봄을 맞이하여 이불 빨래를 손수 하겠다고 이불을 밟기 시작했다면? 물의 저항 등을 고려했을 때 이는 전신 운동인 맨몸 스쿼트, 런지에 버금가는 자극을 줄 수 있다.

진공청소기를 들고 집 안 바닥을 쓸고 닦는다고 가정해보자. 요즘에는 스팀 청소기도 나와 있어 굳이 무릎을 꿇지 않더라도 바닥을 닦는 효과를 얻을 수 있다. 이렇게 청소기를 밀고 다니는 동작은 자신의 체중을 계속 옮기면서 이루어지기 때문에 10분이 되었건 15분이 되었건 유산소 운동의 효과를 내며, 팔과 등에 자극을 주는 근력 운동의 효과도 가능하다.

물론 이런 집안일들이 한계와 부작용도 있다. 이런 '노동'은 한 자세만을 오랜 시간 유지하게 되는 경우가 많아 특정 근육에 무리가 가거나 통증을 유발할 수 있다.

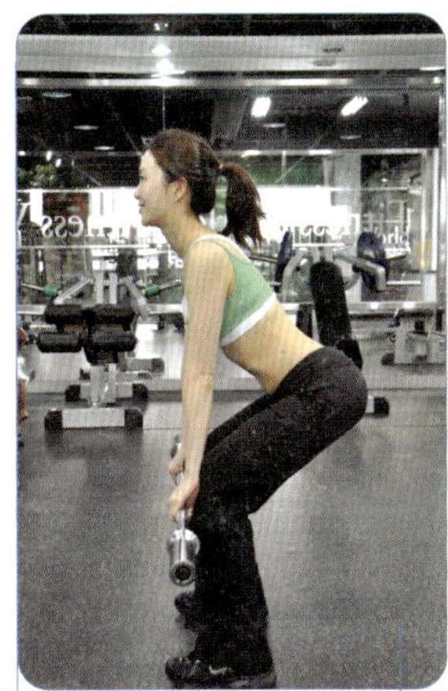

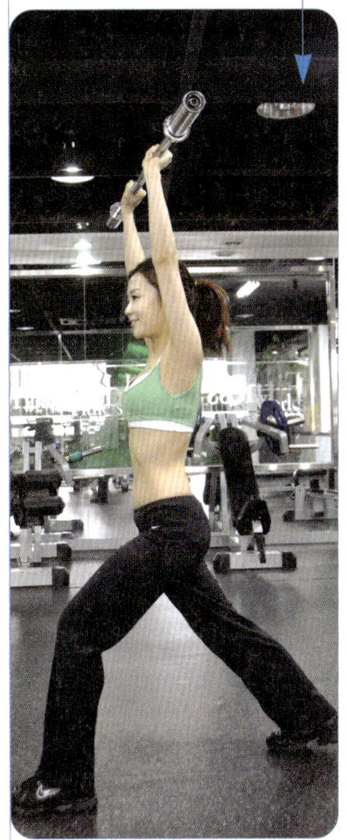

역도자세

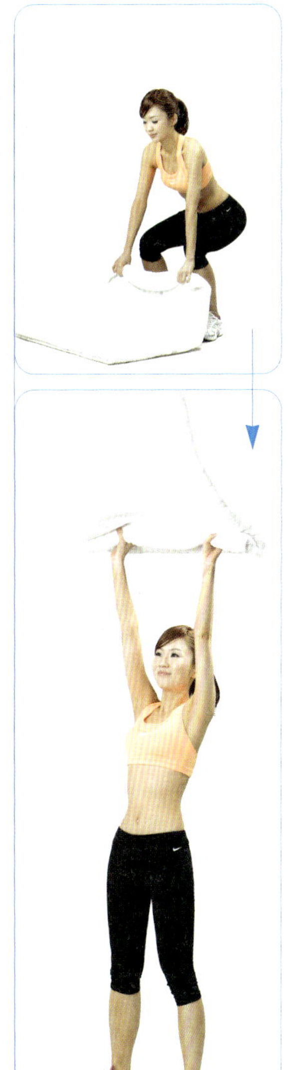

이불 털기

예를 들어 무릎을 꿇고 걸레질을 하는 등의 동작은 무릎 관절 질병을 초래하기도 한다. 하지만 조금만 지혜롭게 한다면 이런 노동이 아주 훌륭한 근력 운동 및 유산소 운동의 효과를 낼 수 있다는 점을 잊지 말자. 어떻게 하느냐에 따라 고달픈 노동도 운동이 될 수 있고, 하기 싫은 것을 억지로 한다면 헬스장에서 하는 운동이 노동이 될 수도 있는 것이다. 그럼 이제 회사나 학교에서 일상생활을 하면서 쉽게 할 수 있는 오피스 스트레칭과 운동을 배워볼 것이다.

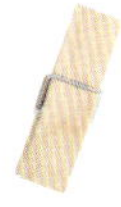

유산소 + 무산소 운동 효과를 내는 일상생활 방법

- 출퇴근길 자가용 대신 대중교통 이용하기(버스 또는 지하철 1~2정거장 걷기)
- 사무실(학교)에서 틈나는 대로 오피스 스트레칭 & 운동하기
- 계단 5층 이내는 엘리베이터 또는 에스컬레이터 이용하지 않기
- 물 많이 마시고 화장실 자주 가면서 움직임 늘리기
- 화장실은 일부러 한 층 위 또는 아래층으로 가기
- 일부러 먼 식당으로 식사하러 가기
- 일주일에 한 번 집 안 대청소하기
- 일주일에 한 번 이불 털기
- 이불 발로 밟아 빨기
- 청소기 활용하여 자주 청소하기

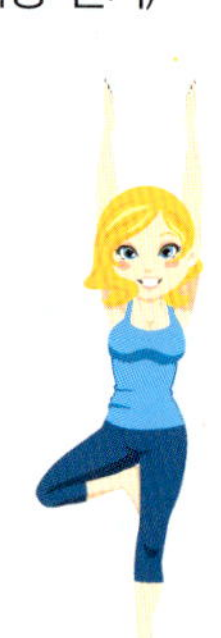

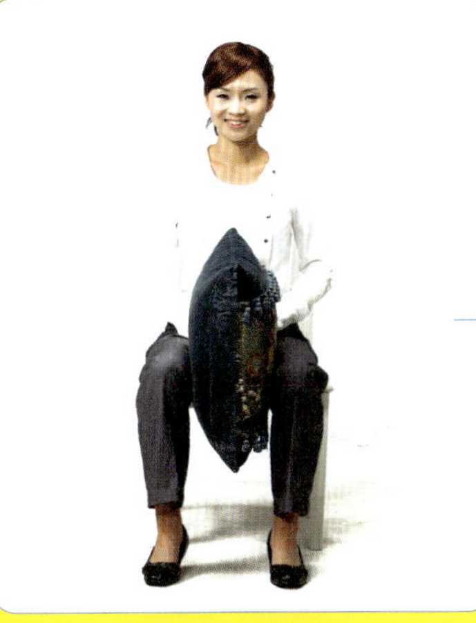 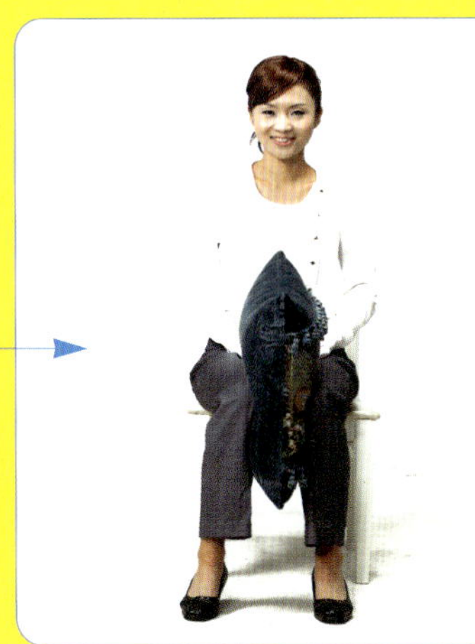

의자에 똑바로 앉아 다리 사이에 가벼운 쿠션을 끼고 허벅지를 힘껏 조여준다. 이 동작을 수시로 반복한다.

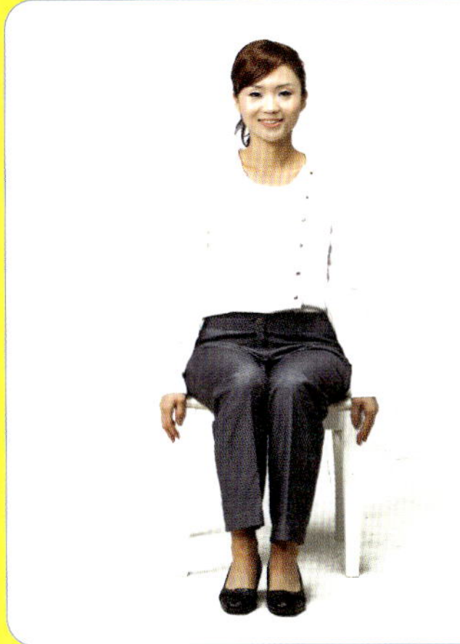 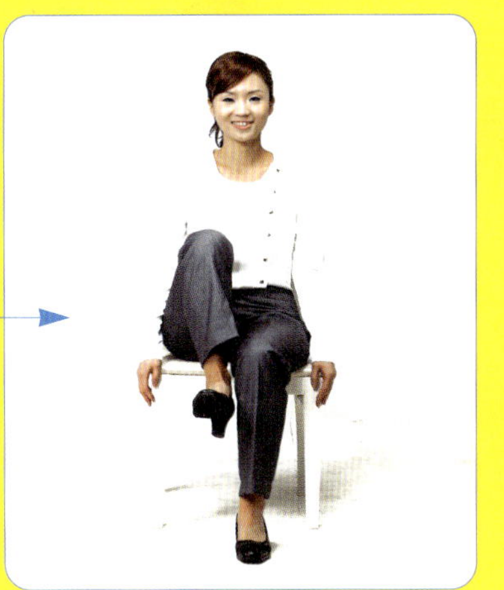

의자에 똑바로 앉아 한쪽 다리씩 번갈아가며 들어준다. 다리를 들 때는 하복부에 힘이 들어가도록 집중한다.

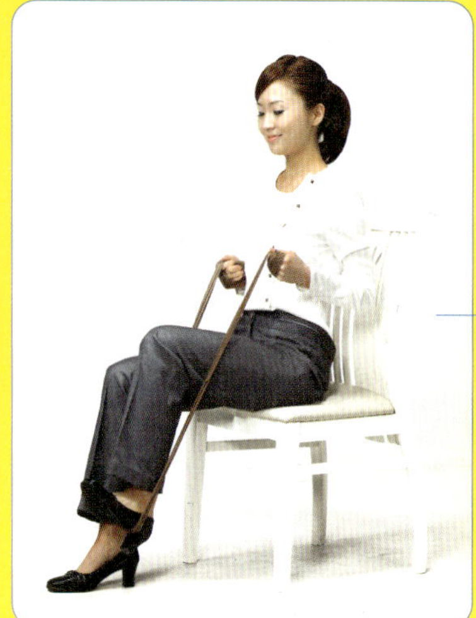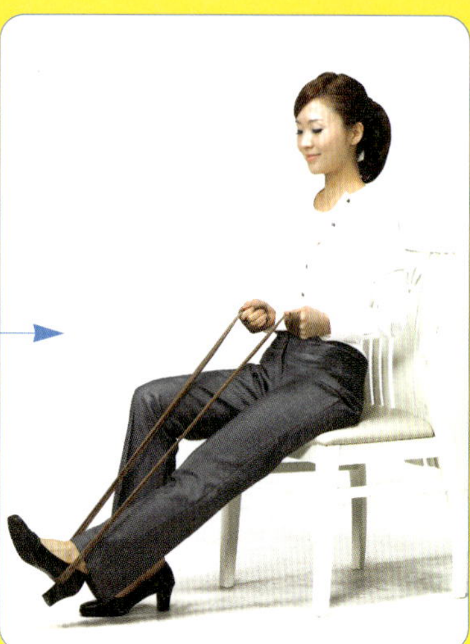

오래된 스타킹을 하나 준비한다. 의자에 똑바로 앉아 스타킹 중앙에 발을 위치시키고 양손으로는 스타킹 줄의 길이를 조절하여 끝을 잡는다. 무릎을 굽혔다 폈다 하는 동작을 반복한다. 허벅지에 힘이 들어가는 느낌으로 운동을 진행한다.

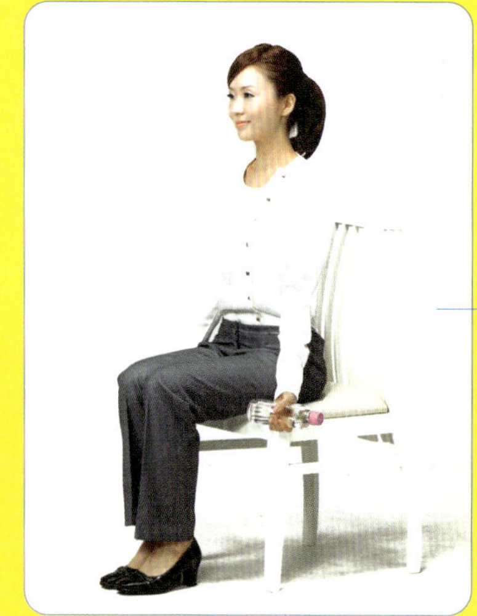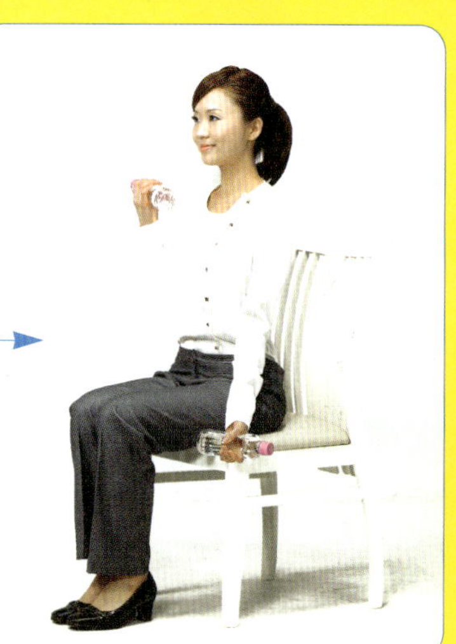

500ml 생수통 2개를 준비한다. 의자에 허리를 꼿꼿이 펴고 앉은 자세에서 양손에 물통을 들고 팔꿈치를 굽혔다 폈다 반복한다.

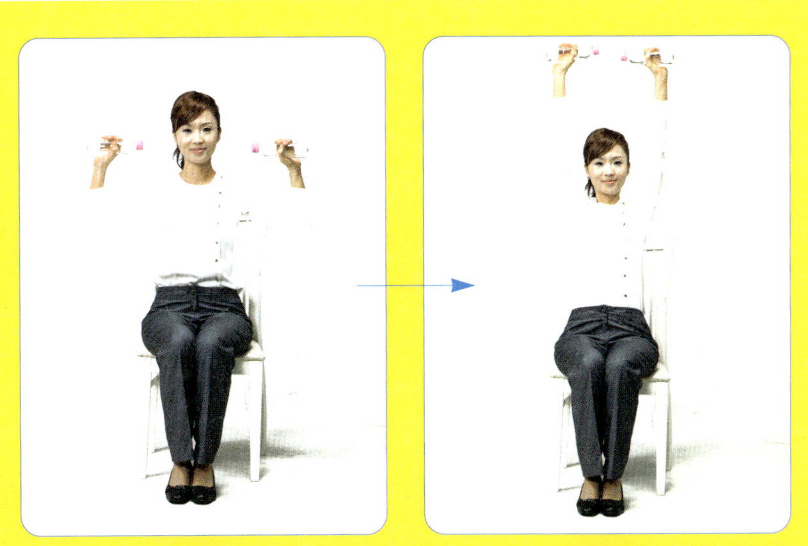

500ml 생수통 2개를 준비한다. 의자에 허리를 꼿꼿이 펴고 앉은 자세에서 물통을 귀 높이에 위치시킨 뒤 팔을 쭉 펴는 동작으로 팔꿈치를 편다. 수시로 반복한다.

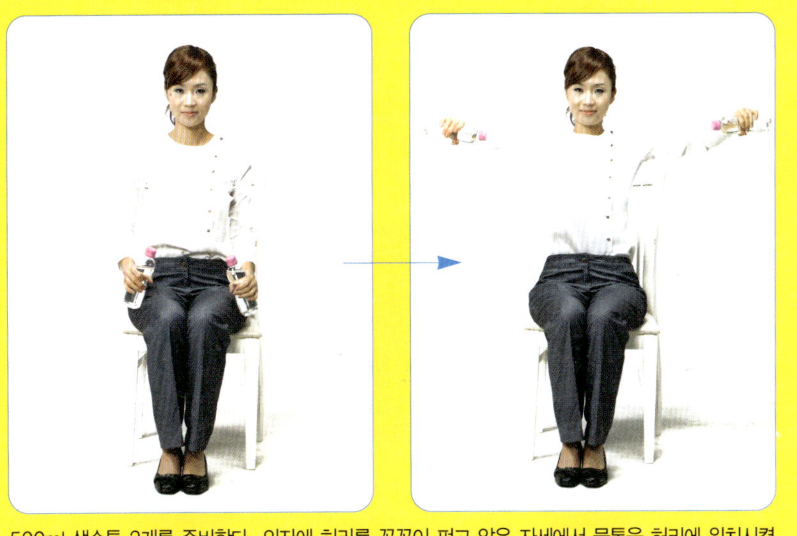

500ml 생수통 2개를 준비한다. 의자에 허리를 꼿꼿이 펴고 앉은 자세에서 물통을 허리에 위치시켰다가 겨드랑이를 벌리면서 어깨 높이까지 올렸다 내렸다를 반복한다.

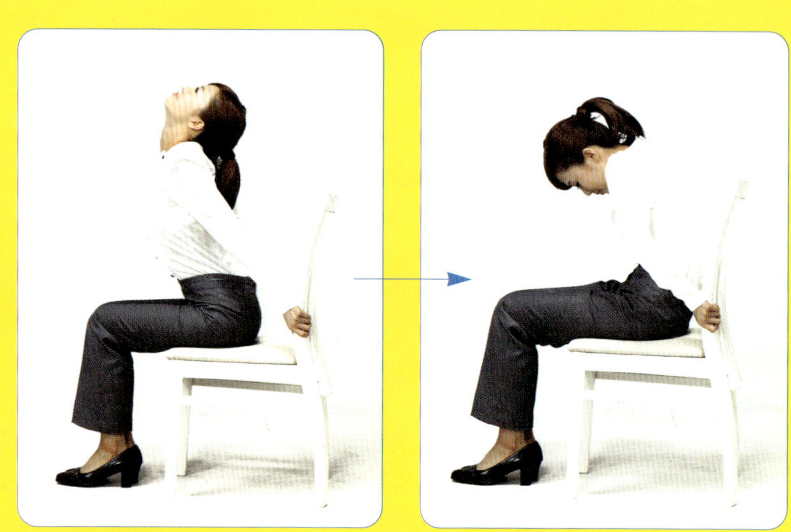

양손으로 의자 등받침을 잡고 머리를 하늘로 향하며 등을 최대한 펴준다. 다시 천천히 머리를 땅으로 향하면서 허리를 최대한 말아준다. 유연성이 허락해주는 범위 안에서 천천히 움직인다.

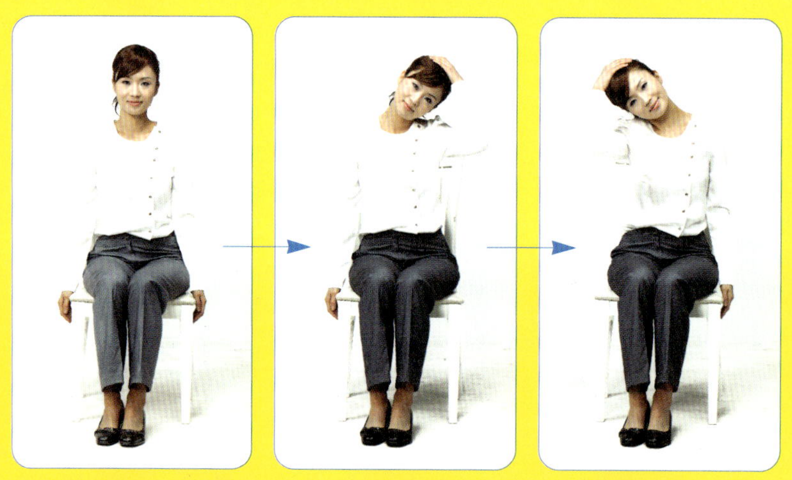

의자에 똑바로 앉는다. 좌측손을 들어 머리에 얹고 머리를 좌측으로 지긋이 당겨준다. 이때 목의 우측 부위가 천천히 늘어나는 느낌이 들도록 한다. 양손을 바꿔가면서 번갈아 시행한다. 이때 상체는 꼿꼿이 세워 움직이지 않도록 한다.

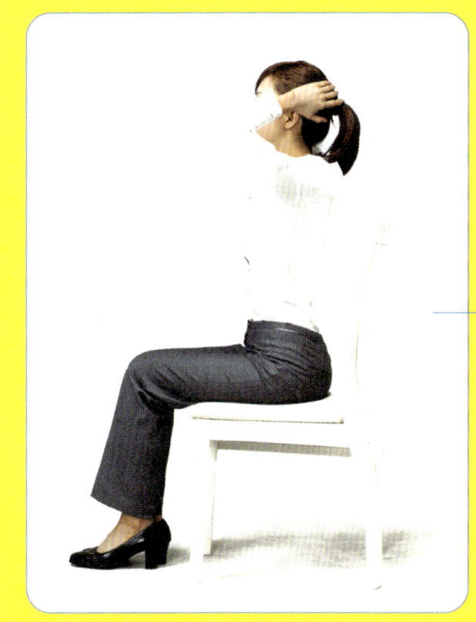 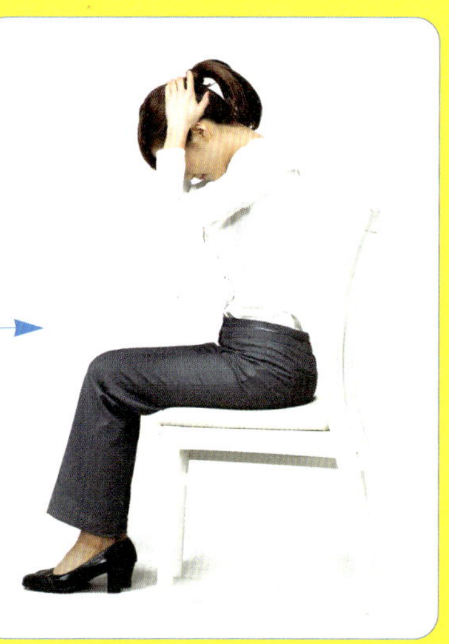

양손을 깍지를 끼어 머리 뒤에 댄다. 지긋이 머리를 눌러주어 뒷목이 천천히 그리고 최대한 늘어나도록 한다. 이때 상체는 움직이지 않도록 고정한다.

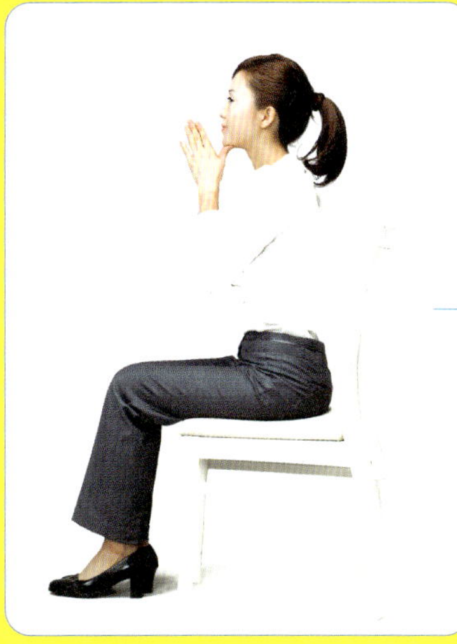 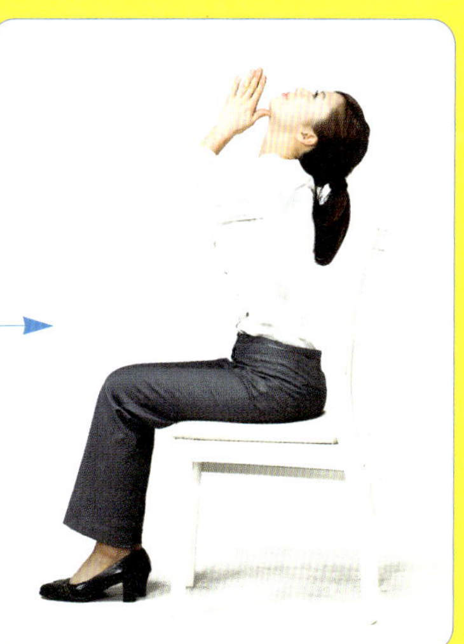

양손을 기도하는 자세로 모은 뒤 턱에 살며시 가져가 댄다. 손으로 턱을 하늘로 지긋이 밀어주어 목 앞부분이 최대한 그리고 천천히 늘어나도록 한다. 상체는 움직이지 않는다.

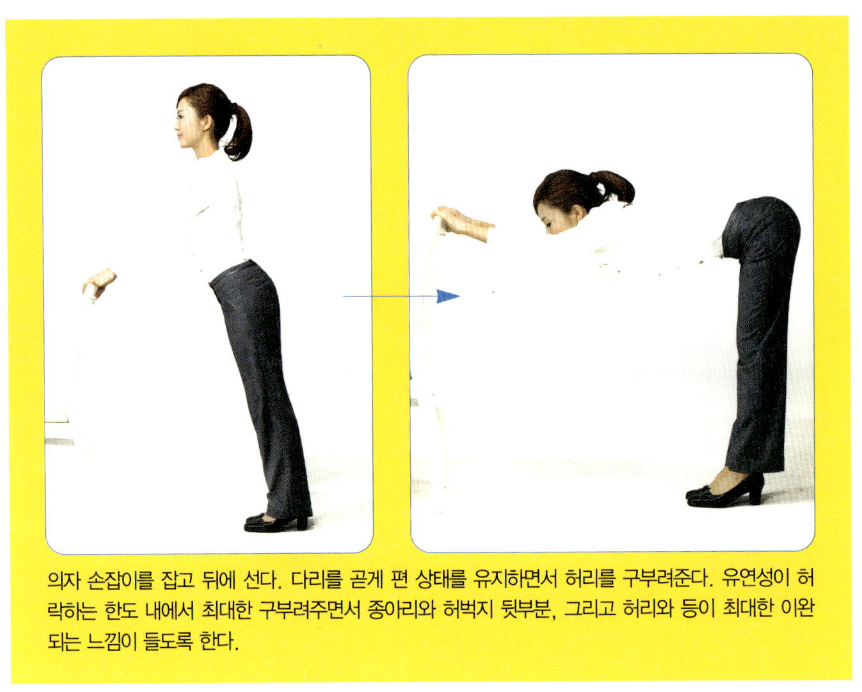

의자 손잡이를 잡고 뒤에 선다. 다리를 곧게 편 상태를 유지하면서 허리를 구부려준다. 유연성이 허락하는 한도 내에서 최대한 구부려주면서 종아리와 허벅지 뒷부분, 그리고 허리와 등이 최대한 이완되는 느낌이 들도록 한다.

외우지 말자! 이해하자! 사고를 좀 더 유연하게 한다면 일상생활에서 하는 수많은 노동이 운동이 되어 당신이 평생 몸짱이라는 말을 들을 수 있는 기반을 만들어줄 것이다.

20분 이상 뛰지 않아도 살은 빠진다!

운동에 조금이라도 관심이 있는 사람이라면 누구나 들어봤을 법한 말이 있다.

"유산소 운동을 시작하고 처음 20분 정도는 탄수화물이 사용되며, 탄수화물이 모두 고갈되어야 지방이 사용되니 20분 이상은 운동해야 합니다."

당신은 이 말에 대해서 어떻게 생각하는가? 아마 이 글을 읽는 많은 분이 맞는 얘기라고 생각할 것이다. 그리고 운동에 관하여 좀 공부했다는 분들, 심지어 트레이너들 중에서도 맞는 말이라고 생각하는 사람이 꽤 되는 듯싶다. 과연 이 말은 맞는 얘기일까? 지금부터 알아보자.

내 몸속의 탄수화물을 모두 사용하려면 대략 시간이 얼마나 필요한지 알아보자. 우리 몸속의 탄수화물 저장고는 크게 간과 근육, 두 곳이다. 탄수화물 저장량은 개인 차이가 있지만 간에 100g 정도 근육에 300g 정도이다. 즉 평균적으로 400g의 탄수화물이 우리 몸속에 저장되어 있다는 말이다. 이를 칼로리로 환산해보면 1600kcal 정도 된다.

어떤 운동이 온전히 탄수화물만을 사용한다고 가정했을 때(물론 그럴 리는 없지만), 1600kcal를 운동으로 사용하려면 60kg의 여성이 30km 이상을 걸어야 한다. 몸속 탄수화물이 모두 고갈되어야 지방을 연료로 쓴다면 최소한 30km 이상을 걸어야 한다는 말인데, 이는 상식적으로 말이 되지 않는다.

최근 많은 사람이 몸짱이 되는 방법과 살을 빼고 근육을 만드는 방법에 집중하면서 탄수화물, 단백질, 지방에 관심을 가져서 그렇지 사실 탄수화물의 가장 중요한 역할은 뇌의 에너지원으로 사용된다는 점이다. 즉 탄수화물은 사용되는 우선순위가 있는데 최우선 순위가 뇌의 에너지 공급이라는 의미다. 이는 우리 뇌가 탄수화물만을 에너지로 사용하려 하기 때문인데, '뇌는 밥만 먹고 산다'고 말할 수 있다.

우리가 한두 끼 굶어도 혈당(피 속의 포도당 농도)이 일정 수준 이하로 내려가지 않는 것도 바로 탄수화물을 지속적으로 뇌에 공급하기 위함이다. 즉 탄수화물의 일차적인 최우선 임무는 운동의 에너지원이 아니라 뇌의 에너지 공급원이다.

어떤 이유에서건 몸속 탄수화물이 고갈되어 혈당이 일정 수준 이하로 내려간다면 뇌의 기능이 떨어지게 되고, 그 정도가 심하면 의식을 잃을 수도 있다. 만약

15분 운동으로 몸속 탄수화물이 모두 고갈된다면? 우리는 15분 운동 만에 의식을 잃게 될 것이다. 따라서 운동 시 저장 탄수화물이 다 사용되어야만 지방이 사용된다는 것은 과학적으로, 그리고 의학적으로 잘못된 지식이다. 그럼 이렇게 말하는 사람이 있을 수 있다. "저장 탄수화물이 다 사용되어야 하는 것은 아니지만 운동 시작 20분 이후에야 지방이 본격적으로 사용되는 것은 맞다"라고. 이 말은 맞는 말일까, 아니면 틀린 말일까?

운동 시작 후 지방이 사용되려면 정말 20분이 걸리는 것일까?

운동을 시작하면 탄수화물 의존도가 높아지는 것은 사실이다. 탄수화물로부터 빠르게 에너지를 만들 수 있기 때문이다. 반면에 지방으로부터 에너지를 만들기 위해서는 조금 더 시간이 걸린다. 하지만 이 시간이 20분이나 필요한 것은 아니다. 일반적으로 몇 분만 지나면 지방으로부터 에너지 생산이 시작된다.

인간의 몸은 우리가 생각하듯이 그리 간단하지 않다. 무를 썰 듯 지방만, 또는 탄수화물만 사용하는 운동이란 없다. 운동 강도에 따라 지방과 탄수화물의 사용 비율이 달라질 뿐이다. 가만히 앉아 있는 중에도 지방과 탄수화물은 끊임없이 사용되고 있다. 비율의 차이가 있을 뿐이다. 우리 몸은 20분이 지나야 지방을 폭발시키는 시한폭탄이 아니라는 말이다.

'20분이 지나야 지방이 에너지원으로 사용하니 20분 이상은 꾸준히 운동해야 한다'는 말은 '20분 이내의 운동은 지방을 에너지로 쓰지 않는다'는 의미로 오해를 불러일으킨다. 실제로 많은 사람이 이 '20분'이라는 시간 때문에 다이어트에 도움은커녕 피해를 받고 있다. 얼마 전에 이런 질문을 받았다.

"제가 헬스장까지 걸어는데 10분 정도 걸리고 도착하면 옷 갈아입고 준비하는 시간이 있습니다. 달리기와 같은 유산소 운동은 한 번에 20분은 쉬지 않고 해야 지방이 사용된다는데, 그러면 헬스장까지 걸어가는 10분은 살 빼는 데 아무 도움이 안 되는 거 아닌가요?"

이 얼마나 황당한 질문인가? 분명히 말하지만 20분이 아니더라도 일상생활에서 좀 더 움직이려는 노력은 당신의 뱃살을 줄여준다. 물론 나도 진료실에서 이왕 운동할 거 30분~1시간 이내 정도로 하라고 말한다. 하지만 이렇게 이야기하는 이유는 20분 이내의 운동이 지방을 사용하지 않기 때문이 아니다. 건강상의 이득을 위해 이왕 시간을 내서 운동하는 것 30분~1시간 정도는 하라는 것이고, 이는 좋은 투자 기회가 왔을 때 좀 더 많은 돈을 투자하는 것과 비슷한 이유이다.

정보의 홍수 속에서 차라리 모르는 게 나을 법한 지식들이 있다. 그럴싸하게 포장되어 잘못 알려진 정보 하나가 다이어트를 하는 수많은 사람에게 도움은커녕 해를 끼치고 있는 것이다.

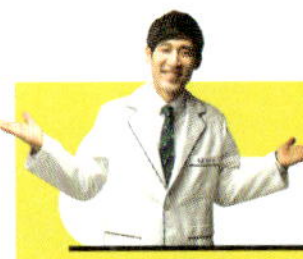

몸짱의사의 다 이 어 트 솔 루 션

다이어트를 위해 운동 중인가? 이왕 러닝머신에 올라간 거 20분 이상은 뛰자. 하지만 이 20분의 노력이 빛을 발하기 위해서는 평상시에 조금 더 걷고 조금 더 움직이려는 노력이 있어야 한다는 점을 잊지 말기 바란다.

걷기, 다이어트의 왕도는 아니다!

다이어트 관련 운동 정보 중 '빨리 걷기' 정도의 운동이 '운동 중 지방 사용량'이 제일 많기 때문에 살 빼는 데 가장 효과적이라는 주장이 있다. 이 주장은 과연 맞는 것일까?

빨리 걷는 정도의 강도, 즉 일반인이 자신의 최대 능력의 60% 정도 강도로 운동할 때가 '운동 중 지방 사용량'이 가장 많은 것은 사실이다. 따라서 일반 운동 능력 소유자의 경우 '빨리 걷기'가 운동 중 지방 사용량이 제일 많다는 말은 올바른 정보라고 말할 수 있다.

하지만 '운동 중 지방 사용이 많은 것'이 실제 다이어트에 도움이 될 것인가는 다른 문제이다. 운동 중 지방 사용량이 많은 것이 실제로 체지방을 줄이는 데 더 이득이 될까? 이 질문에 답을 해보자.

내가 살아 숨 쉬고 움직이고 에너지를 소모하기 위해서는 지방과 탄수화물을 동시에 에너지로 사용하며, 비율의 차이가 있을 뿐 탄수화물만 또는 지방만 쓰는 경우는 거의 없다. 그런데 탄수화물과 지방은 상호 경쟁적으로 사용된다. 이 말은 무슨 의미일까?

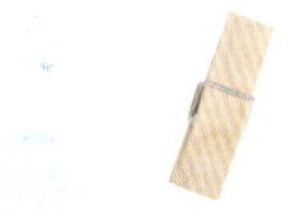

우리의 몸은 몸속 탄수화물의 양이 증가하면 에너지원으로 지방보다 탄수화물 사용
을 선호하고, 몸속 탄수화물의 양이 감소하면 에너지원으로 탄수화물보다 지방 사용
을 선호한다.

이 말을 운동에 대입하여 보면 다음과 같다.

운동 중 탄수화물을 많이 사용하여 몸속 탄수화물의 양이 감소하면 운동이 끝나고
난 뒤 나머지 시간 동안 지방의 사용량이 증가하고, 운동 중 탄수화물을 적게 사용
하면 몸속 탄수화물이 많이 남아 있기 때문에 운동이 끝난 뒤 지방보다는 탄수화물
을 많이 사용한다.

이처럼 운동 중에 무엇을 쓰던 하루라는 24시간을 놓고 보면 그건 그리
중요한 문제가 아니다. 왜냐하면 탄수화물과 지방은 경쟁적으로 사용되
기 때문이다.

사실 운동 에너지원에 관한 궁금증과 연구는 운동선수들의 기록 향상을 위한
것이었다. 경기 또는 시합 전 몸속 탄수화물 저장량의 변화에 따라 운동 기록에
차이가 난다는 점에서 본격 연구되기 시작한 것이다. 그런데 이를 살을 빼려는
운동에 대입하려다 보니 자꾸 엉뚱한 결론에 도달하게 된다.

물론 파워 워킹과 같은 빨리 걷기는 수많은 장점이 있다. 나이에 상관없이 특

별한 장비가 없어도 누구나 쉽게 할 수 있고, 부상의 위험도 상대적으로 적은 편이며, 고혈압과 당뇨 같은 질환이 있는 사람도 운동에 의해 발생할 수 있는 나쁜 영향을 최소화하면서 건강의 이득을 얻는 장점이 있다. 물론 다이어트에도 많은 도움이 된다. 하지만 빨리 걷기가 운동 중 지방 사용량이 제일 많기 때문에 다이어트에 가장 좋은 운동이라는 주장은 숲은 보지 못하고 나무만 보는 이치와 같다.

다이어트를 하면서 최대한 지름길을 찾으려는 사람들은 항상 '운동 중 지방을 많이 쓰는 방법'을 고민한다. 운동 중 지방을 많이 쓰는 만큼 뱃살도 많이 줄어들 것이니 다이어트에 효과적이리라는 단순한 계산을 하는 것이다. 하지만 이는 낙타가 숨을 때 머리만 숨기듯 운동하는 동안만을 생각하는 것이다.

하루 24시간 중 '운동하고 쉬고, 운동하고 쉬고'를 반복하는 2시간보다 더 긴 나머지 22시간이 있다. 운동 중만을 생각한다면 빨리 걷기와 같이 체지방을 제일 많이 사용하는 운동이 다이어트에 도움이 된다고 생각할지 모르지만, 하루라는 24시간을 놓고 본다면 이는 별 의미 없는 계산일 뿐이다. 지방을 줄이는 데 가장 효과적인 운동은 운동 중 지방을 가장 많이 쓰는 운동이 아니라, 지방이든 탄수화물이든 상관없이 운동량 자체가 많은 운동이다. 뭐든 많이 쓰는 것이 제일 중요하다는 의미이다. 운동 중 무엇을 에너지원으로 사용하는지 더 이상 신경 쓰지 말자. 운동 중 지방이 많이 사용되는지 탄수화물이 많이 사용되는지는 경기력을 높이고 좀 더 나은 기록을 내고자 하는 선수들을 위하여 박사님들이나 고민할 일이지, 살을 빼려는 우리와는 무관하기 때문이다.

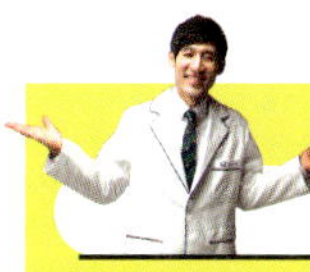

걷기가 좋은가? 그럼 걸어라. 뛰면 통증이 오는가? 그럼 걸어라. 특정 질병으로 의사가 뛰기보다는 걷는 게 좋다고 말하는가? 그럼 걸어라. 하지만 운동 중 지방 사용량이 많아 다이어트에 가장 효과적이라는 소문 때문에 뛸 수 있음에도 걷고 있는가? 그렇다면 강하게 뛰어라! **살을 빼기 위해 운동을 하려고 하는가? 운동은 당신의 건강과 체력이 받혀주는 한도 내에서 운동답게 강하게 하라!** 걷기는 누구나 할 수 있는 쉽고 안전한 운동이지만, 체지방을 줄이는 데 가장 효율적인 운동은 아니다.

똑같은 운동, 당신의 몸이 더 이상 변하지 않는다

다이어트를 시도해본 여성들이라면 처음에는 체중 감량 속도가 빠르다가 점점 그 속도가 둔해지는 것을 경험해봤을 것이다. 인터넷 질문 중에도 이러한 '정체기'에 대한 내용이 상당하다. 처음에는 눈에 띌 정도로 빠르게 줄던 체중이 어느 순간부터는 거의 움직이지 않는다고 하소연이다. 왜 이런 현상이 생기는 걸까?

일반적으로 다이어트를 시작하면, 즉 먹는 양을 줄이고 쓰는 양을 늘리면 가장 먼저 빨리 줄어드는 것이 바로 탄수화물이다. 반면 지방은 조금씩 천천히 거의 비슷한 속도로 줄어간다. 그런데 탄수화물의 경우 자기보다 3~4배나 많은 물을 끌어안고 다니기 때문에 저장되거나 소실됨에 따라 몸무게의 변화가 심할 수밖에 없다고 앞에서 설명했다. 따라서 다이어트 초기의 빠른 체중 감소는 지긋지긋한 뱃살이 빨리 줄어서라기보다는 물이 빠져나갔기 때문이다.

시간이 지나 더 이상 줄어들 탄수화물이 없으면 더 이상 수분도 줄어들지 않게 되고, 체지방만 조금씩 줄어드니 체중 감소 속도는 더뎌질 수밖에 없는 것이 정체기의 첫 번째 원인이다.

두 번째 원인으로는 몸의 적응을 들 수 있다. 다이어트를 결심하고 처음 운동을 시작하면 운동은 나에게 '변화'이다. 그동안 무거운 몸을 소파 위에 널브러놓던 내가 열심히 걷고 뛰니 몸의 변화가 느껴지는 것이고, 그에 따라 체형도 변하기 시작한다. 그런데 1개월이 지나고 2개월이 지나고 매일같이 '10분 스트레칭 – 40분간 걷기 – 30분간 요가'를 변함없이 지속하다 보면, 어느 순간부터 이는 더 이상 변화가 아니라 쭉 해오던 '일상'이 되어버린다.

이렇게 같은 운동, 같은 스케줄만 지속하여 내 몸이 익숙하게 받아들여버리면, 더 이상 변화를 느끼지 못한 몸은 그 자리에 머물러 있게 된다. 즉 정체기가 오는 것이다. 그렇다면 이렇게 맞닥뜨리게 되는 정체기에서 탈출하는 방법은 무엇이 있을까?

그 첫 번째 방법은 또 다른 자극을 주는 것이다. 즉 그동안의 운동법과는 전혀 다른 운동을 통해 새로운 자극을 몸에 주는 방법이다. 매일매일 해오면서 일상처럼 되어버린 운동 패턴에 변화를 주어 나의 몸이 새로운 자극으로 느끼도록 하는 것이 첫 번째 해결책이다.

이때 변화는 그 어떤 것이라도 좋다. 주구장창 걷기만 하던 여성이라면 조금씩 뛰면서 운동 강도를 올려가면 된다. 유산소 운동만 고집하던 여성이라면 근력 운동을 추가하자. 몸의 새로운 부분이 자극되면서 당신의 몸이 바뀌기 시작할 것이다. 이미 근력 운동과 유산소 운동을 함께하고 있던 여성이라면 운동의 강도를 바꾸어도 좋고 종류를 바꾸어도 좋다. 심지어 같은 부위 운동이라도 기구를 바꾼다면 몸이 새로운 자극으로 받아들인다.

정체기를 탈출하는 두 번째 방법은 '휴식'이다. 생각을 좀 전환해보자. 그동안 살을 빼겠다고 먹던 것도 줄이고 열심히 운동하는 것이 변화였다면, 잠시 숨을 고르며 쉬는 것도 변화이다. 운동과 식이조절이 변화였듯 휴식도 내 몸이 느끼기엔 변화인 것이다.

정체기에 돌입했을 때 운동의 강도나 운동기구 등 어떤 것이라도 변화를 주라고 했지만, 이는 결코 쉬운 일이 아니다. 이미 몇 달간의 다이어트 집중기로 당신의 몸은 녹초가 되었고, 입안에 닭똥 냄새가 진동하면서 '내가 도대체 무엇을 위해, 누굴 위해 이러고 있는 걸까?' 하는 자괴감으로 힘들 것이다. 이런 상태에서 당신은 과연 이제까지보다 더 강하고 독한 운동과 식이요법을 진행할 수 있을까?

이런 상황에서는 단순 무식하게 '강하게!'만을 외칠 것이 아니라 생각을 살짝 전환해보자. 핵심은 변화다. 편하게 지내던 당신에게 운동과 식이조절은 변화였다. 그 반대도 마찬가지로 변화인 것이다. 즉 휴식 기간을 갖는 것도 당신의 몸이 느끼기엔 변화다. 지금까지 앞만 보고 달려온 몸에게 1~2개월간의 휴식기를 준 뒤 다시 시작하는 운동은 분명 새로운 변화로 다가올 것이다.

다이어트를 잠시 쉬는 휴식기에는 그동안 시행하던 운동 횟수와 시간을 오히려 줄이도록 한다. 식이요법도 독한 식이조절에서 좀 더 일상적인 식사로 돌아간다. 하지만 휴식기라고 해서 마음대로 먹고 쉴 순 없다. 그러다가는 요요의 어두운 그림자가 금세 덮칠 것이기 때문이다. 휴식 시의 포인트는 넘지 말아야 할 선을 지켜주는 것이다.

그렇다면 여기서 말하는 '넘지 말아야 할 선'이란 무엇일까? 당신이 1~2개월 휴식하는 동안 넘지 말아야 할 선의 기준이 되는 것은 몸무게가 아니다. 왜냐하면 열심히 운동하고 타이트하게 식이조절을 하던 다이어트 집중기에서 벗어나 잠시 휴식을 가지면, 고갈되었던 탄수화물이 저장되면서 자기보다 3~4배 많은 물이 빠르게 저장되기 때문이다. 따라서 잠시 휴식을 가지게 되면 체중 증가는 필연적인 반응이다. 하지만 우리는 이를 '요요 현상'이 왔다고 말할 수 없다. 요요 현상은 다이어트 이전 또는 그 이상으로 '체지방'이 증가하는 것이지 단순히 체중이 늘어나는 것을 말하는 것은 아니기 때문이다.

휴식기 동안에 당신이 유지해야 할 것은 집중기 동안 줄인 체중이 아니라 체지방이다. 여기서 체지방 변화의 기준으로 삼을 수 있는 가장 정확하고 간단한 것은 앞서 '다이어트 성공 기준'으로 제시하였던 '허리 사이즈'와 '집중기 직후 몸에 맞춘 옷 사이즈'이다.

휴식기 동안에 체중이 조금 증가하는 것은 눈감아주더라도 허리 사이즈와 옷 사이즈가 늘어나는 것에는 아주 민감하게 반응해야 한다. 따라서 다이어트를 집중적으로 하는 시기가 끝날 무렵 몸에 타이트하게 맞는 옷을 하나 구입하고 이것을 기준으로 삼으면 좋다. 다이어트 집중기 직후 자신의 허리에 딱 맞는 벨트의 길이를 설정하여 그것을 유지하는 것도 아주 좋은 방법이다.

휴식기 동안에는 집중기 동안 줄여놓은 체지방률과 허리둘레, 그리고 옷 사이즈를 '꾸준히' 유지해야 하며 큰 폭으로 늘었다 줄었다를 반복하면 안 된다. 따라서 일상생활로 최대한 돌아가되, 허리 사이즈와 옷 사이즈에는 항상 긴장의 끈을 놓지 않도록 하자. 그리고 잠시 휴식기를 가진 뒤 다시 다이어트의 끈을 바짝 조이는 것이 중요하다.

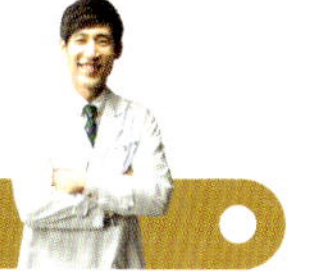

● **몸짱의사의** **다이어트 어드바이스**

무조건 무식하고 강하게만 하는 것이 다이어트의 왕도가 아니다. 내 몸의 반응을 이해하고 그에 맞춰 현명하게 다이어트를 한다면 길고 어렵고 절대적으로 불리한 싸움을 좀 더 쉽게 이길 수 있다.

땀복, 제발 벗고 운동합시다!

'땀복'이다. 땀이 줄줄 흘러야 운동다운 운동을 했고 효과도 높일 수 있다고 생각하기에, 땀을 더 흘리도록 고안된 땀복을 입고 운동하면 살이 쏙쏙 빠질 것이라는 기대감을 갖는 것이다.

텔레비전 홈쇼핑에서 다이어트 기능성 옷이라는 것을 파는 사람들 또한 '이것을 입고 운동하니 이렇게 땀이 줄줄 흐르며 이 땀이 곧 지방이다'라는 식의 달콤한 말로 많은 여성의 지갑을 노리고 있다. 그렇다면 나의 지긋지긋한 뱃살을 줄이는 데 땀복이 정말 도움이 될까?

우선 땀복을 입고 운동하는 환경, 즉 온도가 높고 습한 환경에서 운동할 때 우리 몸의 반응에 관하여 알아보자.

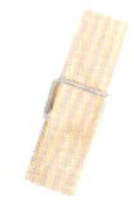

1. 온도가 높고 습한 환경은 뇌의 기능을 떨어뜨리기 때문에 운동 시 부상의 위험성이 높아진다.

2. 피부로 혈액이 몰리게 되는 현상 때문에 실제 운동하는 근육으로 원활한 혈액의 공급이 이루어지지 못해서 운동의 효과를 떨어뜨린다.

3. 근육을 쉽게 피로하게 만들어 운동을 오래 지속할 수 없고 금세 지치게 된다.

이처럼 다이어트라는 목적에서 봤을 때 땀복을 입고 운동하는 것은 도움이 되기는커녕 오히려 다이어트와 건강에 해를 끼칠 수도 있다.

원래 땀복의 목적은 체급이 나뉜 운동 종목의 선수들이 시합 전 기준 체중에 꼭 도달하기 위해서 그것이 수분이 되었건 지방이 되었건 체중을 줄이는 데 있다. 또는 고온 다습한 환경에서 경기가 치러지는 경우 현지와 비슷한 환경에서 미리 적응하기 위한 목적으로 사용된다.

그런데 입고 운동하면 단지 땀이 더 많이 나고 운동이 더 된 거 같은 느낌이 든다는 이유에서 살을 빼는 여성들이 땀복을 다이어트 필수품처럼 여기고 있다. 하지만 땀복의 원래 목적과 사용에 따른 몸의 반응을 고려했을 때 득보다는 실이 많음을 알아두자.

몸짱의사의 다 이 어 트   어 드 바 이 스

다이어트를 하는 여성들이여! 찜질은 운동 끝나고 찜질방이나 사우나에서 하고 운동은 가능한 한 쾌적한 환경에서 하자. 이것이 다이어트에도 성공하고 건강도 챙길 수 있는 방법이다.

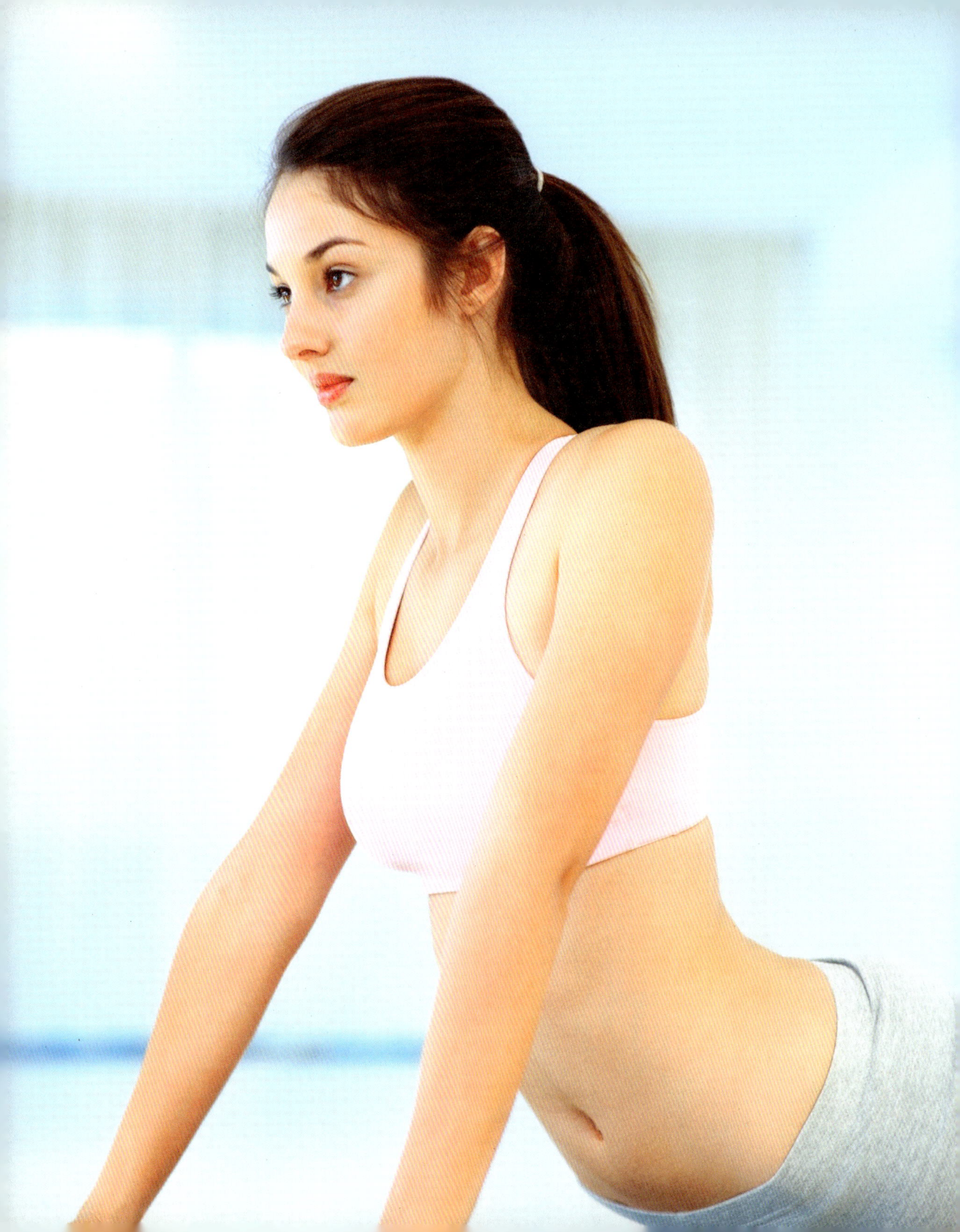

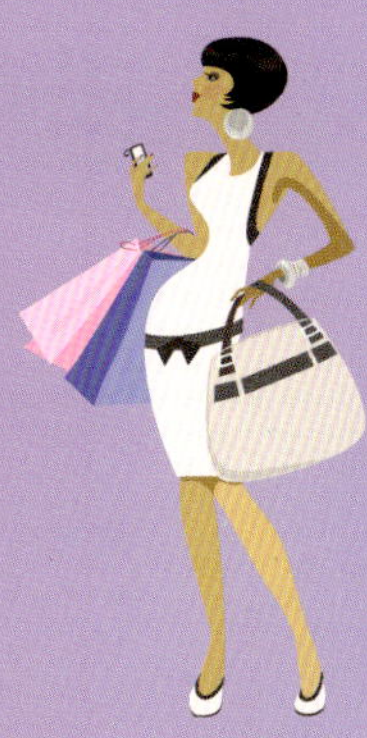

여자의 몸, 시기별 다이어트법이 다르다 / 무조건 마른 몸을 원하는 10대 여성을 위한 성장 다이어트 솔루션

취업과 결혼을 앞둔 20대 여성을 위한 적립식 다이어트 솔루션 / 출산, 육아와 함께하는 30대 여성을 위한 투자 다이어트 솔루션

시간적·경제적 여유가 생기는 40대 이후 여성을 위한 항노화 다이어트 솔루션 / 백화점의 의류 매장과도 같은 여자들의 다이어트

여자의 몸,
시기별 다이어트법이 다르다

여자의 몸은 버라이어티하다. 10대에 초경을 시작하면서 첫 번째 파도를 만나고, 20대에 대학교를 가고 사회생활을 시작하며 결혼이라는 아름다움의 꽃을 피우고, 30대 즈음에 임신과 출산이라는 인생의 쓰나미가 지나가면, 40대 말에서 50대에 완경이라는 꽃을 피운다.

이처럼 여성의 몸은 다양한 상황을 겪는 만큼 그 심리적 육체적 변화 또한 대단하다. 아직 정체성이 확립되지 않아 주변과 매스컴에 휩쓸리는 10대는 건강은 안중에도 없이 무조건 말랐으면 하고, 결혼식이라는 인생의 최고점에서 가장 예쁜 모습을 만들어내고 싶어 하는 20대를 지나 30대에는 임신과 출산을 겪으면서 산후 비만과 우울증의 위험이 높아진다. 경제적 정신적 여유가 생기지만 그와 함께 정신적인 공허함을 겪게 되는 40대를 지나면 더 이상 월경을 하지 않게 되는 폐경(완경)을 맞이한다. 이후 여성성을 잃어버렸다는 생각에서 우울증, 상실감과 같은 정신적 변화를 겪고, 여성호르몬 분비 저하로 인해 다양한 건강상의 위험이 도사리는 50대로 진입한다.

이처럼 다양한 변화와 파도를 겪는 여성 몸의 특성상 시기와 방법의 고려 없이 똑같은 다이어트법만을 고수하는 것은 몸에 맞지 않는 옷을 억지로 입는 것과도 같다. 따라서 여성은 남성과 달리 시기별 상황에 맞는 맞춤 다이어트 전략이 절실하다.

자, 그럼 지금부터는 각 연령별로 여성들의 심리 상태와 몸에 맞는 다이어트 전략을 짜보도록 하자.

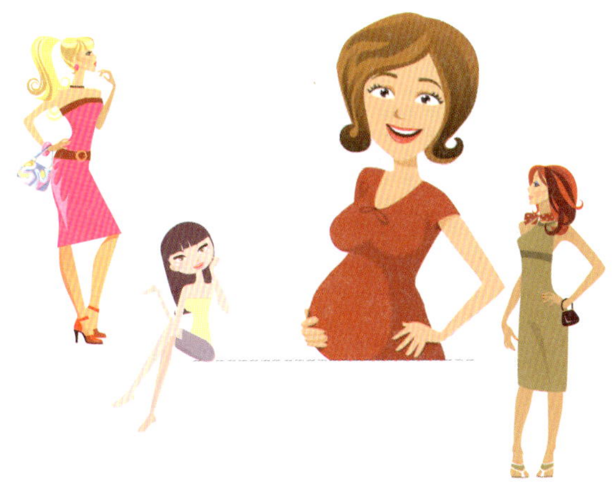

무조건 마른 몸을 원하는 10대 여성을 위한 성장 다이어트 솔루션

10대 여성을 꽃에 비유하자면 막 싹이 튼 새싹과도 같다. 이제 세상을 접한 새싹처럼 싱그럽고 강력하지만 그만큼 성급하다. 친구들과 자신의 몸을 비교하게 되고, 매스컴에 나온 삐쩍 마른 연예인들을 보면서 급한 마음에 최단시간 내 몸무게를 뺄 수 있다면 수단과 방법을 가리지 않는다. 일주일 내내 콩 다린 물만 마셔보기도 하고, 포도만 먹으면서 버텨보기도 한다. 누가 1개월에 10kg을 줄였다고 하면 그 위험성이나 진위 여부에 상관없이 불나방처럼 달려드는 시기가 바로 10대이다.

이처럼 10대 여성의 특성은 '건강'은 안중에도 없이 무조건 빨리 살을 빼고 싶어 하고, 무조건 마르고 날씬하기만을 원한다는 것이다. 이 시기의 여성들에게 '건강한 다이어트'라는 말은 공허한 메아리와도 같다. 하지만 이 시기는 '성장'이라는 중요한 요인이 있다. 또한 아직 정체성 확립이 부족한 시기이기 때문에 올바른 몸의 이미지를 만들어서 올바른 길로 인도해줄 '다이어트 선장'이 필요하다. 본인 스스로가 어떤 정보에 관한 진위 여부를 명확히 가려낼 능력이 부족한 시기이기 때문에 부모님의 조력자 역할이 절실히 필요하다.

　그렇다면 10대 여성을 위한 맞춤 다이어트 솔루션은 과연 무엇일까? 지금부터 알아보자.

10대 다이어트의 첫 번째 단계, 올바른 몸의 이미지 확립

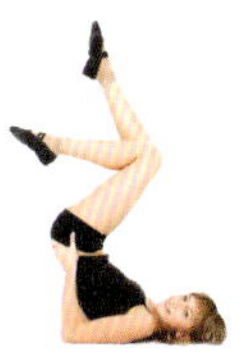
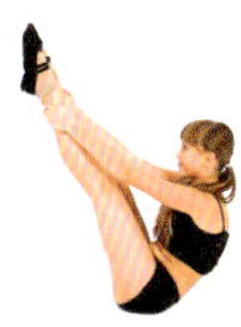

10대 여성들은 '건강한 몸'보다는 '무조건 마른 몸'을 원한다. 텔레비전에 나온 누구처럼 무조건 마르고 가는 팔다리만을 꿈꾸며, 그 방법에 관심이 많은 시기이다.

　문제는 이렇게 무조건 마른 몸을 만드는 방법은 무조건 덜 먹는 방법밖에 없다는 데 있다. 무조건 적게 먹어 근육이든 지방이든 내가 보기 싫은 부분의 살이 모두 없어지기만을 바라지만, 무조건 적게 먹는 것은 결국 다양한 건강상의 문제를 일으키며 대중적인 시선으로도 결코 아름답지 못한 몸으로 만들어버린다.

　무조건 적게 먹는 식사 습관에 의해 발생하는 대표적인 건강상의 문제가 바로 식이장애, 탈모, 골다공증, 월경불순이다. 거식증에 빠진 모델의 충격적인 사진이 우리 사회를 떠들썩하게 하기도 했다. 170cm에 30kg대 몸무게를 유지하던 모델은 말 그대로 뼈만 남은 앙상한 모습이었다. 겉모습뿐 아니라 젊은 나이에 골다공증, 탈모와 같은 건강상의 문제가 있을 것은 불 보듯 뻔한 일이다. 이 모델은 결국 돌연사했다.

　이렇게 무조건 마르기만 한 몸은 여성의 아름다운 곡선을 없애고 탈모 등을

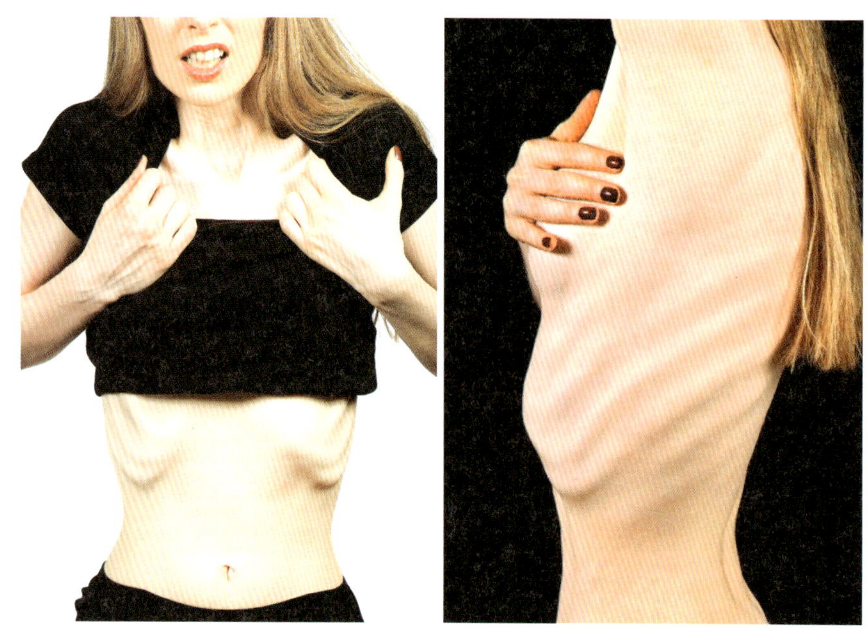

거식증에 걸린 여성의 몸

유발하여 전체적으로 '예쁘지 않은 모습'으로 만들어버린다. '무조건 마른 몸'은 절대 '예쁜 몸'은 아니라는 미에 관한 정상적인 인식의 확립이 10대 다이어트의 첫걸음이라 할 수 있다.

따라서 이 시기에는 무조건 마른 몸이 예쁜 몸이 아니라, 다이어트에 도움이 되는 음식을 적당히 먹어가면서 운동을 통해 만드는 '건강하고 예쁜 몸'이 '아름다운 몸'이라는 이미지를 확립하는 것이 절실하다. 다이어트를 하는 목적은 '무조건 마르기 위해서'가 아니라 '예뻐지기 위해서'이다. 10대 시기에 '아름다운 몸'에 관한 올바른 이미지를 확립하지 못한다면 평생 아름다움에 대해 왜곡된 시선을 갖게 될 수 있다.

10대 다이어트는 '성장 다이어트'

최근 10대 미만에서도 비만한 아동이 증가하자 초경을 빨리 하는 여아들, 즉 성조숙증에 대한 우려의 목소리가 높아지고 있다. 성조숙증이란 정상적인 시기보다 빨리 2차 성징이 시작되는 것인데(사춘기 현상이 여자아이 8세 이전, 남자아이 9세 이전에 나타나면 성조숙증을 의심하여야 한다), 그 원인 중 중요한 것이 바로 소아비만이다. 과도하게 있는 지방세포에서 여성호르몬을 과다 분비하면서 성적 발육이 빨리 나타나는 것이다.

그런데 성조숙증은 이른 시기에 분비된 여성호르몬이 뼈에 있는 성장판을 일찍 닫아 최종 신장을 작게 만드는 결과를 일으킬 수 있다. 따라서 청소년기 초반에는 또래 아이들보다 키가 클 수 있지만 최종 신장은 오히려 작게 되는 것이다.

성장기에 있는 청소년의 비만도 문제지만 이를 급속하게 줄이려는 것도 문제를 일으킨다. 즉 10대 여성의 '빠른 다이어트'는 오히려 '몸매를 망치는 다이어트'가 될 수 있다. 왜냐하면 '최대한 빨리 체중을 줄이겠다'는 것은 결국 '최대한 적게 먹겠다'는 말과도 같고, 반대로 이것이 영양 공급의 장애로 성장장애를 일으켜 키가 크는 데 지장을 주기 때문이다.

따라서 10대 성장 다이어트의 핵심은 체중을 급속하게 줄이는 데 둘 것이 아니라, 키 성장을 이끄는 데 중점을 두어야 한다. 체중은 줄지 않더라도 키가 성장하면 자연스레 날씬해지게 마련이다. 급한 마음에 과도하게 체중을 빨리 줄이려는 다이어트는 돌이킬 수 없는 성장장애를 가져올 수 있다. 살은 언제든 뺄 수 있지만 키는 시기를 놓치면 절대 자라지 않는다는 점을 잊지 말아야 한다.

따라서 성장기 청소년 다이어트의 기본 지침은 바로 '느긋함'이다. 단기간 동안 체중을 줄이겠다는 마음 대신 다이어트와 성장에 도움이 되는 영양소별로 '골라 먹어야' 성장에 지장을 주지 않으면서 예쁜 몸을 만들 수 있다.

야식, 10대의 성장을 막는다

야식이 다이어트에 안 좋다는 건 누구나 알고 있는 사실이다. 단지 늦게 먹어서라기보다는 밤에 먹는 음식들을 살펴보면 죄다 칼로리도 높고 먹지 말아야 할 나쁜 탄수화물과 지방 덩어리인 경우가 많기 때문이다. 그런데 이렇게 다이어트에 안 좋은 야식이 10대의 성장도 막는다는 사실을 아는 사람은 많지 않다. 야식이 왜 성장을 막는 것일까?

청소년의 키가 자라는 데 가장 중요한 호르몬이 바로 '성장호르몬'이다. 성장호르몬은 우리 몸 중 뼈의 성장판을 자극해서 키를 자라게 한다. 그런데 이 성장호르몬은 많이 분비되는 시간과 적게 분비되는 시간이 있다. 성장호르몬이 가장 왕성하게 분비되는 시간이 바로 늦은 저녁부터 이른 새벽이다. 또한 이 성장호르몬의 분비에 영향을 주는 것이 바로 탄수화물이다. 탄수화물은 뇌에서 성장호르몬의 분비를 저하시킨다. 따라서 늦은 시간 밥, 빵, 면, 국수, 청량음료 등에 들어 있는 탄수화물을 과도하게 섭취하면 성장호르몬이 가장 활발하게 분비되어 키가 자랄 시간에 오히려 방해를 준다.

물론 탄수화물이 무조건 성장을 방해하는 것은 아니다. 탄수화물은 우리 몸의 가장 중요한 에너지원으로 섭취량을 과도하게 줄이는 것은 몸의 에너지 부족 사태를 만들고, 그에 따라 뼈를 자라게 할 원료의 부족 사태를 만들어 성장장애를 일으킨다.

여기서 말하고자 하는 바는 무조건 탄수화물을 멀리하라는 의미가 아니라, 좋은 탄수화물 위주로 먹고 야식을 통한 나쁜 탄수화물 섭취를 피하라는 뜻이다. 따라서 성장기 청소년의 키를 자라게 하기 위해서는 저녁 식사는 10시 이전에 해결하고, 그 이후의 시간에는 과도한 음식물 섭취를 자제하도록 한다. 즉 야식을 피하면 다이어트와 키 성장이라는 두 마리 토끼를 잡을 수 있다.

딸의 몸매, 부모님에게 달려 있다

10대의 건강하고 아름다운 몸을 위한 다이어트 핵심 요소는 바로 '부모님'이다. 부모님, 특히 엄마가 올바르고 정확한 다이어트 관념이 없는 상태에서 10대가 올바른 다이어트를 하기는 절대 불가능하다. 그 이유는 다이어트의 핵심 요소인 운동과 식사 습관이 전적으로 부모에 달려 있기 때문이다.

10대 청소년의 경우 먹는 음식부터 시작해서 운동하는 시간까지 이를 통제하고 제공하는 것은 전적으로 부모님이다. 부모님이 짜놓은 학원 스케줄에 따라 운동을 할 수도, 하루 종일 의자에 앉아만 있을 수도 있다. 잡곡밥에 생선구이를 먹을 것인지, 삼겹살에 콜라를 마시게 될 것인지도 결국 부모님의 선택이다. 그리고 이러한 청소년의 입맛도 아주 어렸을 때부터의 식사 습관에 의해 길들여지는데, 결국 그 원천도 부모에게 달려 있다.

이처럼 하루의 스케줄 중 얼마나 운동에 투자할 수 있는지, 무엇을 먹을 것인지, 어떤 음식을 좋아하게 될 것인지가 청소년 개인이 아닌 부모님이 제공해주는 대로 결정되기 마련이다.

또한 학업만으로도 바쁜 청소년이 다이어트에 필요한 정확하고 올바른 식이 개념과 운동 개념을 알기란 역부족이다. 이 시기에는 영양과 운동에 관한 올바른 개념 이해 자체가 부족하기 때문에 '다이어트＝적게 먹고 많이 움직이는 것'이라는 단순한 공식만이 존재한다. '올바르게' 먹고 '올바르게' 운동하라고 하면 도대체 어떻게 하라는 것인지 알 수 없는 것이 당연한 시기이다.

따라서 10대 청소년이 올바른 다이어트를 하려면 우선 부모님부터 '올바른 다이어트'가 과연 무엇인지에 관한 개념이 잡혀 있어야 한다. 이 시기는 엄마의 올바른 다이어트가 딸의 몸매를 바꿀 수 있다고 말해도 과언이 아니다.

몸매를 망치는 음식, 얼굴도 망친다

대한민국 여성의 가장 큰 관심사 중 하나가 바로 '피부'이다. 그런데 피부도 여성의 나이별로 관심을 가지는 부분이 조금씩 다르다. 20~30대는 기미나 잡티 같은 색소 문제에 좀 더 신경을 쓰는 반면, 40대가 넘어가면 탄력이나 모공에 신경을 쓴다. 그렇다면 10대 청소년의 가장 큰 피부 고민은 무엇일까? 단연코 '여드름'이다.

청소년기는 2차 성징을 일으키는 호르몬의 변화가 시작되면서 피지 분비량이 많아지고, 그에 따라 얼굴에 여드름이 난다. 이렇게 여드름 나는 원인은 유전적 요인, 스트레스, 호르몬 등으로 다양한데 요즘 중요한 원인 중 하나로 주목받는 것이 바로 '음식'이다.

최근의 연구 결과를 살펴보면, 나쁜 지방 섭취가 여드름을 악화시키는 원인

중 하나로 지목되고 있다. 여기서 말하는 나쁜 지방은 붉은 육류에 많이 붙어 있는 포화지방과 음식의 맛을 더하기 위해 사람이 인위적으로 만들어낸 트랜스지방을 의미한다. 그런데 나쁜 지방은 우리의 건강을 해칠 뿐 아니라 몸매도 망가뜨리며 여드름도 악화시킨다는 것이다.

그동안 뚱뚱하게 만든다고만 알고 있던 삼겹살, 치킨, 피자 같은 음식이 청소년의 여드름을 더욱 악화시키는 주요한 요인이 된다. 따라서 올바른 다이어트를 통해 '올바르게 골라 먹는 식이요법'을 실천한다면 몸매가 예뻐질 뿐 아니라 여드름이 개선되는 효과도 기대할 수 있다. 건강이 좋아지는 것은 두말할 필요가 없다.

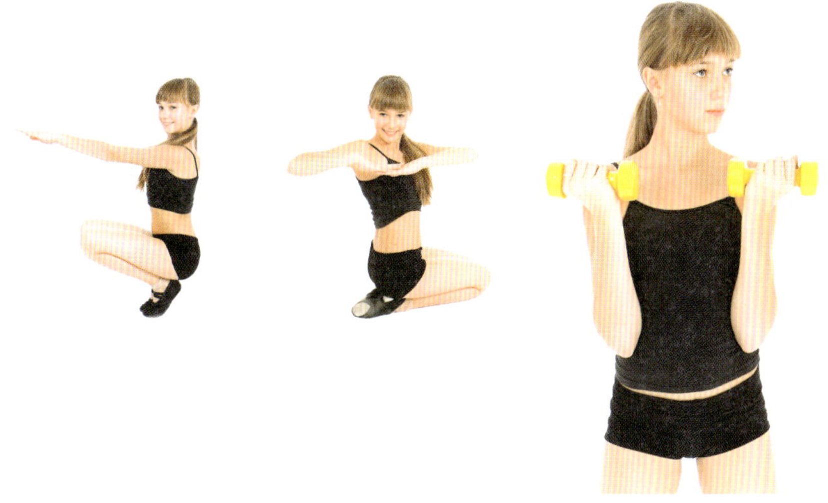

취업과 결혼을 앞둔 20대 여성을 위한 적립식 다이어트 솔루션

여성의 최고 전성기라 할 수 있는 20대에 가장 아름다운 모습을 만들어보고 싶은 바람은 모든 여성의 공통된 생각일 것이다. 또한 이 시기는 그동안 학업의 무거운 짐 때문에 뒤로 미루기만 했던 외모를 본격적으로 가꾸기 시작하는 시기이기도 하다.

하지만 이 시기 여성의 경우 다이어트를 너무 쉽게 생각하는 경향이 있다. 20대는 아직 대사가 활발한 시기이다 보니 조금만 굶어도 체중이 쉽게 줄어드는 것을 경험한다. 여름 전에 반짝 굶는 다이어트로도 아직은 효과를 볼 수 있는 나이고, 결혼식 전에 반짝 하는 원푸드 다이어트로도 꽤 큰 효과를 본다.

문제는 이렇게 '올바른 다이어트'에 관한 정확한 개념 없이 다이어트를 만만히 생각하여 잘못된 다이어트를 반복하면 할수록 체형은 점점 더 맘에 들지 않게 변해가고, 조금씩 시간이 지나 나이가 들수록 '다이어트에 불리한 몸'이 되어간다는 점이다. 따라서 20대 여성에게 가장 필요한 다이어트는 지금 당장만을 보는 것이 아니라 앞으로 더 긴 세월 동안 자신의 몸을 아름답게 가꿔

줄 '적립식 다이어트'이다. 젊은 시절 노년을 대비하며 일하고 저축하고 보험을 들 듯, 최고의 전성기 때 올바른 다이어트를 해야만 아름다운 몸을 만들 수 있을 뿐 아니라, 이후 더 긴 세월 동안 건강하고 아름다운 몸을 유지할 수 있다.

자, 그럼 지금부터는 20대 여성에게 필요한 맞춤 다이어트에 관하여 알아보자.

20대의 다이어트가 나머지 60년을 좌우한다

20대는 대사율이 높은 시기이다. 가만히 있어도 쓰는 에너지 자체가 많은 시기이기 때문에 조금만 굶어도 반응이 빠르게 온다. 그렇다 보니 평상시에는 전혀 신경 쓰지 않다가 특정 상황에 닥쳐서 하는 '반짝 다이어트' 방법이 인기를 끈다.

문제는 이러한 방법을 자꾸 반복하면서 생긴다. 처음에는 이러한 방법이 반짝 효과를 주지만, 하루가 지나고 이틀이 지나고 1년이 지나고 2년이 지나 20대가 지나고 나면 이상하게도 똑같이 하는데 반응이 없는 '다이어트에 불리한 몸'이 되고 만다.

실제로 주변에서 "처녀 시절에는 조금만 굶어도 살이 쏙쏙 빠졌는데, 나이 들더니 그게 안 돼"라고 얘기하는 중년 이후 여성들을 심심치 않게 보았을 것이다. 이런 푸념을 늘어놓는 여성들의 상당수가 20대 때 급속하게 굶는 '반짝 다이어트'를 자꾸 반복한 과거를 가진 경우가 많다. 그렇다면 굶어서 하는 반짝 다이어트를 반복하면 왜 이런 일이 생기는 것일까?

사람은 나이가 들면서 여러 가지 변화를 겪는데, 그중 하나가 근육량의 감소다. 남자나 여자나 나이가 들면 근육량이 조금씩 줄어들게 되는 것은 필연적이다. 근육은 가만히 있어도 에너지를 사용하는데 나이가 들면서 근육이 줄면 내

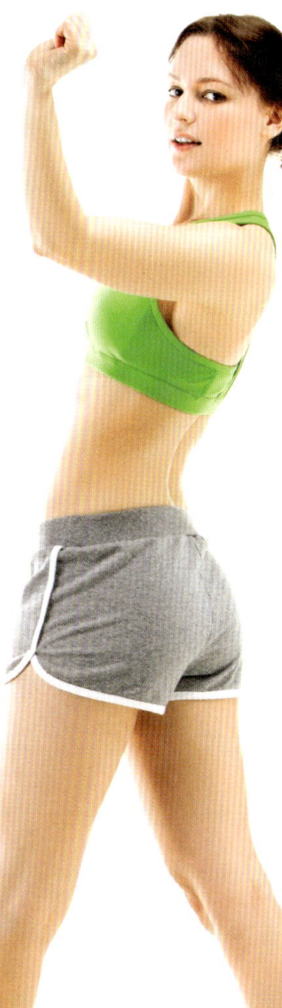

몸이 가만히 있을 때 사용하는 에너지량이 줄어들게 되므로 다이어트에 조금씩 불리해질 수밖에 없다. 그런데 근육량이 충분한 20대에 자꾸 굶는 다이어트를 반복하면 그때마다 근육량 손실이 가속화한다. 나이가 들면서 자연스레 발생하는 근육량 감소를 20대부터 진행시키는 것과 같다.

이처럼 20대에 어떻게 다이어트를 하느냐에 따라 점점 더 다이어트에 불리한 몸으로 만들어갈 수도 있고, 나이가 들어도 다이어트에 잘 반응하는 몸으로 만들 수도 있다. 따라서 20대에는 '올바르게 골라 먹고', '운동답게 운동하여' 가장 아름다운 시기에 최고의 모습을 만들면서도 남은 60년을 대비하는 '적립식 다이어트'가 필요하다.

20대 적립식 다이어트, 운동은 운동답게!

20대는 소위 말하는 '한창때'이다. 이 시기를 지나 나이가 들수록 근육량 자체 뿐 아니라 심폐지구력이나 근력도 함께 떨어진다. 따라서 20대 여성의 경우 앞날을 대비하는 '적립식 다이어트' 운동법은 '운동답게 힘들다는 느낌 이상을 느끼며 강하게 운동하는 것'이다.

20대 여성은 근력과 체력이 비교적 보존되어 있는 시기이기 때문에 운동을 정기적으로 하다 보면 금세 체력이 향상되는 것을 느낀다. 또한 이 나이대는 고혈압과 당뇨 같은 성인병 발생률이 극히 낮기 때문에 높은 강도의 운동이 건강에 위협을 줄 위험성이 낮다. 따라서 20대 여성의 운동은 자신의 체력이 받혀주는 한도 내에서 강하게 하도록 하자. 처음 운동을 하는 여성은 저강도로 시작하여 운동 능력이 향상 될수록 강도를 조금씩 계속 올리는 것이 좋다.

　고정식 자전거 위에서 다리를 돌리는 것인지 책을 읽는 것인지 구분이 안 되는 운동, 또는 러닝머신 위에서 운동을 하는 것인지 텔레비전을 보는 것인지 구분이 되지 않는 식의 운동은 근육을 적립하기엔 역부족이다. 이런 방식의 운동은 오로지 많은 에너지를 사용하는 운동법이다. 20대의 경우 이렇게 저강도로 많이 움직이는 것은 친구들과 열심히 걸어다니면서 쇼핑하고 등하굣길에 더 걷는 것으로도 충분히 보충할 수 있다. 일부러 시간과 돈을 들여서 하는 운동의 초점은 현재 있는 근육이 더욱 손실되지 않도록 일정 강도 이상(운동 중 힘들다는 느낌을 유지) 하면서 운동하는 데 두는 것이 좋다.

　따라서 20대 여성의 운동은 '운동답게 강하게' 하는 것이 포인트이다. 다만 자신의 체형에 관한 정확한 진단하에 근력 운동을 진행해야 한다. 결국 운동하는 목적은 '아름다움을 위해서'인 경우가 거의 대다수이기 때문에 자신의 체형에 관한 정확한 진단 없이 운동을 진행하다 보면 감추고 싶은 부위가 더욱 부각되는 결과를 초래할 수도 있다. 자신의 체형에 관한 자가 진단법과 그에 따른 맞춤 운동법은 6장 체형에 따른 30분 성형 운동법을 참고하도록 하자.

　다만 한 가지 주의할 점은 부상을 키우지 말라는 것이다. 운동의 강도를 올리다 보면 아무래도 부상의 위험이 높아질 수 있다. 따라서 운동 전후 워밍업과 스트레칭에 신경 쓰고, 통증이 발생하였다면 곧바로 운동을 멈춘 뒤 병원에서 정확한 진단을 받도록 하자.

20대 적립식 다이어트, 골라 먹는 식사법

20대의 적립식 다이어트 식사법은 결국 '골라 먹는 식사법'으로 정리할 수 있다. 앞으로 나의 다이어트를 책임질 근육의 손실을 예방하려면 충분한 운동 이외에 올바른 식사법이 필수적이다. 무조건 적게 먹는 식사는 근육 손실을 가속화하여 점점 다이어트에 불리한 몸으로 변화시킨다는 점을 명심할 필요가 있다.

어떻게 먹느냐에 따라 지방만 빠질 수도 있고, 물만 줄어들 수도 있으며, 근육 손실이 심할 수도 있다. 따라서 나의 몸을 예쁘게 만들고 근육 손실을 예방하는 영양소는 많이 먹고, 나의 몸매를 망치는 영양소는 최소화하여 골라 먹는 식사법을 실천하도록 하자.

출산, 육아와 함께하는 30대 여성을 위한 투자 다이어트 솔루션

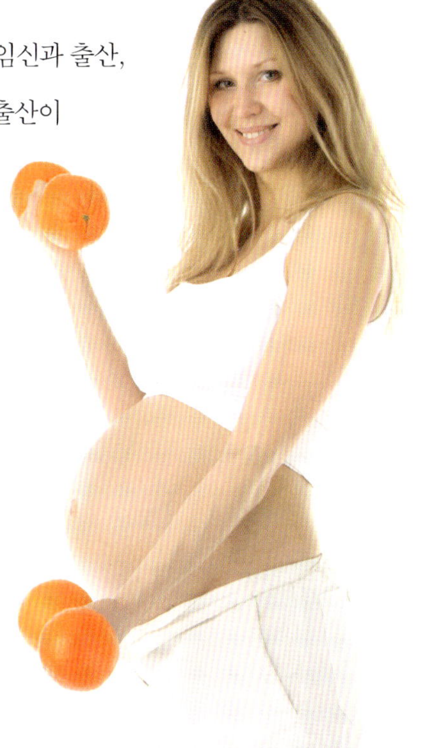

30대 여성을 대표하는 키워드는 무엇일까? 바로 임신과 출산, 그리고 육아이다. 예전에는 대부분 20대에 결혼과 출산이 이루어졌지만, 시대가 변하면서 여성들의 결혼 연령이 점점 높아졌고 그에 따라 첫 출산 또한 늦어지고 있다. 이에 따라 임신과 출산으로 대변되는 연령대는 30대라고 할 수 있다. 임신과 출산은 여성에게 크나큰 변화를 안겨준다. 여자에서 어머니가 되는 단계로 육체적 변화뿐 아니라 정신적 변화 또한 대단하다.

이처럼 여자의 일생에서 가장 큰 변화인 임신과 출산을 겪게 되는 30대 여성을 위한 맞춤 다이어트 전략은 과연 무엇일까?

임신 중 다이어트 솔루션

임신은 여성의 몸에 크나큰 변화를 일으킨다. 임신 초기 음식만 봐도 속이 메스꺼운 입덧으로 시작하여, 태아가 자라나면서 몸이 점점 무거워지고 시간이 지나면 장기를 압박하면서 변비 등의 증상까지 나타난다. 임신 전 입었던 허리가 쏙 들어간 원피스 대신에 펑퍼짐한 옷을 입고 있는 자신을 바라보면 왠지 좀 서글퍼지기도 한다.

이처럼 임신이라는 변화 앞에 선 여성들의 대처 방법은 뭐가 있을까? 그 첫 번째는 '2인분을 먹겠다는 생각은 버려라!'이다. 임신을 하고 나면 내 뱃속에 또 다른 생명이 들어 있다는 생각에 자연스레 먹는 양을 늘린다. 그런데 일반적으로 임신한 여성이 본인의 식사량 이외에 하루에 추가로 필요한 열량은 대략 500kcal 정도이다. 하루 동안 밥 2공기에 못 미치는 열량인 셈이다.

하지만 많은 여성이 임신을 하고 나면 '나는 이제 2인분'이라는 각오를 다지며 음식 섭취량에 지나치게 관대해진다. 예전 같으면 건강과 다이어트를 위해 피했던 고칼로리의 설탕, 지방, 소금 덩어리의 섭취도 임신이라는 이름하에 허락해버리고 만다.

이는 극히 잘못된 생각이다. 출산 후 임신 전 몸무게로 돌아갈 수 있는지 없는지를 결정하는 가장 중요한 요소는 임신 중 얼마나 체중이 늘었느냐에 있기 때문이다. 임신 중 일정 범위 이상으로 체중이 늘면 다시 원래의 체중으로 돌아가기 힘든 경우가 대부분이다. 그렇다고 임신부가 먹는 양을 과도하게 줄이면 태아의 발육에 문제가 생길 수 있다. 그럼 어떻게 해야 하는 걸까?

해결책은 임신 전 체중에 따라 임신 기간 중 허용 가능한 체중 증가 범위를 유지하는 것이다. 임신 전 마른 여성의 경우 임신 중 12.5~18kg, 보통 체격의 경우 12.5kg, 비만이었던 경우 7kg 이상 늘지 않도록 하는 것이 중요하다. 따라서 임신 전 체중에 따라 본인의 허용 가능한 체중 증가 범위를 체크하고 이를 넘지 않도록 관리하는 것이 중요하다.

임신 중 운동은 임신 전 유산소 운동을 하던 사람은 지속해도 되지만, 새로이 운동을 시작하거나 원래보다 강도를 높이려 한다면 주치의에게 가능 여부를 물어야 한다. 임신 시 피해야 할 운동으로는 충돌의 위험이 있는 운동, 복압을 증가시키는 운동(힘을 많이 주어야 하거나 쪼그려 앉아서 힘을 쓰는 운동)이다.

출산 후 여성의 다이어트 솔루션

우리나라 여성들은 산후 몸조리에 특별히 힘을 쏟는다. 산후 조리가 중요한 것은 맞지만, '산후 조리'라는 것이 등을 깔고 누워만 있으라는 뜻은 절대 아니다. 오히려 출산 수일 뒤부터 조금씩 몸을 움직이기 시작하는 것이 좋다. 시간이 지나면서 운동의 강도를 조금씩 올리도록 하고, 출산 후 3개월 동안 임신 전 체중으로 돌아가는 것을 목표로 잡는 것이 좋다.

이렇게 출산 후 체중 관리에 가장 핵심적인 요소가 바로 '모유 수유'이다. 분유를 먹이는 것보다 모유를 수유하면 산후 체중 관리에 훨씬 이롭다. 모유 속에는 아기의 건강을 책임지는 영양소가 가득하고, 병균으로부터 아기의 건강을 보호해줄 요소들 또한 다량 함유되어 있다. 세계보건기구(WHO)에서는 생후 6개월까지는 모유만 먹이는 것이 제일 좋다고 얘기하고 있다.

간혹 모유를 수유하면 가슴 모양이 망가진다는 말에 모유 수유를 꺼리는 경우가 있는데, 이는 잘못된 얘기이다. 모유 수유를 하면 엄마의 체형 관리와 아기의 건강을 책임지는 일석이조의 효과를 볼 수 있다. 검증되지 않은 소문 때문에 처녀 시절 몸으로 돌아가게 해주는 가장 좋은 수단을 포기하는 우매한 결정을 내리지 않길 바란다.

출산 후, 우울감 컨트롤이 필수!

여성들은 출산을 하고 나면 약간의 우울감부터 심각한 우울증에 이르기까지 상당한 감정 기복이 생긴다. 이러한 우울감이 2~3주 이내에 자연스레 없어지면 좋지만, 이보다 오래 지속될 때는 주변의 관심과 주의가 필요하다. 산후우울증으로 이어지고 아기에 대한 관심이 사라지면서 육아에 문제가 생기기도 하기 때문이다.

산후우울감을 조절하기 위해서는 산모 스스로 자신의 감정과 상황을 가족과 남편에게 솔직하게 이야기하고 도움을 구해야 한다. 또한 이러한 감정을 나누고 공유할 수 있는 산모들과 유대관계를 이어가는 것도 좋다. 예를 들어 산후조리원에서 알게 된 산모들과 연락하며 서로의 감정 상태를 얘기하는 것도 좋은 방법이다.

운동도 도움이 된다. 우울증은 무기력감을 발생시켜 덜 움직이게 만들고, 그것이 또 무기력감을 일으키는 악순환을 만들 수 있다. 출산 후 망가진 자신의 몸을 보고 있노라면 우울감 더 심해질 수 있으므로 자신의 체력 한도 내에서 가볍게 운동을 시작하여 체력이 증가함에 따라 운동 강도를 점점 올려가는 것이 좋다. 실제로 산후에 생긴 우울감이 적당한 운동을 하면서 좋아지는 경우를 많이 보게 된다. 다만 주의할 점은 출산 후에는 여기저기 근골격계 문제가 생기거나 이전의 문제가 악화되는 경우도 많다. 따라서 여력이 된다면 산모의 체형과 문제점을 정확히 파악하고 운동을 지도해줄 수 있는 전문 트레이너의 지도 하에 운동을 하는 것도 좋은 방법이다.

마지막으로 여러 가지 노력으로도 증상이 호전되지 않고 지속되거나 악화된다면 지체 말고 정신과 전문의의 도움을 받도록 하자. 별것 아니라고 생각하며 우울증을 그냥 방치하다 보면, 산모 자신뿐 아니라 아기에게까지도 안 좋은 영향을 미칠 수 있다. 한 집안의 엄마가 정신적으로 그리고 육체적으로 건강해야 나머지 식구들도 건강해질 수 있다는 사실을 잊지 말자.

나에게 더욱 투자하자

30대 임신과 출산을 겪은 여성의 다이어트 핵심을 한마디로 표현한다면 '나에게 더 투자하자!'라고 할 수 있다. 여기서 말하는 투자는 비싼 옷을 사 입고 비싼 관리를 받으라는 뜻이 아니라, 여성 자신에게 더 많은 시간과 노력을 쏟으라는 의미이다.

출산을 하고 나면 시도 때도 없이 우는 아기를 돌보랴 다른 가족에게 신경 쓰느라 실제 본인의 먹을거리를 챙길 여유가 없다. 그렇다 보니 정작 본인에게는 어쩔 수 없이 소홀해지는 시기가 바로 출산 이후이다. 가사와 육아에 지치다 보면 운동은 엄두도 못 내는 경우가 많다. 식사는 최대한 간단히 찬밥에 물 말아서 김치와 먹거나, 즉석 요리와 배달 요리로 해결하는 경우가 많다.

이렇게 먹을 경우 몸매를 예쁘게 만들어줄 중요한 영양소 섭취는 당연히 줄어들고, 나의 몸을 망치는 영양소는 과하게 섭취하게 된다. 늘 강조하지만 적게 먹어야 살이 빠지는 것이 아니라 '잘 골라 먹어야' 살이 빠진다. 문제는 이렇게 '잘' 먹으려면 매끼마다 영양소별로 신경 써서 식사를 준비해야 하는데, 그렇게 하려면 자신의 식단에 더 투자해야 한다. 매끼 신선한 채소와 양질의 단백질을 준비하려면 정성과 시간을 더욱 투자해야 하는 것이다. 아기와 남편의 식사를 챙기는 것도 중요하지만 나의 식사에 더욱 신경을 써야만 산후 다이어트에 성공하고 처녀적 몸매를 유지할 수 있다.

출산 후 이렇게 자신에게 더 투자하기 위해서는 남편의 역할이 절대적이다. 육아라는 과정은 여성과 남성 모두에게 힘든 일인 것은 분명하다. 3시간 간격으로 우는 아기에게 젖을 물리고 목욕을 시키고 집안일을 하는 여성도 힘이 들지만, 하루 종일 밖에서 열심히 일하고 집에 돌아와 가사와 육아를 분담해야 하는 남성도 힘이 든다. 하지만 이런 과정 속에서도 여성은 스스로에게 좀 더 투자할 수 있는 환경을 만들어야 한다.

하루에 30분 내지 1시간 정도는 남편에게 아기를 맡기고 간단한 유산소 운동과 근력 운동을 병행하도록 하자. 집에서 해도 좋고 공원을 나가도 좋다. 요즘은 아파트 놀이터에도 여성들에게 충분한 자극을 줄 만한 근력 운동 기구를 갖춘 곳이 많다. 일주일에 3~5회 정도 30분에서 1시간 정도면 산후 체형 관리와 우울감 개선에 큰 도움이 된다. 만약 힘들어하는 남편이 투덜댄다면 "당신은 뚱뚱한 아줌마랑 살고 싶어 날씬한 여자랑 살고 싶어? 이게 다 자기를 위한 일이야" 하고 애교 있는 한마디를 던져주도록 하자. 다시 말하지만 임신과 출산, 그리고 육아를 맞이하는 30대 여성은 자기 자신에게 좀 더 투자해야 다이어트에 성공할 수 있다는 사실을 잊지 말자.

시간적·경제적 여유가 생기는 40대 이후 여성을 위한 항노화 다이어트 솔루션

40대 이상의 여성은 경제적 여유가 생기기 시작한다. 40대 말 아이가 대학교까지 진학하고 나면 이제 시간적 여유까지도 생긴다. 이렇게 물질적인 부분에서는 여유가 생기지만, 오히려 정신적인 공허함은 더욱 커질 수 있는 시기가 바로 40대 이후이다. 남편은 사회에서 어느 정도 안정되고 아이들은 자라면서 자신의 주관이 강해진다. 그렇다 보니 정작 나는 지금껏 무엇을 이루어놓았는가, 지금 내가 하는 일이 너무 초라하지 않은가 하는 공허함과 허탈감이 생길 수 있다.

여기에 50대에 들어서 생리가 끝나는 폐경(완경)이 오면 '이제는 더 이상 여자가 아니다'라는 괜한 생각에 우울감과 상실감이 깊어지는 경우가 많다. 문제는 정신적 부분만이 아니다. 생리가 멈추게 된다는 것은 이전에 분비되던 여성호르몬이 분비되지 않는다는 말이고, 여성호르몬으로 인해 얻었던 다양한 건강상의 이득으로부터 보호받을 수 없으며, 체형적인 변화도 동반된다는 것을 의미한다.

실제로 갱년기 여성들은 얼굴이 화끈거리고 열이 올랐다 내렸다 하는 증상이 생기기 시작해서 가슴 두근거림, 근육통, 식은땀, 건망증 같은 증상을 호소한다.

또한 골다공증의 위험이 높아지며 심장혈관 질환의 발생 위험도 높아진다. 이외 다양한 근골격계 질환의 위험성도 높아지는 시기이다. 팔을 올리거나 내리기가 힘든 오십견과 퇴행성관절염에 의한 무릎 통증, 요통과 디스크, 젊은 시절 각선미를 살려 주었던 하이힐에 의해 생기는 무지외반증 등…. 이렇게 또 다른 삶이 열리고 새로운 문제에 맞닥뜨리게 되는 것이 바로 40대 이후이다.

체형의 변화도 눈에 띈다. 그동안 여성호르몬의 영향으로 지방이 엉덩이와 허벅지, 둔부에 쌓였다면 여성호르몬의 역할이 줄어들면서 체형 자체가 바뀌어간다. 허벅지와 풍만한 엉덩이는 사라져 가늘어져가고, 남자들처럼 배가 나오기 시작한다. 젊은 시절의 S라인은 사라지면서 D라인으로 몸매가 바뀌어가는 것은 단지 많이 먹고 적게 움직이기 때문만은 아니다.

이처럼 커다란 변화를 맞게 되는 40대 이후의 여성을 위한 맞춤 다이어트는 무엇일까?

중년 여성의 체형 변화, 하체 운동을 적극 활용하자!

젊은 시절 많은 여성의 고민은 풍만하다 못해 뚱뚱한 허벅지이다. 텔레비전에 나오는 연예인들의 가녀린 허벅지를 갖고 싶은 마음에 랩을 감아보기도 하고 맥주병으로 종아리를 열심히 문질러보기고 한다. 또한 허벅지가 조금이라도 자극되는 운동은 지레 겁을 먹고 피해버린다. 운동 전문가들이 '여성은 근육이 잘 생기지 않는다'고 아무리 얘기를 해도 운동이 끝나고 난 뒤 허벅지가 조금이라도 더 두꺼워진 것 같으면 이내 운동을 포기해버리는 것이 젊은 여성들의 심리이다.

하지만 점점 나이가 들어가면서 여성의 체형은 바뀐다. 중년 여성이나 할머니의 모습을 떠올려보라! 허벅지와 엉덩이가 풍만하고 허리는 가는 체형을 본 적이 있는가? 그분들도 다 젊었을 때는 두꺼운 허벅지로 고민했던 적이 있었다. 하지만 나이가 들면 더는 그런 고민을 하지 않게 된다.

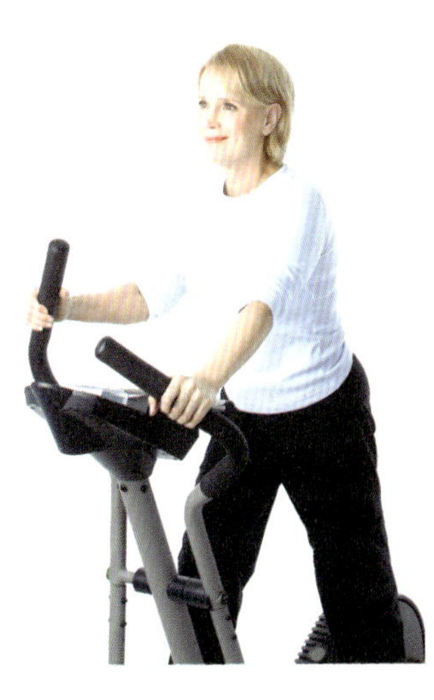

젊은 시절 여성을 가장 여성답게 만드는 호르몬인 여성호르몬이 활발하게 분비되면 지방을 허벅지와 골반, 엉덩이 부분에 쌓는다. 그 이유는 임신과 출산에 가장 적합하고 유리한 몸 상태를 만들기 위해서일 것이다. 하지만 폐경, 즉 더 이상 생리를 하지 않게 되면 임신을 하지 못한다는 이야기이고, 이는 더 이상 임신에 유리한 몸 상태를 만들어야 할 필요성이 없어진다는 의미와도 같다. 그리하여 허벅지는 가늘어지고 배는 나오는 남성형 비만의 모습으로 체형이 변하는 것이다.

따라서 중년 이후 여성의 체형적인 변화를 고려하였을 때 가장 추천할 만한 운동이 바로 하체 근육을 적극적으로 활용하는 운동이다. 왜냐하면 젊은 시절처럼 허벅지가 굵어질까 봐 걱정할 필요가 전혀 없는 시기이기 때문이다. 적극적인 하체 운동을 통해 골다공증을 예방하고 골절의 위험성을 줄일 수 있다. 여성이 폐경기에 이르러 여성호르몬의 분비가 멈추면 골다공증의 위험성이 올라가면서 골절의 위험성도 높아지는데, 이를 줄여줄 수 있는 것이 바로 운동이다. 특히나 하체 운동을 열심히 하는 경우 허벅지 뼈의 골절 위험성을 낮출 수 있다.

주변의 할머니들 중 넘어지면서 허벅지 골절로 인해 남은 생을 병상에 누워 지내는 경우를 종종 볼 수 있다. 이 주된 원인이 여성호르몬의 보호 작용을 받지 못하게 된 뼈가 약해졌기 때문이다. 그러므로 40대부터 자신의 체력에 맞는 적절한 하체 운동을 한다면 골다공증의 위험성을 줄일 수 있고 그에 따라 골절의 위험성도 낮출 수 있다. 최근에는 허벅지가 굵을수록 장수한다는 연구 결과도 발표되었다. 건강과 체형이라는 모든 면에서 40대 이상의 여성에게 하체

　운동을 처음 시작하는 분들의 경우 무리하지 말고 저강도의 운동으로 진행하자. 우선 의자에 앉아 허벅지에 힘을 주며 무릎을 굽혔다 폈다 하는 정도로 시작한다. 그리고 이것이 익숙해지면서 하체 근력이 증가하면 맨몸으로 앉았다 일어서기, 또는 한쪽 발을 앞으로 내밀고 앉았다 일어서기 같은 하체 운동을 적극적으로 시행한다. 운동을 규칙적으로 하여 근력이 더욱 증가하면 500ml 생수통에 물을 담아 운동하거나 응용 동작으로 어깨 운동을 함께하는 것도 좋은 방법이 된다.

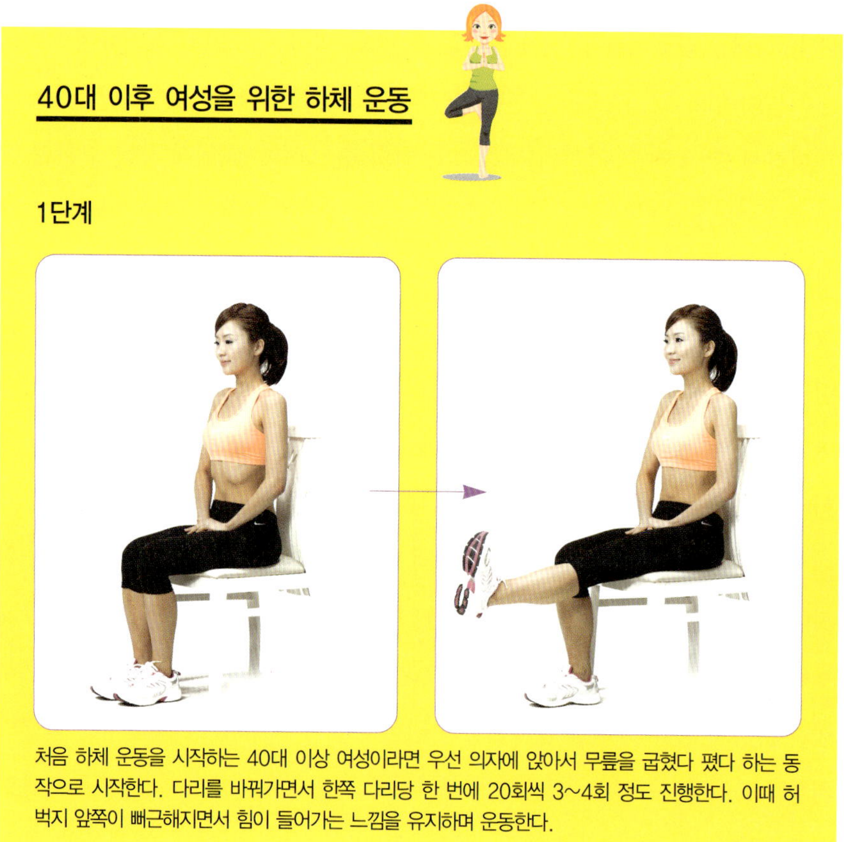

처음 하체 운동을 시작하는 40대 이상 여성이라면 우선 의자에 앉아서 무릎을 굽혔다 폈다 하는 동작으로 시작한다. 다리를 바꿔가면서 한쪽 다리당 한 번에 20회씩 3~4회 정도 진행한다. 이때 허벅지 앞쪽이 뻐근해지면서 힘이 들어가는 느낌을 유지하며 운동한다.

2단계

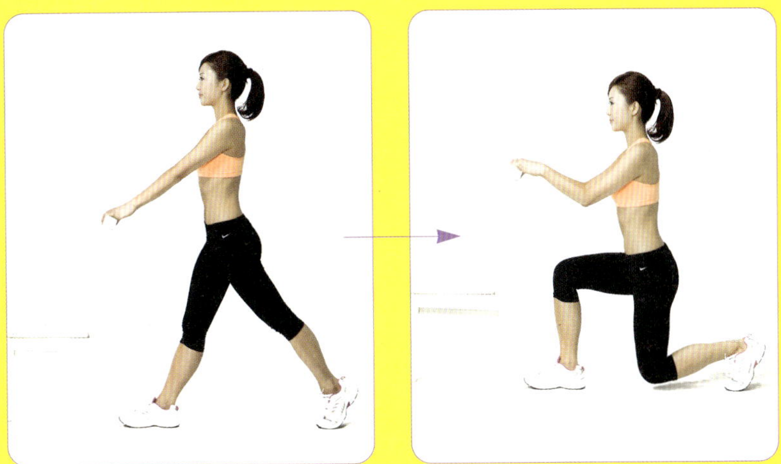

2단계는 체중을 의자에 약간 의지하면서 운동이 진행된다. 양손은 의자 등받이를 잡고 양발을 벌리고 선 후 천천히 앉았다가 일어선다. 양발을 바꿔가면서 운동을 진행하고 한쪽 다리당 10~15회 정도 앉았다 일어나기를 총 3~4회 진행한다.

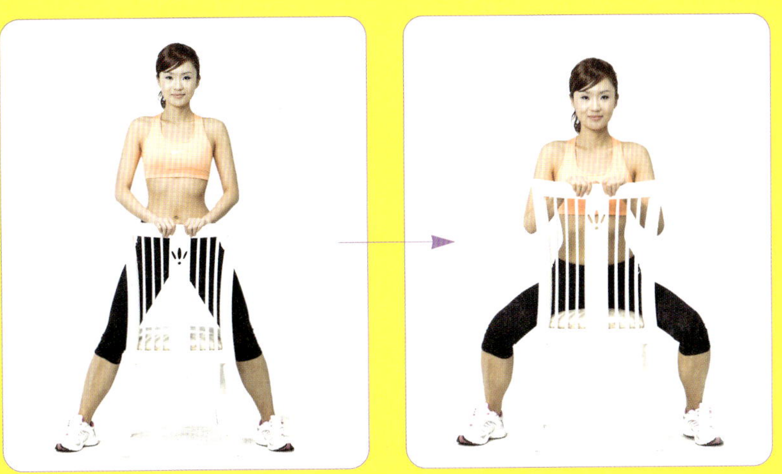

양손은 의자 등받이를 잡고 뒤를 보고 앉는 자세를 취한다. 이 자세로 천천히 앉았다 일어서기를 반복하는데, 앉을 때 완전히 앉지 말고 엉덩이만 살짝 닿았다가 떼는 느낌으로 진행한다. 10~15회 앉았다 일어나기를 진행하고 잠시 쉰 후 총 3~4회 반복한다.

3단계

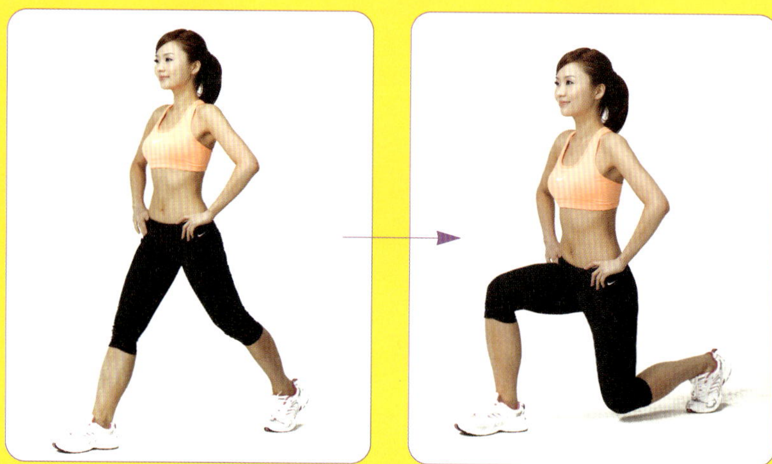

자신의 체중을 충분히 이용하여 운동을 진행한다. 다리를 앞뒤로 벌리고 서서 양손은 허리를 잡고 천천히 앉았다가 일어선다. 양다리를 바꿔가면서 진행하고 한쪽 다리당 한번에 10~15회 앉았다 일어서기를 반복하고 총 3~4번 반복한다.

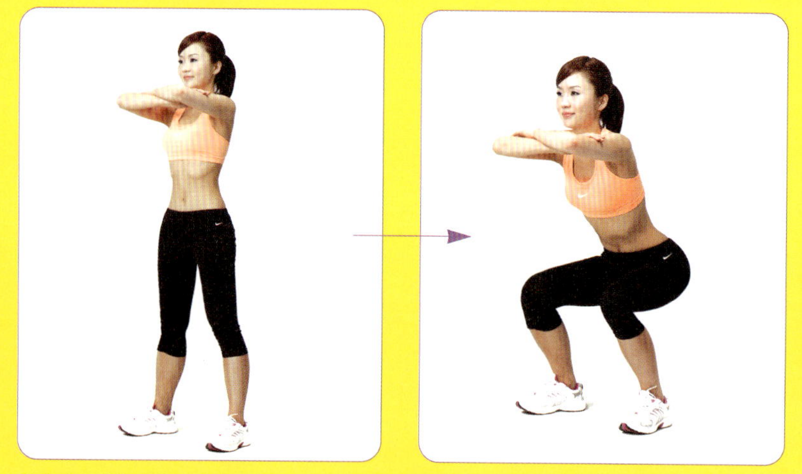

양다리를 어깨 넓이로 벌리고 선 후 팔은 앞으로 팔짱을 낀 자세에서 천천히 앉았다가 일어선다. 뒤에 의자가 있다고 상상하면서 살짝 앉았다 일어나는 느낌으로 진행하고, 10~15회 앉았다 일어서는 것을 3~4회 반복한다.

40대 이후의 다이어트 키워드, 항노화

요즘 여성들에게 가장 큰 칭찬은 '예쁘다'는 말보다 '어려 보인다'는 말인 것 같다. 반대로 가장 듣기 싫은 말은 자기 나이보다 더 들어 보인다는 말이다. 그런데 중년 여성이 다이어트를 하다 보면 살은 빠지는데 주변에서 "나이 들어 보인다", "어디 아파 보인다", "그만 빼는 게 나을 거 같다"라는 말을 듣는 경우가 종종 생긴다.

따라서 40대 이상 여성의 경우 그냥 살을 빼는 것이 아니라 '늙지 않게 다이어트하는 항노화 다이어트'에 초점을 맞춰야 한다. 지금부터 중년 여성을 위한 '항노화 다이어트'의 중요한 지침을 알아보자.

첫째, 노화를 유발하는 운동은 피하도록 하자. 일반적으로 운동은 우리의 몸을 젊게 만들어주는 효과가 있다고 알려져 있다. 하지만 운동이 그 반대의 역할, 즉 오히려 몸을 늙게 만들 수도 있다는 사실을 아는 사람은 많지 않다. 그렇다면 어떤 운동이 오히려 몸을 늙게 만드는 걸까? 그것은 바로 갑작스럽게 시행하는 고강도 운동이다.

운동을 안 하던 사람이 중년에 건강과 아름다움을 되찾아 보겠다고 운동 강도를 급작스럽게 증가시키면, 몸속에 활성산소 발생을 높여 젊어지기는커녕 오히려 노화가 가속화할 수 있다. 또한 중년에 시행하는 갑작스러운 고강도 운동은 숨어 있는 심혈관 질환을 악화시킬 수 있다. 따라서 노화를 막고 건강을 지키기 위해서는 급한 마음에 시작하는 고강도 운동을 피하고, 낮은 강도의 운동부터 시작해서 점차적으로 강도를 올려야 한다.

과도한 무게의 근력 운동보다는 파워 워킹과 같은 유산소 운동을 기본으로 하고, 앞서 말한 하체 운동과 함께 몸의 중심 근육을 강화시켜주는 운동(코어 운동)

부터 시작하여 차츰 강도를 올려가는 것이 중년 여성의 항노화 운동의 기본 지침이다.

코어 근육은 골반 기저부, 복부, 그리고 허리의 근육을 가리킨다. 이 근육들은 몸의 중심부를 구성하는데 겉에서 볼 수 없는 속층에 위치한 근육들로 몸의 안정성을 유지하고 증진시키기 때문에 이를 강화시킨다는 것은 기초를 다지는 의미이다. 따라서 몸의 중심을 바로 세워주는 코어 근육을 먼저 강화시키고 이어서 아령이나 기구 등을 가지고 겉에 보이는 근육들을 단련시키는 것이 맞다. 코어 근육을 강화시키면 자세가 바로잡히면서 근골격계 통증도 완화될 수 있다. 만약 운동 강도를 올리는 과정에서 통증이나 불편함이 발생한다면 대수롭지 않게 넘기지 말고 전문의의 진료를 받는 것이 중요하다.

항노화 다이어트를 위한 두 번째 지침은 탄수화물 섭취량을 지나치게 제한하지 않는다는 점이다. 급한 마음에 다이어트를 하는 여성들 중 빨리 체중 감량이 된다는 이유로 탄수화물 섭취량을 많이 제한하는 경우가 있다. 문제는 이러한 경우 체중은 빨리 줄어들지만 피부의 탄력도가 떨어지면서 얼굴에 주름이 늘고 처지는 현상이 동반된다는 점이다. 따라서 항노화 다이어트의 핵심은 탄수화물을 과도하게 제한하지 않되 '좋은 탄수화물' 위주로 적당량을 매끼마다 섭취해주는 것이다. 섭취량은 매끼 잡곡밥 1/2공기 정도가 적당하다.

세 번째 지침으로 매끼 신선한 채소를 충분히 섭취하는 것을 들 수 있다. 노화를 막기란 불가능하다. 다만 최대한 늦출 수는 있는데, 이때 가장 중요하고 효과적인 것이 바로 비타민 섭취이다. 그런데 비타민의 경우 자연 식품에서 섭취하는 것과 인위적으로 만들어낸 것을 섭취하는 것은 같은 양을 섭취해도 몸에서 나타나는 효과에서 차이가 난다. 당연하지만 자연에서 섭취하는 비타민이 더 좋은 효과를 낸다.

따라서 매끼마다 신선한 채소를 충분히 섭취하는 것이 중년 여성의 항노화 다이어트에서 매주 중요하다. 다만 주의할 점은 한 끼 식사를 과일이나 채소로만 해결하지 않도록 하고, 과일은 말 그대로 후식 정도의 개념으로 섭취하는 것이 좋다. 매끼 노화를 막아주는 채소를 충분히 먹으면서 단백질 섭취에도 신경을 쓴다.

중년 여성들에게 가장 좋은 단백질 공급 식품은 뭐니 뭐니 해도 콩과 두부이다. 콩과 두부는 훌륭한 단백질 공급원일 뿐 아니라 이소플라본이라는 물질을 많이 포함하고 있는데, 이는 우리 몸속에서 여성호르몬과 비슷한 역할을 한다. 따라서 콩과 두부는 여성호르몬 분비가 줄어드는 중년 여성에게는 단백질도 공급하면서 여성호르몬의 보충 역할도 할 수 있는 일석이조의 효과가 있는 음식이다. 채소를 충분히 먹으면서 콩과 두부가 들어가는 밥과 반찬을 적극 활용하도록 하자.

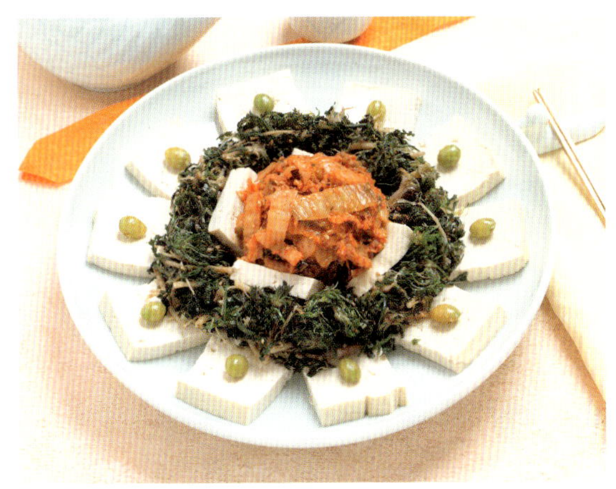

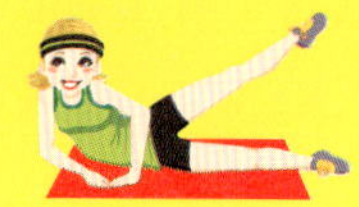

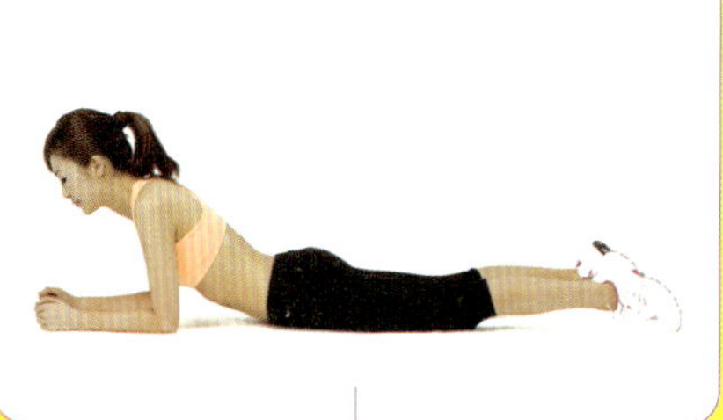

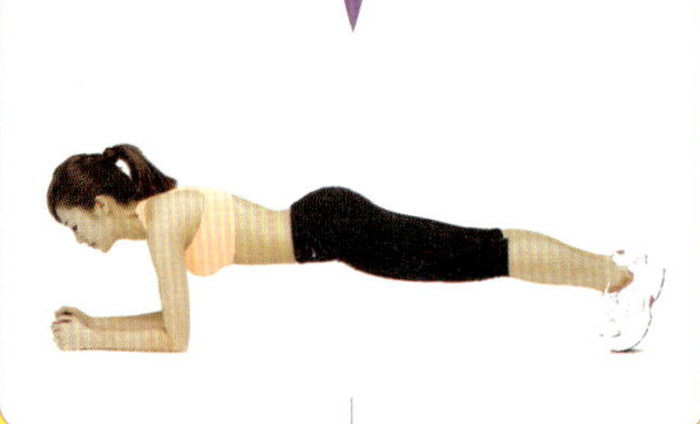

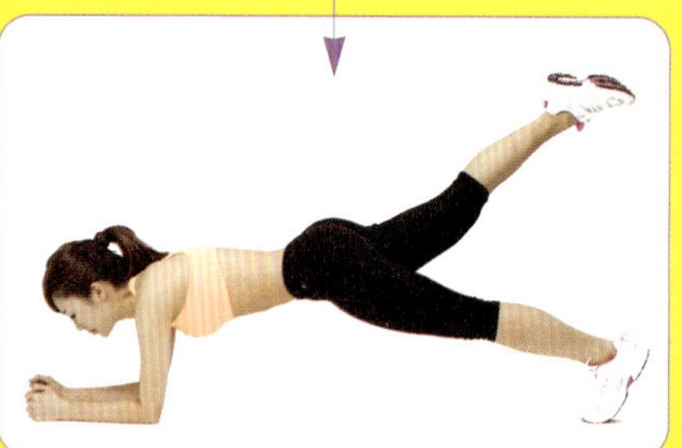

양팔을 어깨 넓이 정도로 벌리고 팔꿈치를 대고 눕는다. 복부와 허리, 허벅지에 힘을 주어 엉덩이를 들고 몸을 수평으로 만든 상태에서 약 10~20초간 숨을 천천히 쉬면서 버틴다. 다시 처음 자세로 돌아와 쉬었다가 다시 엉덩이를 들고 버티기를 3회 정도 반복한다. 숙련되면 한쪽 다리를 번갈아가며 든 자세에서 10~20초 정도를 버틴다. 동작 중 호흡을 멈추지 말고 계속 유지한다.

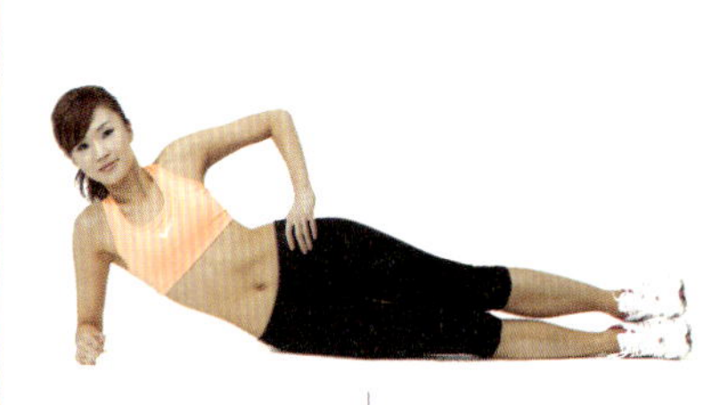

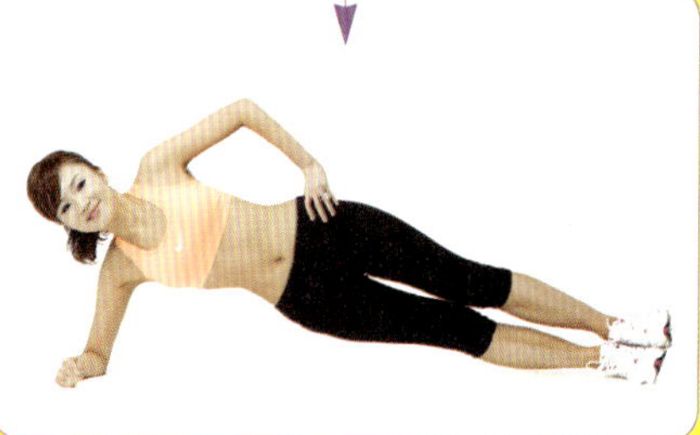

팔꿈치를 대고 옆으로 누운 자세에서 옆구리, 복부, 허리와 허벅지에 힘을 주며 몸을 일으켜 몸이 일직선이 되도록 만든다. 호흡을 천천히 하면서 10~20초 정도 자세를 유지한다. 다시 처음 자세로 돌아가 잠시 쉬었다가 다시 10~20초 정도 버티기를 3회 정도 반복한다.

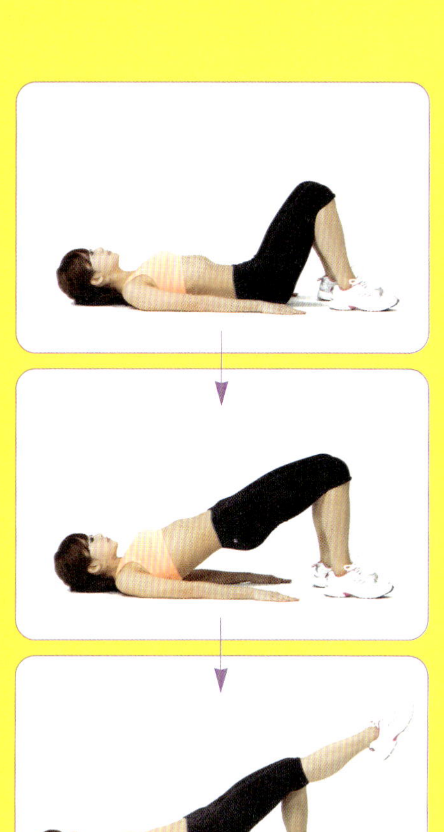

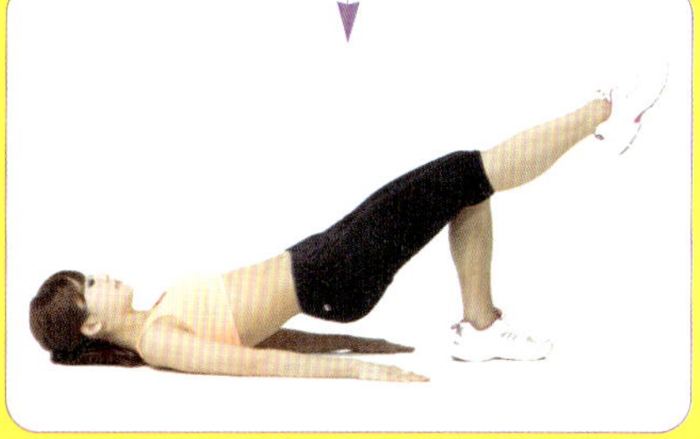

등을 땅에 대고 편안히 눕는다. 허리와 복부·허벅지에 힘을 주며 엉덩이를 들어올려 가슴-복부-허벅지가 일직선이 되도록 한 후 10~20초간 버틴다. 다시 제자리로 돌아와 잠시 쉬었다가 운동하기를 3~4회 반복한다. 이 자세가 편안해지면 가슴-복부-허벅지가 일직선이 된 상태에서 한쪽 다리를 천천히 번갈아가며 들어본다.

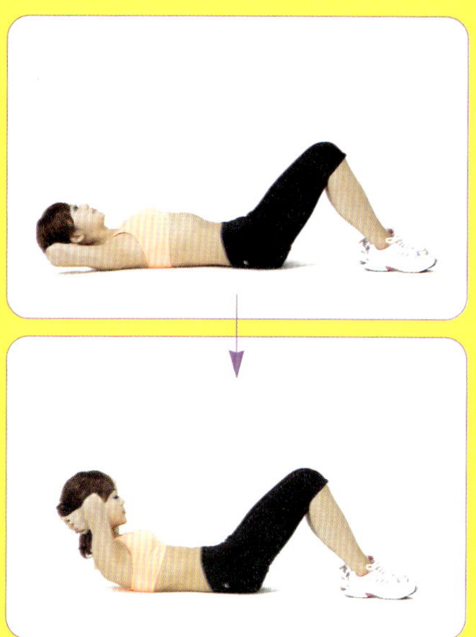

똑바로 누운 상태에서 양손은 깍지를 끼고 머리를 잡는다. 엉덩이와 허리는 바닥에 놓은 상태를 유지하면서 상복부에 힘을 줘 상체를 살짝 들어올린다. 이때 손과 팔의 힘이 아닌 배의 힘으로 상체를 들도록 한다. 10초 정도 유지하였다가 쉬기를 3~4회 반복한다. 호흡은 참지 말고 계속 유지하도록 한다.

백화점의 의류 매장과도 같은 여자들의 다이어트

지금까지 여성의 시기별 다이어트 법에 관하여 알아보았다. 현대 여성에게 있어 다이어트는 10~20대에게 국한된 것이 아닌 나이를 불문하고 평생 지속해야 할 숙제가 되어버렸다. 이렇게 평생 지속해야하는 것이 다이어트지만 모두에게 똑같은 방식이 적용되는 것은 아니다. 10~20대는 10~20대만의 다이어트 고민이 있고, 40~50대는 40~50대만의 고민이 있는 만큼 그에 맞는 맞춤형 솔루션이 필요하다.

10~20대나 할 법한 고강도의 유산소 운동과 무산소 운동을 이제 다이어트를 시작하는 40~50대 여성에게 무작정 적용했다가는 오히려 역효과만 생길 수도 있다. 반대로 인생의 절정기이기도 하면서 가장 아름답고 싶은 10~20대 여성에게 건강만을 생각한 거북이 다이어트 법은 공감대를 얻어낼 수 없다. 이 시기의 여성에게는 단기간에 큰 효과를 보고 싶은 여성의 욕구를 충전시켜 주면서도 더 긴 앞날을 대비할 수 있는 다이어트 방법이 필요하다.

백화점을 생각해보자. 백화점 내 여성 의류 매장은 남성 의류 매장과는 달리

각 나이대별로 층을 달리하여 상품을 진열하고 매장을 운영하고 있다. 어떤 층에는 20대를 위한 귀엽고 활기찬 느낌의, 작은 사이즈 위주의 옷을 파는 매장이 있지만, 또 어떤 층에는 30대 직장인 여성을 위한 단정해 보이면서도 세련미가 느껴지는 옷을 파는 매장이 자리하고 있다. 또 다른 층에는 40~50대 여성을 위한 원색을 강조하면서도 조금은 넉넉한 사이즈 위주의 옷을 판매하는 매장이 위치한다.

다이어트도 백화점의 여성 의류 매장과 비슷하다. 여성은 남성과 달리 나이대별로 사회적으로 그리고 신체적으로 변화가 크다는 특성상 그 시기에 맞는 적절한 다이어트법이 필요한 것이다.

지금 당신에게는 어떤 다이어트 방법이 필요한가? 더 이상 나와 별 상관없는 의류 매장을 기웃거리며 서성이지 말자. 나의 몸에 잘 맞지도 않는 옷이 아닌 나의 몸에 딱 맞는 시기별 다이어트 방법을 적용한다면 다이어트 성공이라는 길고 힘든 싸움을 현명하게 이겨 나갈 수 있을 것이다.

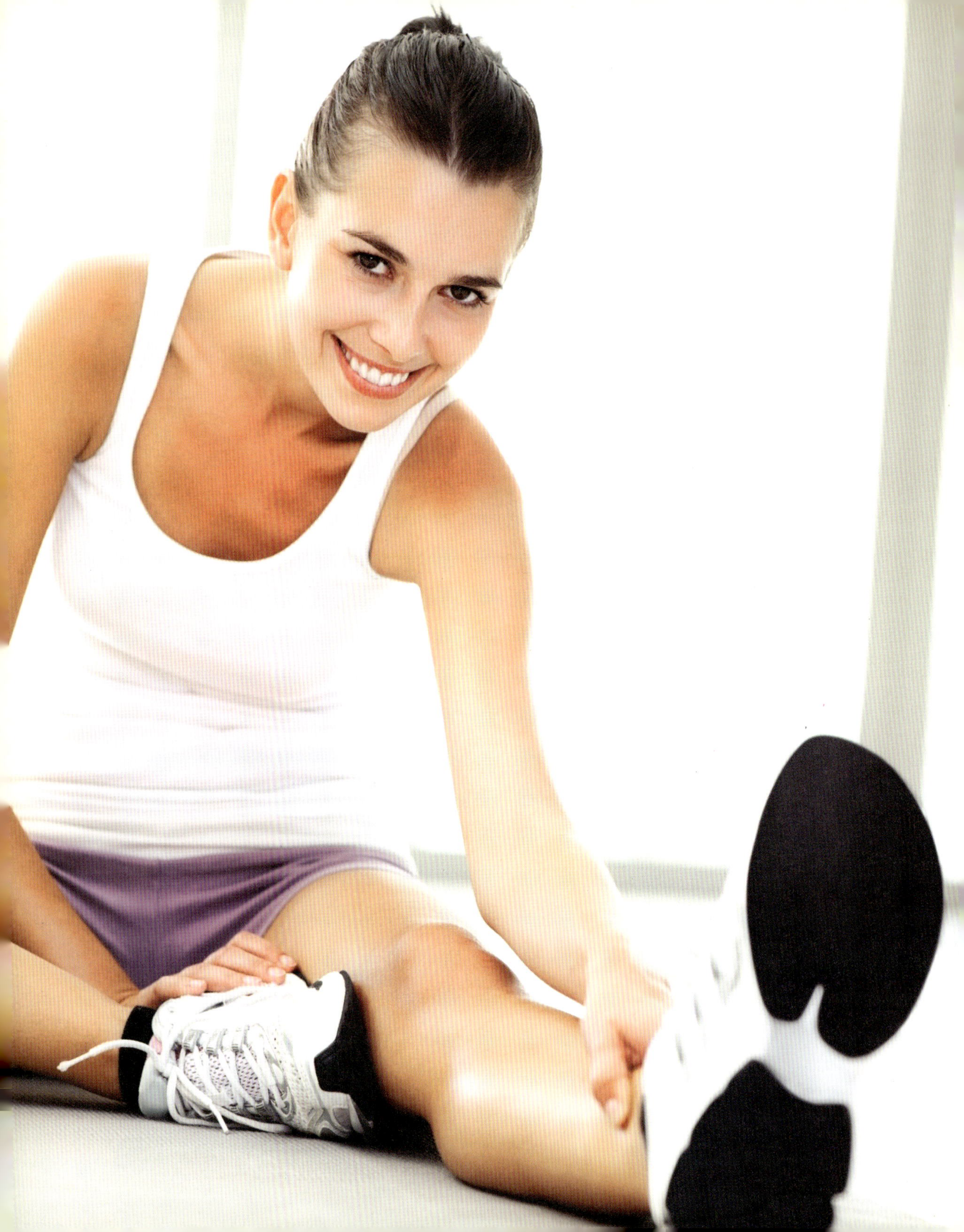

여자의 몸을 성형하는
골라 빼는
운동법

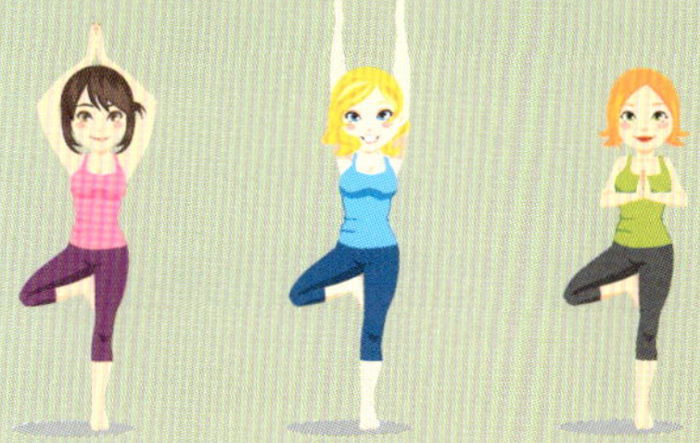

맞지 않는 운동은 오히려 몸매를 망친다 / 여자만을 위한 '30분 성형 운동'

나의 체형, 도대체 어디가 어떻게 문제일까? / 저근육 고지방형인 일반 체형을 위한 맞춤 성형 운동

허벅지 근육 발달형을 위한 성형 운동 / 종아리 근육 발달형을 위한 성형 운동

떡 벌어진 어깨형을 위한 맞춤 성형 운동 / 잘 붓는 하체형을 위한 림프 마사지법

맞지 않는 운동은 오히려 몸매를 망친다

다이어트 광풍이 몰아치면서 수많은 운동 전문가 그리고 다이어트 전문 가들이 체형에 따른 운동법을 들고 나왔다. 이제는 누군가 비법처럼 말했던 저주받은 하체를 위한 운동법이라는 것은 더 이상 새롭지도 특별하지도 않게 느껴진다. 그럼에도 지금까지 나온 체형별 운동법을 따라 해서 효과를 보았다는 사람은 실제로 찾아보기 어렵다. 왜 그럴까?

이는 그동안의 체형별 운동법이라는 것이 결국 '하체 비만→하체 운동, 상체 비만→상체 운동'이라는 단순 논리에서만 접근하였기 때문이다. 과연 '하체 비만 = 하체 운동'이라는 논리가 성립하는 것일까? 이에 대한 답을 얻으려면 우선 우리 몸에 관한 기본적인 이해가 필요하다.

우리 몸의 구조를 살펴보면 가장 바깥쪽에는 피부가 있고, 그 아래에 지방층이 있으며, 이 지방층을 걷어내면 비로소 근육이 모습을 나타낸다. 따라서 특정 부위가 남들보다 굵다면 이는 지방층 때문일 수도 있고, 근육량 때문일 수도 있다. 따라서 허벅지가 굵은 저주받은 하체를 위한 운동법을 말하려면, 하체가 굵은 원인이 근육량이 많기 때문인지 아니면 지방량이 많기 때문인지를 파악하는 것이 먼저다. 이후 원인에 따른 운동법을 제시해야 한다. 그런데 기존의 운동법은 이러한 체형에 관한 진단 과정 없이 무조건 '하체 비만 → 하체 운동'이라는 단순한 논리로 접근했다. 그렇다 보니 사람들이 처음에는 호기심으로 따라 하지만 이내 포기해버리는 일이 생기는 것이다.

　실제 하체 비만인 여성들 중 대다수는 피하지방이 원인이지만, 근육량 자체가 많은 여성도 분명히 있다. 또한 하체 중 허벅지는 지방량이 많은 부위이지만 종아리가 굵은 경우는 대부분 근육량이 많기 때문이다. 운동이란 운동하는 부위의 근육을 최소한 유지하고 증가시키는 것이기에 종아리가 굵은 여성이 종아리를 과하게 자극하는 운동을 한다면 오히려 역효과를 불러일으킬 수 있다.

　따라서 허벅지에 근육이 많은 여성이 고강도 하체 운동을 하면 허벅지가 더욱 도드라지게 되지만, 허벅지에 지방이 많은 여성은 이러한 걱정 없이 적극적으로 하체 운동을 해주는 것이 좋다. 종아리가 굵은 여성은 종아리에 큰 자극을 주는 운동을 피해야만 자신이 원하는 체형을 가질 수 있다. 그러므로 '하체 비만 = 하체 운동'이라는 단순 운동법을 무작정 따라했다가는 오히려 체형이 더욱더 불만족스러워지는 일이 생길 수 있다.

　근육이 증가하려면 충분한 운동과 영양, 휴식, 근육을 키우는 호르몬이 충분히 분비되어야 한다. 여성은 근육을 키우는 호르몬 분비가 적기 때문에 근육 생성에 불리한 것이 사실이지만 남자에 비해 근육이 잘 안 생긴다는 것이지 '절대 생기지 않는다'는 말은 아니다. 근육량을 늘리려고 안간힘을 쓰는 보디빌더들이

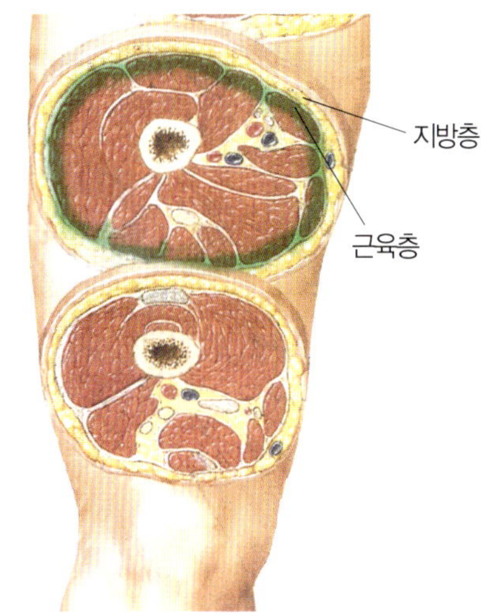

허벅지 구조

야 근육이 늘지 않아 고민이겠지만, 종아리에 콤플렉스가 있고 예쁜 몸을 만들려는 여성의 경우 조금이라도 도드라져 보이는 종아리 알은 고민일 수밖에 없다.

또한 여성의 경우 근육량 자체는 잘 늘지 않더라도 몸의 라인이 변하거나 강조되는 경우가 많다. 근육량이 많이 늘지 않아서 실제 사이즈의 변화는 없더라도 종아리 라인이 변하면서 강조된다면 눈에 더 띌 수 밖에 없고, 이것만으로도 상당한 스트레스를 받을 수 있다. 특정 부위가 콤플렉스인 여성의 경우 해당 부위의 근육결이 조금 더 보이며, 라인이 바뀌어 강조되는 것만으로도 운동을 포기하는 사태에 이르게 된다. 중요한 것은 운동을 하면 할수록 자신의 단점이 부각되는 것 때문에 '운동을 해야 할까, 말아야 할까' 고민하고 결국 포기하기에 이르는데, 이런 갈등 상황에서 무식하게 특정 운동을 고집해야 할 대단한 또는 절대적 이유는 없다는 것이다.

당신은 더 이상 "여자는 원래 근육이 잘 안 만들어집니다. 그러니 쓸데없는 걱정 마시고 그냥 운동이나 하세요!"라는 핀잔을 들어야 할 이유가 없다. 무식하게 운동하는 것이 아니라 유연한 사고가 필요하며, 체형에 따른 정확한 진단과 그에 따른 맞춤 운동법이 필요하다. 이것이 바로 '성형 운동'이다.

체형에 대한 정확한 진단 없이 어떤 운동을 무조건 피하는 것도, 특정 운동을 무조건 따라하는 것도 모두 나의 체형을 망치는 원인이 된다. 지금부터 좀 더 과학적인 관점에서 내 체형의 문제점을 정확하게 알아보고, 그에 따른 맞춤 성형 운동법에 관하여 자세히 살펴보자.

여자만을 위한 '30분 성형 운동'

여성들은 다이어트를 위해 운동을 하면서도 '이러다 울퉁불퉁 근육이 늘어나는 거 아냐?' 하는 고민을 수없이 한다. 여성은 호르몬의 영향으로 인해 남자처럼 근육이 쉽사리 늘어나지 않는다. 하지만 단 1mm의 근육도 늘어나길 원치 않는, 그리고 라인이 바뀌면서 나의 단점이 조금이라도 부각되는 것을 원치 않는 여성들에게는 걱정스러운 부분이 아닐 수 없다.

그렇다고 근육이 늘어나는 게 무서워서 운동 없이 무조건 굶는 다이어트 방식은 여성들이 원하는 예쁜 몸에 전혀 도움이 되지 않는다고 앞서 수차례 말했다. 평생 굶지 않을 거라면 처음부터 아예 굶지 않는 것이 낫다. 또한 유산소 운동만 하는 경우 근육 손실의 위험성이 높고 더 이상 몸이 반응하지 않는 정체기에 쉽게 빠지기 때문에 예쁜 몸을 만들기 위해서는 자신의 체형에 맞는 적절한 근력 운동이 필수다

근력 운동과 유산소 운동을 같이 하긴 해야 할 텐데, 어떻게 운동하면 나의 약점을 커버하면서 근육이 커지는 두려움을 최소화하고, 몸을 예쁘게 만들 수 있을

까? 이에 대한 답은 바로 '성형 운동'이다.

여성의 예쁜 몸을 위한 최고의 운동

예쁜 몸을 만들기 위해서는 유산소성 운동과 무산소성 운동 모두가 적절히 조화롭게 시행되어야 한다. 간혹 다이어트를 한다고 하면 주구장창 유산소 운동만 하는 경우가 있는데, 이는 그다지 바람직하지 않은 운동법이다. 유산소 운동과 무산소 운동은 제각기 장점과 단점이 있으며, 이를 함께했을 때 서로의 단점을 보완해줄 수 있기 때문이다.

이를 이해하기 위해 우선 유산소 운동이 무엇이며 무산소 운동이 무엇인지부터 개념을 잡아보자. 어떤 운동이 무산소 운동인지 유산소 운동인지를 판가름하는 가장 중요한 요소는 '운동의 강도'이다. 강도를 높여서 하는 운동은 무산소 운동이 되는 것이고, 강도를 낮춰서 하는 운동은 유산소 운동이 된다.

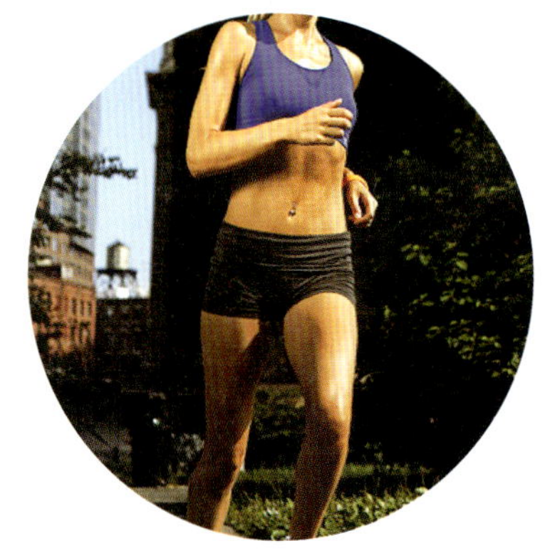

따라서 '달리기 = 유산소 운동'이라는 단순한 공식은 성립되지 않는다. 왜냐하면 100m 전력 질주는 강도가 높기 때문에 (그렇기에 운동 지속 시간이 짧은) 무산소 운동이 되는 것이고, 약간 숨이 차도록 걷는 파워 워킹은 강도가 낮기 때문에 (그렇기에 운동 시간이 수십 분에 이르는) 유산소 운동이 된다.

그렇다면 마라톤은 어떨까? 마라톤은 대표적인 유산소 운동으로 알려져 있다. 그런데 이봉주와 같은 엘리트 선수의 경우 40km 정도 되는 마라톤 거리를 2시간여에 주파한다. 그렇다면 이는 러닝머신에서 시속

20km 정도로 뛴다는 계산이 나온다. 여성 중 99.9%는 시속 20km의 속도로는 채 5분을 뛰기도 힘들다. 이 정도 속도는 우리에게 너무나 높은 강도의 운동, 즉 무산소 운동이기 때문이다. 따라서 이봉주 선수가 시속 20km 속도로 달리면서 마라톤을 완주하는 것은 그에게는 유산소 운동이지만, 그의 뒤를 쫓아가는 우리는 채 5분도 달리기 힘든 무산소 운동을 하는 것이다.

이는 우리가 무산소 운동이라고만 알고 있는 근력 운동에도 적용된다. 보디빌더가 100kg의 무게로 가슴 운동을 10회 반복하고 완전히 지쳤다면 무산소 운동을 한 것이지만, 1kg 아령으로 알통 운동을 수십 분에 걸쳐 수백 회 한다면 유산소 운동이 된다.

이처럼 달리기는 유산소 운동이고 아령 운동은 무산소 운동으로 규정하는 것이 아니라, 그 운동을 어떤 강도로 하였는지(굳이 시간으로 언급하지 않는 이유는 운동 시간은 강도에 반비례하기 때문이다. 즉 고강도의 운동은 당연히 오래할 수 없다)에 따라 유산소 운동인지 무산소 운동인지가 결정된다.

우선 여기까지 이해가 되었다면 우리가 다이어트를 통해 예쁜 몸을 만드는 과정에서 유산소 운동과 무산소 운동의 역할에 관하여 알아보자.

다이어트 시 유산소 운동의 가장 큰 역할은 많은 칼로리를 소모한다는 점이다. 유산소 운동은 강도가 낮기 때문에 오랜 시간 지속할 수 있는 반면, 무산소 운동은 실제 운동하는 시간보다 운동 사이에 쉬는 시간이 더 길다. 헬스장에서 무거운 아령으로 운동하는 남자들의 운동 시간을 살펴보라. 한 번 운동하는 시간이 30초~1분쯤 된다면 그 다음 쉬는 시간은 대략 2~3분 정도된다.

그렇다면 유산소 운동이라고 다 같은 운동인가? 당연히 아니다. 보디빌더가 1kg 아령으로 수백 번 알통 운동을 하는 건 유산소 운동이지만, 살을 빼는 데 이러한 방식의 유산소 운동을 추천하지는 않는다. 유산소 운동 중 어떤 운동이 다이어트에 가장 좋은 걸까? 그것은 바로 '체중이 이동하는 유산소 운동'이다. 왜냐하면 체중이 이동하는 유산소 운동이 칼로리를 가장 많이 소모하기 때문이다. 60kg의 사람이 6km를 걸었다면, 이는 60kg의 쌀자루를 6km의 거리에 옮겨놓은 것이라 생각할 수 있다. 반면 1kg 아령으로 수십 분간 알통 운동을 했다면 이때의 운동량은 6km 걷기에 비하여 훨씬 적을 수밖에 없다.

이러한 이유 때문에 다이어트의 대표적인 운동 하면 걷기, 수영, 자전거 타기와 같이 체중이 이동하면서 수십 분간 지속하는 운동을 떠올리는 것이다. 그렇다면 체중이 이동하는 유산소 운동에 비하여 칼로리 소모가 비교적 적은 무산소 운동은 별 쓸모가 없는 것일까? 이에 대한 답은 당연히 '아니다'이다. 다이어트에서 무산소 운동은 유산소 운동만큼 중요하다.

다이어트를 할 때 먹는 양을 줄이면서 약한 강도의 유산소 운동에만 치중하다 보면 근육 손실의 위험성이 높아진다. 근육이 손실될 경우 발생하는 문제는 대사량이 떨어진다는 점이다.

우리가 다이어트를 한다고 먹는 양을 줄이면 가만히 있을 때 쓰는 에너지량인 기초대사량이 감소한다. 다이어트를 진행하여 체중이 줄면 기초대사량은 더욱 줄어든다. 만약 그 줄어든 체중에서 근육이 차지하는 비율이 높아지면 대사량의 감소는 훨씬 더 가속화된다. 이렇게 대사량이 떨어져버리면 가만히 있을 때 쓰는 에너지량이 줄어드는 것이니 다이어트에 점점 불리한 몸 상태가 되어간다. 또한 같은 체중이라도 근육과 지방의 비율에 따라 더 날씬해 보일 수도 그렇지 않을 수도 있기 때문에 근육량이 줄지 않도록 하는 것은 매우 중요하다.

따라서 다이어트의 핵심은 근육량 손실을 최소화하고 체지방만을 선택적으로 줄여 대사량의 감소를 최소화하는 것인데, 이때 필수적인 것이 바로 근력 운동과 같은 무산소 운동이다. 무산소 운동을 하면 다이어트 시 발생할 수 있는 근육량의 감소를 최소화할 수 있다.

무산소 운동의 또 다른 장점은 운동 후 대사율을 올려준다는 점이다. 쉽게 말하면 운동이 끝나고도 운동을 하는 듯한 효과를 낼 수 있다. 즉 유산소 운동이 운동 중 사용하는 칼로리에 초점을 맞춘다면, 무산소 운동은 운동이 끝나고 난 뒤에도 체지방을 줄여주는 효과를 낸다. 또한 반복 시행하는 유산소 운동은 앞서 말했듯이 쉽게 정체기가 오는데, 이때 유산소 운동에 포함되지 않는 다양한 부위의 근육에 대하여 무산소 운동을 해주면 이것이 새로운 자극이 되어 정체기 탈출에 도움이 된다. 따라서 운동 중만을 생각하지 말고 예쁜 몸을 만드는 전체적인 다이어트 과정을 생각한다면 근력 운동 같은 무산소 운동도 필수적임을 잊어서는 안 된다.

이렇게 유산소 운동과 무산소 운동 모두 다이어트를 하는 여성들에게 필수적인 운동이고, 각자가 서로의 단점을 보완하는 역할을 한다. 그렇다면 유산소성 운동과 무산소성 운동을 열심히 하면 그만이지 왜 '맞춤 성형 운동'이 여성들에게 필요한 것일까?

여성을 위한 '맞춤 성형 운동', 왜 필요한 것일까?

그 이유는 첫째, 나의 체형을 진단할 수 있는 방법을 알려주고, 그에 따라 과학적 이론을 바탕으로 나의 불리한 체형이 부각되는 것을 최소화하면서 장점을 부각시킬 수 있는 운동 프로그램을 제공해주기 때문이다. 나의 체형에 대한 정확한 진단 없이 시행되는 운동은 오히려 나의 체형을 망칠 수 있으므로, 운동 프로그램을 시행하기 이전에 체형에 대한 정확한 진단이 필요하다.

체형을 정확하게 진단하려면 병원에서 전문의의 진료 및 초음파와 CT 같은 과학적 기계의 도움이 필요하겠지만, 이는 받을 수 있는 사람보다 그렇지 못한 사람이 더 많다. 따라서 집에서 아무 기구 없이, 또는 근처 헬스장만 가도 하나씩 구비되어 있는 기계를 통해 자신의 체형을 판단할 수 있는 간단한 방법과 그에 따른 운동 프로그램이 필요하다. 이 책에서 소개하는 성형 운동은 스스로 자신의 체형을 간단히 진단해볼 수 있는 방법과 그에 따른 과학적 운동 프로그램을 제시하고 있다.

둘째, 성형 운동은 여성들이 선호하는 '근육이 잘 커지지 않는 운동법'이다. 운동을 통해 근육이 효율적으로 커지기 위해서는 몇 가지 조건을 만족해야 하는데, 그 조건 중 중요한 것이 바로 '충분히 무거운 무게'로 운동하는 것이다. 근육은 운동 중 미세한 상처를 입고 휴식 시간 동안 상처 난 부위를 치유하면서 그 크기가 커진다. 따라서 운동 중 근육에 상처를 많이 낼수록 그 크기가 효율적으로 증가하는데, 이를 위해 중요한 것이 바로 충분히 무거운 무게로 운동하는 것이다. 즉 무거운 아령을 가지고 운동할수록 운동 중 근육에 상처가 많이 나고, 좀 더 효율적으로 근육이 커질 수 있다. 반대로 가벼운 무게로 운동을 하면 근육이 쉽게 커지는 것을 최대한 예방할 수 있다.

성형 운동 프로그램의 경우 30분 동안 운동이 쉼 없이 이어지기 때문에 필연적으로 가벼운 무게로 운동을 시행할 수밖에 없다. 따라서 근육이 무럭무럭 자라는 것을 예방할 수 있는, 근육이 무서운 여성들에게 안성맞춤인 운동법이다.

마지막으로 성형 운동은 바쁜 현대 여성들에게 효과적이다. 성형 운동은 운동이 쉼 없이 반복되기 때문에 짧은 시간 동안 운동을 해도 운동량이 매우 많고, 운동 후 대사율도 올릴 수 있어서 두 마리 토끼를 모두 잡을 수 있다. 즉 바쁜 현대 여성들이 짧은 시간 동안 '유산소 운동 + 무산소 운동'의 효과를 동시에 볼 수 있으므로 '체지방을 줄이는 가장 효율적인 운동'이자, 나의 체형에 따른 맞춤 프로그램이 바로 성형 운동이다.

'성형 운동' 이것만은 잊지 마세요

그렇다면 과연 성형 운동은 어떻게 해야 할까? 첫째, 가장 중요한 것은 나의 체형을 정확히 파악하는 것이다. 나의 체형에 관한 정확한 파악 없이 마구잡이로 하는 운동은 오히려 체형을 망치게 할 수도 있기 때문이다. 따라서 성형 운동이 나에게 '맞춤 운동'이 되기 위해서는 내 체형에 관한 정확한 파악이 최우선 과제이다. 내 체형에 관한 분석이 끝났다면 그에 따른 맞춤 성형 운동 프로그램을 열심히 따라 하기만 하면 된다.

둘째, 성형 운동은 '골라 먹는 식사법'과 함께해야만 한다. 예를 들어 골라 먹는 식사법이 다이어트에 10만큼 효과가 있고 성형 운동이 10만큼 효과가 있다면, 이를 함께했을 때 20만큼의 효과를 얻는 것이 아니라 50이나 100만큼의 시너지 효과를 기대할 수 있다. 따라서 이를 꼭 동시에 진행하도록 하자.

셋째 성형 운동을 할 때 잊지 말아야 할 점은 바로 '운동 강도'이다. 운동 시 '힘들다'는 정도의 느낌을 지속적으로 유지해야 한다. 만약 성형 운동 중 '편하다'는 느낌을 유지하고 있다면 당신의 성형 운동은 효과적이지 못하다고 생각하면 된다. 성형 운동 중에는 최소한 땀이 나면서 '힘들다'는 느낌을 유지하도록 하자. 그래야 큰 효과를 볼 수 있다.

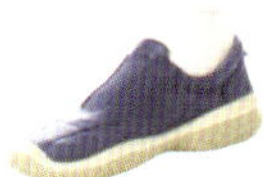

다만 체력은 사람마다 다르다. 이전에 파워 워킹을 열심히 해왔던 여성이 성형운동을 하는 것과 그동안 운동을 전혀 안 했던 여성이 처음으로 이 운동을 했을 때 느끼는 운동 강도가 같을 수 없다. 즉 같은 운동 프로그램을 따라 하더라도 본인이 느끼는 운동 강도는 사람마다 차이를 보인다. 따라서 자신의 체력에 맞게 운동의 강도를 조절하는 것이 필요하다.

하지만 모든 사람이 이렇게 '힘들다'는 느낌을 유지해야 하는 것은 아니다. '힘들다'는 정도의 강도로 운동하는 것이 오히려 건강을 해칠 수 있는 사람도 있다. 다음에 해당하는 사람은 '힘들다'는 정도의 강도로 성형 운동 프로그램을 따라 하기 전에 의사의 진료를 받도록 하자.

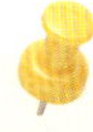

성형 운동 전 의사의 진료를 받아야 할 사람

1. 50세 이상

2. 40세 이상이면서 다음의 위험 인자가 있는 사람

   • 심질환 또는 호흡계 질환이 있다는 얘기를 들었거나 현재 치료 중인 사람

   • 과체중(체질량지수 23 이상), 또는 복부 비만(남자 허리둘레 90cm 이상, 여자 85cm 이상)

   • 흡연자

   • 가족 중 심장병 또는 뇌졸중이 있는 사람

   • 고혈압이 조절되지 않는 경우

   • 운동 중 가슴 통증, 호흡 곤란 등의 증상을 경험해본 사람

   • 최근 2년간 건강 진단을 받지 않은 경우

넷째, 한 가지 종류의 성형 운동만을 고집하지 말자. 앞서도 얘기했지만 항상 똑같은 패턴의 운동은 더이상 반응이 없는 정체기에 빠지기 쉽다. 따라서 운동에 지속적인 변화를 주는 것이 좋다. 만약 당신이 일반 체형의 여성이라면 일반 체형 여성을 위한 성형 운동을 3일 하였다면 그 다음에는 다른 성형 운동, 즉 허벅지 발달 체형을 위한 성형 운동을 1회 하도록 하라. 그리고 다시 일반 체형을 위한 성형 운동을 3일 실시한다. 이렇게 나의 체형에 맞는 성형 운동을 위주로 하면서 간간히 다른 체형의 성형 운동을 해주어야 쉽게 정체기에 빠지지 않게 된다. 대략 3:1의 비율이 가장 이상적이다.

성형 운동을 진행하면서 주의할 점은 운동을 한다고 해서 평상시 활동량이 줄어들어서는 안 되며, 운동량을 과대평가하여 먹는 양을 늘리면 안 된다는 것이다. 간혹 운동을 시작하면 그에 따라 활동량이 줄어드는 사람이 있는데, 이런 경우 운동하고 쉬는 것과 운동을 안 하고 활동량을 늘리는 것이 별 차이가 없게 된다. 따라서 운동은 평상시 활동량을 유지하면서 진행될 때 그 효과가 나타난다. 내가 평상시 활동량이 얼마인지 알아보는 가장 좋은 방법은 '만보기'를 착용하는 것이다. 일반적인 사람의 활동량은 만보기 기준으로 6,000~7,000보 정도된다.

따라서 운동 경험이 없고 다이어트를 처음하는 사람이라면 만보계를 하나 준비하여 평상시 활동량을 6,000~7,000보 정도를 유지하면서 일주일에 3~5회 30분 정도 성형 운동을 진행하도록 하자. 60kg의 여성이 6km 정도를 걸으면 280kcal 정도가 소요되니 일반 여성이 매일 운동으로 300kcal 이상을 사용하기란 쉽지 않다. 운동량을 과대평가하지 말자!

당신이 운동선수 수준의 운동을 하지 않는 이상 운동으로 먹는 양을 극복하겠다는 것은 달걀로 바위 치기와 같음을 잊지 말아야 한다. 먹는 양은 앞서 말한 골라 먹는 식사법을 유지하면서 성형 운동을 진행해야 극복할 수 있다.

나의 체형,
도대체 어디가 어떻게 문제일까?

사람마다 얼굴 생김새가 다르듯 체형도 제각기 다르다. 다리가 긴 여성이 있고 짧은 여성이 있으며, 허벅지가 굵은 여성이 있고 종아리에 튼실한 알이 있는 여성이 있다. 이렇게 각자 자신만의 체형이 있고 콤플렉스가 있기 때문에 그에 맞는 운동 전략을 짜야만 다이어트를 통해 예쁜 몸을 만들 수 있다.

수많은 체형이 있지만 여성들이 가장 많이 고민하는 체형으로는, 대다수 여성의 체형인 '일반 체형'과 소수 여성들이 가지고 있는 '특수 체형'으로 구분해볼 수 있다.

일반 체형은 근육은 적고 지방이 많은 전형적인 여성의 체형을 말한다. 특수 체형은 특정 부위인 허벅지, 종아리, 상체 등 한 부분에 근육이 발달한 소수의 체형을 말한다. 여기서 말하는 특수 체형은 특정 부위가 단순히 굵은 것을 말하는 것이 아니라, 그 부위에 근육이 발달한 체형을 말한다. 여자 중 근육이 발달한 경우는 생각보다 많지 않다. 지금부터 자신이 일반 체형인지 특수 체형인지 진단해보자.

저근육 고지방형인 일반 체형

'일반 체형'의 여성이라 함은 체중에 상관없이 지방이 많고 근육이 적은 전형적인 여성의 체형을 가진 경우를 말한다. 평상시 운동을 즐겨 하지 않고 신체의 특정 부위(허벅지나 종아리 또는 상체)가 같은 연령의 다른 여성들보다 유난히 굵거나 발달되었다고 느끼지 못하는 대다수의 여성이 이 체형에 속한다고 생각하면 된다.

자신이 일반 체형인지 아닌지를 알아볼 수 있는 좀 더 과학적인 방법으로는 체성분 분석기 결과이다. 체성분 분석기 결과를 보면 여러 가지 항목이 나타나는데, 그중 체중 – 근육(골격근량) – 체지방량을 한눈에 볼 수 있게 정리해놓은 부분이 결과지에 포함되어 있다. 이 결과에는 측정자를 동일 조건의 다른 사람(평균치 100%)과 비교하여 본인의 상태를 막대그래프로 나타낸다. 즉 체중의 막대그래프가 100%보다 짧다면 동일 조건의 다른 여성들에 비해 체중이 적게 나

일반 체형 여성의 체성분 분석 결과

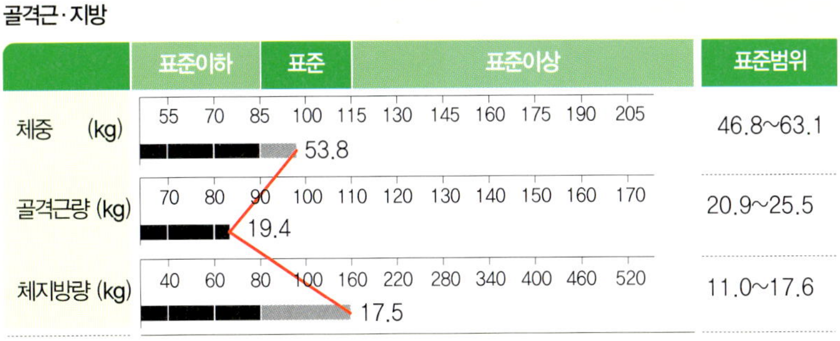

골격근·지방

	표준이하	표준	표준이상	표준범위
체중 (kg)	55 70 85 100 115 130 145 160 175 190 205			46.8~63.1
	53.8			
골격근량 (kg)	70 80 90 100 110 120 130 140 150 160 170			20.9~25.5
	19.4			
체지방량 (kg)	40 60 80 100 160 220 280 340 400 460 520			11.0~17.6
	17.5			

일반적인 여성의 경우 체중 –근육(골격근)량 –체지방량 그래프의 길이가 체중에 비해 골격근량은 짧고 체지방량은 길게 나온다.

가는 여성이라는 말이다. 이 부분에서 근육량(골격근량)에 비해 지방량의 막대가
더 길게 나오는 여성은 근육량은 적고 지방량은 많은 전형적인 '일반 체형' 여성
이라고 생각하면 된다.

특수 체형

'특수 체형'은 상체나 하체 등 특정 부위에 근육이 발달되어 있거나 골격
이 남보다 발달된 체형을 말한다. 이 특수 체형은 다음 4가지 형태로 나누어
볼 수 있다.

1. 허벅지 근육 발달형
2. 종아리 근육 발달형
3. 떡 벌어진 어깨형
4. 잘 붓는 하체형

자신이 일반 체형이 아니라 위의 4가지 중 하나에 속하는 특수 체형이라 의심
이 된다면, 정말 이러한 체형이 맞는지 집에서 손쉽게 진단할 수 있는 방법을 알
아보자.

1. 허벅지 근육 발달형을 판단하는 자가 진단법

젊은 여성들이 자신의 체형에서 가장 큰 불만족을 얘기할 때 1순위로 꼽는 부위가 저주받은 하체, 바로 튼실한 허벅지이다. 그런데 젊은 여성들의 튼실한 허벅지의 원인은 대부분 지방량이 많기 때문에 생기는 현상이다. 여자를 여자답게 만들어주는 에스트로겐이라는 호르몬은 출산에 유리한 몸을 만들기 위해 일부러 지방을 엉덩이와 허벅지 주변에 쌓인다. 따라서 튼실한 허벅지가 지방 때문이라면 이는 특수 체형이라 할 수 없고 '일반 체형'에 속한다.

여기서 말하는 '특수 체형의 튼실한 허벅지'는 일반적인 여성과 달리 허벅지 근육이 발달된 형을 의미한다. 그렇다면 내 허벅지가 근육 발달형인지 아닌지를 알 수 있는 손쉬운 자가 진단법을 알아보자.

우선 질문에 대한 답을 얻기 위해서는 굵은 허벅지의 원인이 무엇인지 파악해야 한다. 즉 허벅지가 굵은 원인이 근육 때문인지 아니면 지방 때문인지를 일차적으로 알아야 한다. 그렇다면 굵은 허벅지가 지방 때문인지 근육 때문인지 어떻게 알 수 있을까? 가장 정확한 방법은 병원에서 초음파 또는 CT 같은 검사를 통해 피하지방층의 두께를 직접 측정해 보는 것이다. 하지만 이는 너무 번거로운 일이며 현실적으로 한계가 있다. 그렇다면 자가 진단법은 없을까?

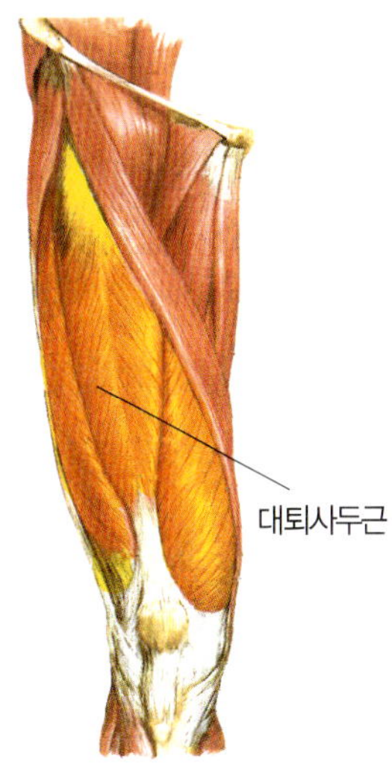

허벅지 대퇴사두근의 구조

(1) 두꺼운 허벅지 자가 진단법

허벅지 근육의 중요한 부분을 차지하며 허벅지 운동으로 주로 단련되는 근육은 '대퇴사두근'이다.

자신의 굵은 허벅지 원인이 근육 때문인지 지방 때문인지를 손쉽게 판별하는 방법은 대퇴사두근이 얼마나

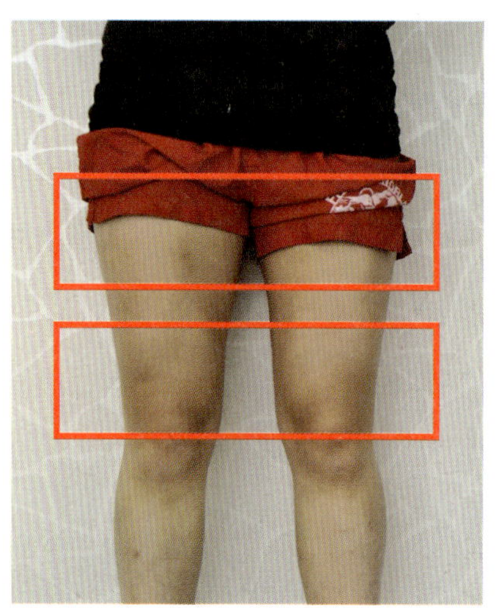

위쪽은 지방이 많고 아래쪽은 지방이 적다. 제자리에 선 자세에서 허벅지에 힘을 주어 무릎 바로 윗부분에서 근육량을 판단한다.

발달했는지를 알아보면 된다. 여성들의 허벅지는 엉덩이 쪽으로 갈수록 지방층이 많아 근육과 지방이 잘 구분되지 않지만, 무릎 쪽으로 갈수록 지방량이 상대적으로 적고 근육 발달 정도를 육안으로 쉽게 구별할 수 있다.

따라서 굵은 허벅지의 원인을 알 수 있는 자가 진단법은 엉덩이 쪽 허벅지가 아니라 무릎 쪽 허벅지에서 이루어진다. 제자리에 선 자세에서 허벅지에 힘을 주었을 때 무릎 바로 위쪽에 근육이 도드라진다면 굵은 허벅지의 원인은 근육 때문일 가능성이 매우 높다. 허벅지 근육이 발달된 특수 체형에 속할 경우, 다음에 소개할 '허벅지 근육형을 위한 맞춤 성형 운동법'을 따라 하면서 허벅지에 최소의 자극이 가는 운동으로 진행하면 된다.

반면 이 자가 진단법을 시행했을 때 무릎 바로 위쪽 근육이 도드라지지 않는다면 당신의 굵은 허벅지는 근육이 아니라 지방 때문이며, 이러한 경우 당신은 '특수 체형'이 아니라 '일반 체형'이다. 따라서 다음에 나오는 '일반 체형을 위한 맞춤 성형 운동' 프로그램을 따라 하면 된다.

2. 종아리 근육 발달형을 판단하는 자가 진단법

이번에는 종아리가 굵은 여성의 경우 그 원인을 쉽게 알 수 있는 자가 진단법에 관하여 알아보자.

종아리는 허벅지와 다르게 젊은 여성이라도 지방량 자체가 그다지 많지 않은 대표적인 부위이다. 즉 종아리가 굵다고 하면 이는 대개 근육량이 많기 때문이다. 그리고 종아리 근육 중 종아리를 굵어 보이게 만드는 대표적인 근육이 바로 비복근이다.

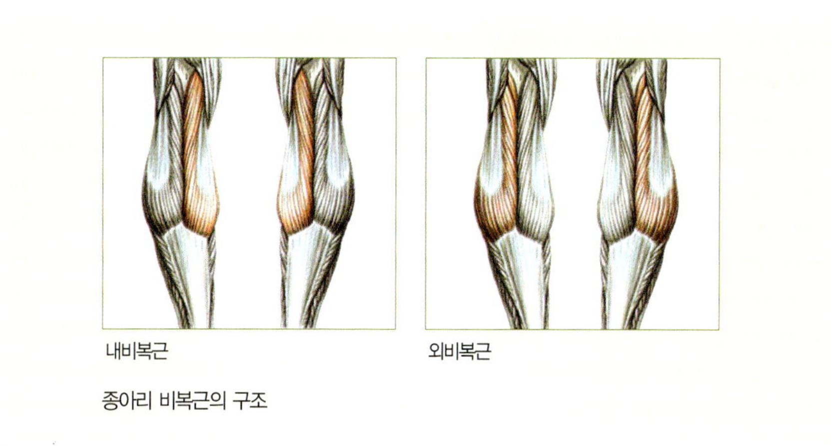

종아리 비복근의 구조

위의 사진에서 보듯이 종아리가 굵다는 여성들의 대부분은 발꿈치를 들었을 때 하트 모양으로 갈라지는 비복근이 두드러진다. 결국 종아리가 굵은 여성의 경우는 종아리 근육이 발달한 특수 체형에 속한다. 다만 예외인 경우가 있다. 바로 발목이 굵은 경우이다. 발목이 굵은 경우는 비복근이 발달되어 있기 때문이라기보다는 그 외 조직 때문이기에 예외가 된다. 즉 발목이 굵은 경우를 제외하고 종아리가 굵어서 고민인 여성들은 종아리 근육량이 많은 특수 체형에 속하며, '종아리 근육형을 위한 맞춤 성형 운동법'을 따라하면 된다.

3. 떡 벌어진 어깨형을 판단하는 자가 진단법

이번에는 떡 벌어진 어깨형의 원인을 진단할 수 있는 방법을 알아보자. 아쉽게도 떡 벌어진 어깨형, 즉 상체 근육이 발달되어 있거나 골격 자체가 큰 여성을 집에서 진단할 수 있는 방법은 없다. 자신이 상체 근육 발달형 또는 상체의 골격이 다른 여성에 비하여 발달한 체형인지 아닌지는 결국 자신의 주관적인 판단에 맡기는 수밖에 없는 것이다.

비록 집에서 스스로 진단할 수 있는 방법은 없지만 간단한 기계를 통해서는 가능하다. 바로 팔 – 다리 근육량이 체크되는 체성분 분석기 결과를 통해서이다. 체성분 분석기의 결과지를 보면 '팔 – 몸통 – 다리' 근육량을 따로 제공하는데, 일반 여성의 경우 팔 – 몸통에 비해 다리의 근육량 막대가 더 긴 모습을 보인다.

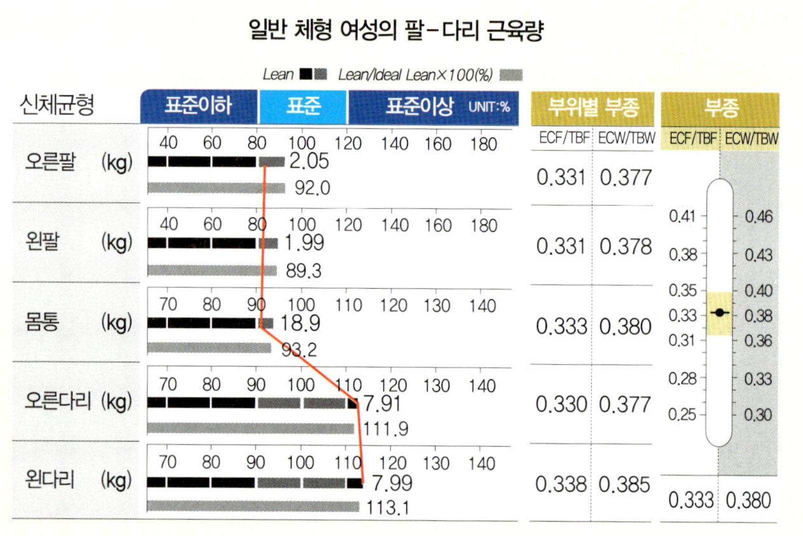

일반적으로 하체는 누구나 걷는 등의 운동으로 사용하기 때문에 일반적인 체형은 팔의 근육량에 비해 다리의 근육량 그래프 길이가 길게 나온다.

이러한 결과를 보이는 이유는 하체의 경우 누구나 걷거나 뛰면서 자연스럽게 근육이 단련되지만, 팔과 몸통 같은 상체 부위의 근육은 운동을 하거나 상체를 많이 쓰는 일을 하는 사람과 그렇지 않은 사람에 따라 근육량 차이가 많이 나기 때문이다. 따라서 일반 체형의 여성은 팔-몸통의 근육량 막대그래프보다 하체의 근육량 막대그래프가 길게 나온다. 그런데 평상시 상체 운동을 따로 하지 않는데 검사 결과 팔-몸통 근육량의 막대 길이가 하체 근육량의 막대 길이와 같거나 더 길다면 당신은 전형적인 떡 벌어진 어깨형이라고 판단할 수 있다.

이러한 체형의 여성은 다음에 알려줄 '떡 벌어진 어깨형을 위한 맞춤 성형 운동'을 따라 하도록 하자. 주의할 점은 단순히 팔뚝이 굵다고 떡 벌어진 어깨형으

떡 벌어진 어깨형의 팔-다리 근육량

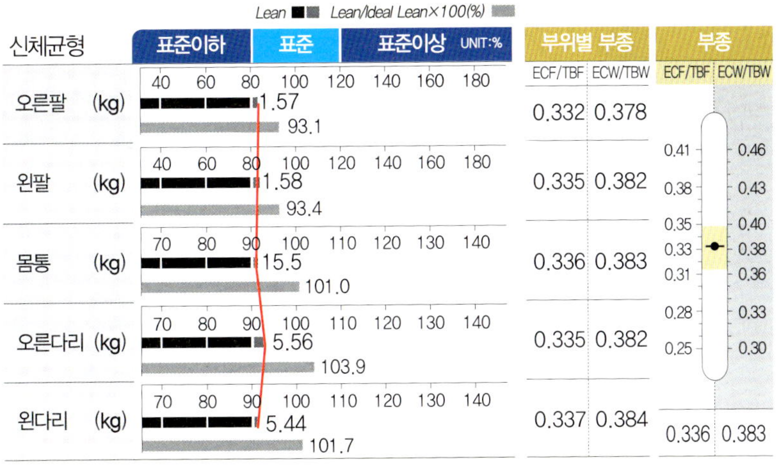

Lean Lean/Ideal Lean×100(%)
신체균형
표준이하
표준
표준이상 UNIT:%
부위별 부종
부종
ECF/TBF ECW/TBW
ECF/TBF ECW/TBW
오른팔 (kg)
1.57
93.1
0.332 0.378
왼팔 (kg)
1.58
93.4
0.335 0.382
몸통 (kg)
15.5
101.0
0.336 0.383
오른다리 (kg)
5.56
103.9
0.335 0.382
왼다리 (kg)
5.44
101.7
0.337 0.384
0.336 0.383

선천적으로 상체 근육이 발달되었거나 상체를 많이 사용하는 일을 하거나 상체 근력 운동을 많이 하는 경우 팔 근육량의 그래프 길이가 하체와 거의 비슷하거나 더 길다.

로 판단하면 안 된다는 것이다. 왜냐하면 여성의 팔뚝은 허벅지와 마찬가지로 대표적으로 지방이 잘 쌓이는 부위이기 때문이다.

4. 잘 붓는 하체형을 판단하는 자가 진단법

마지막으로 다룰 여성의 특수 체형은 바로 '잘 붓는 하체형'이다. 사실 많은 여성이 자신을 잘 붓는 체질이라고 생각하지만, 정확한 판단 없이 그렇게 생각하는 경우가 있다.

자신이 잘 붓는 하체인지 아닌지를 판가름할 수 있는 가장 객관적이고 쉬운 방법은 바로 '양말 자국'이나 '스타킹 자국'이 얼마나 오래 지속되는지를 보는 것이다. 즉 양말 자국과 스타킹 고무줄 자국이 남들보다 오래 지속되는 사람의 경우 잘 붓는 하체형이라고 생각하면 된다.

그렇다면 이렇게 '잘 붓는 하체형'은 여자의 체형에 어떤 문제를 불러일으킬까? 잘 붓는 여성의 경우 셀룰라이트의 위험성이 높아진다는 문제를 안고 있다. 여성의 몸에 지방이 축적되면 그에 의해 지방을 먹여 살리는 혈관이 눌리게 되고, 그로 인해 지방 조직 주변에 부종(붓기)이 발생하면서 지방 축적이 심해지는 악순환이 반복된다.

이러한 악순환이 반복되다 보면 지방세포들 사이에 결합이 생기고, 원래 지방세포의 구조가 변화하면서 오렌지 껍질 모양으로 울퉁불퉁해지는 셀룰라이트가 발생한다. 따라서 붓기, 즉 부종이 심하면 셀룰라이트의 위험성이 커진다.

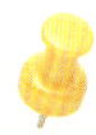

셀룰라이트 자가 측정법

- 정상 : 서 있거나 누워 있을 때 피부가 부드러운 상태이며, 피부를 잡았을 때 주름은 잡히지만 울퉁불퉁해지지는 않는다.
- 1단계 : 서 있거나 누워 있을 때 피부가 부드러운 상태이지만, 피부를 잡았을 때 움푹 들어간 곳을 확인할 수 있다.
- 2단계 : 누워 있을 때 피부는 부드러워 보인다. 하지만 서 있을 때 오렌지 껍질 모양의 피부가 나타난다.
- 3단계 : 누워만 있어도 피부가 울퉁불퉁해지는 셀룰라이트 모습.

이때 붓기를 빼는 방법이 바로 림프 마사지이다. 림프계는 제3의 순환계로 불리며, 혈액과 조직 사이의 물질 교환 통로 역할을 한다. 어떤 이유에서건 림프계에 림프액이 증가하여 부종이 생기면, 이것이 지방세포 사이의 혈관을 누르면서 셀룰라이트 발생의 위험성을 높인다. 따라서 림프액이 다니는 길을 따라 손으로 마사지를 하여 림프계에 증가한 체액을 줄여줌으로써 부종을 줄이고 셀룰라이트의 발생을 낮춰주는 것이 바로 림프 마사지이다.

당신이 양말 자국이나 스타킹 자국이 오래가는 체질이라면 다음에 알려줄 하체 림프 마사지를 꾸준히 하도록 하자. 꼭 잘 붓는 여성이 아니더라도 셀룰라이트의 예방 차원에서 하체 림프 마사지를 하면 좋다. 다만 '붓는다'는 자체가 다른 질병이 숨어 있을 수 있다는 점을 염두에 두어야 한다. 몸이 붓는 원인이 되는 질병으로는 울혈성 심부전, 간경변증, 콩팥증후군, 갑상샘저하증, 저알부민혈증 등 다양하다.

꼭 질병이 아니더라도 몸이 붓는 이유는 다양하다. 약물에 의하여 붓는 경우
도 있고, 월경 전에만 붓는 월경전증후군도 있다. 폐경 전 여성에서 낮에 부었다
가 저녁에 빠지는 특발성(정확한 원인을 모르는) 부종도 있다. 이처럼 붓는 원인은
다양하며, 때로 적극적인 치료가 필요한 경우도 있기 때문에 림프 마사지만을
고집할 것이 아니라 전문의의 진료를 받아볼 필요가 있다.

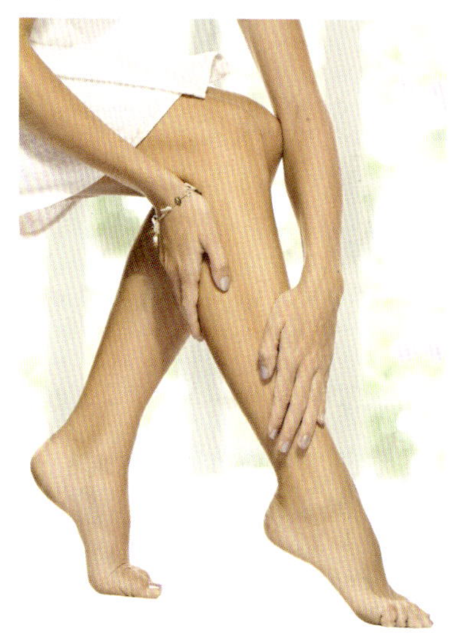

저근육 고지방형인 일반 체형을 위한 맞춤 성형 운동

이제부터는 자신의 체형에 따른 맞춤 성형 운동 실전법에 관하여 알아보자.

일반 체형 중 여성들에게서 가장 많이 보이는, 근육이 적고 지방이 많은 체형의 경우 어떻게 운동하는 것이 좋은지 살펴보자. 사실 이런 체형의 여성이 가장 경계해야 할 운동법이 바로 약한 강도의 유산소 운동을 지속적으로 하는 것이다. 약한 강도의 유산소 운동만을 고집하다 보면 근육 손실의 위험성이 높아지고 쉽게 정체기에 빠지게 된다.

근육이 적은 체형의 여성이 다이어트를 한다고 먹는 양을 줄이면서 약한 유산소 운동만 한다면 가뜩이나 적은 근육이 더 줄어들 위험성이 높아진다. 따라서 이런 체형의 여성(사실 대다수의 여성이 이러한 체형에 속한다)은 무엇보다 근력 운동이 필수다.

일반 체형의 여성은 특정 부위의 근육이 발달되는 불리함이 없기 때문에 성형 운동 프로그램에는 전신의 근육을 고르게 자극하는 전신 근력 운동이 포함되어 있다. 또한 운동 중간에 체중이 이동하는 유산소성 운동이 포함되어 쉼 없이 지속되기 때문에 체지방 감소 효과도 매우 탁월하다.

　자신이 일반 체형에 속한다면 다음의 운동 프로그램을 열심히 따라 하도록 하자. 다만 운동 강도는 자신의 체력에 맞게 조절하면 된다. 앞서도 말했지만 사람마다 체력이 다르기 때문에 같은 운동을 해도 누군가는 매우 힘들게 느끼며 또 누군가는 편하게 느낄 수 있다. 따라서 무조건 운동 프로그램을 따라 할 것이 아니라 자신의 체력에 맞게 조절하면 된다.

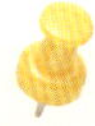

가장 중요한 전제 조건

(1) 운동은 30~40분 정도 시행할 것

(2) 약간 힘들다 또는 약간 땀이 난다 이상의 느낌을 유지하면서 운동할 것

　따라서 이 조건을 만족시키면서 자신에게 맞는 운동 강도를 찾아가면 된다. 각각의 성형 운동 프로그램은 7개의 무산소성(근력) 운동 사이사이에 7개의 유산소성 운동이 끼어 있는 형식으로 구성되어 있다. 체력이 약할수록 유산소성 운동의 시간은 늘리고 강도는 낮추며, 체력이 강할수록 유산소성 운동의 시간을 줄이면서 강도를 높이자. 예를 들어 일반 체형을 위한 다음의 운동 프로그램을 보자.

　무릎 꿇고 팔굽혀펴기(근력) → 투명 줄넘기(유산소) → 앉으며 어깨 운동(근력) → 팔 앞뒤로 흔들며 뛰기(유산소)

이와 같은 일반 체형을 위한 성형 운동을 따라 할 경우, 체력이 약할수록 투명 줄넘기(줄넘기를 들고 있다는 느낌으로 뛰기)와 팔 앞뒤로 흔들며 뛰기의 시간을 늘리고 뛰는 속도를 늦추면 된다. 이 정도도 힘들다면 천천히 걷기로 대신하면 된다. 반면 체력이 강한 경우라면 투명 줄넘기와 팔 앞뒤로 흔들며 뛰기의 시간은 줄이고 뛰는 속도를 높인다.

무산소성 근력 운동의 경우는 체력이 약한 경우 맨 몸으로 진행하고, 체력과 근력이 강할수록 물병과 같은 소품을 이용한다. 즉 체력이 약할수록 맨몸으로 앉으며 어깨 운동을 하고, 체력이 강하면 양손에 500ml 생수통에 물을 가득 담아 들고 앉으며 어깨 운동을 진행하면 된다. 이렇게 자신의 체력에 맞추되 일주일에 3회(가능하면 5회) 30~40분 동안 운동하면서 '약간 힘들다' 또는 '약간 땀이 난다' 이상의 느낌을 유지하기만 하면 된다. 중간 중간 다른 체형의 성형 운동을 하여 몸에 새로운 자극을 주는 것을 잊지 말자.

그럼, 지금부터 실제 운동 프로그램을 알아보자.

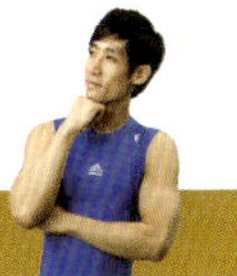

운동은 항상 '힘들다' 또는 '약간 땀이 난다' 정도의 강도를 유지하면서 진행한다. 일반 체형 여성의 경우 모든 근육이 골고루 쓰이는 근력 운동 위주로 운동하는 것이 좋다. 운동을 하는 동안 호흡을 멈추지 말고 지속적으로 할 수 있도록 의식적으로 노력하자.

항상 똑같은 운동은 쉽게 정체기에 빠질 수 있다. 일반 체형을 위한 성형 운동을 2~3회 했다면 1회는 다른 체형을 위한 성형 운동 프로그램을 한다. '일반 체형 3회 → 허벅지 발달형 1회 → 일반 체형 3회 → 종아리 발달형 1회…' 이런 식으로 운동에 변화를 주면서 하는 것이 더 효과적이다.

처음 운동을 시작하는 분이라면 상당히 힘든 운동 프로그램일 수 있다. 자신의 체력에 맞게 운동 강도를 조절하는 것이 중요하다. 중간중간 유산소 운동을 가볍게 걷기로 대체하여 숨을 고르자.

  무릎 꿇고 팔굽혀펴기 10~15회

이 운동이 힘들다면 벽 밀기로 대신한다.

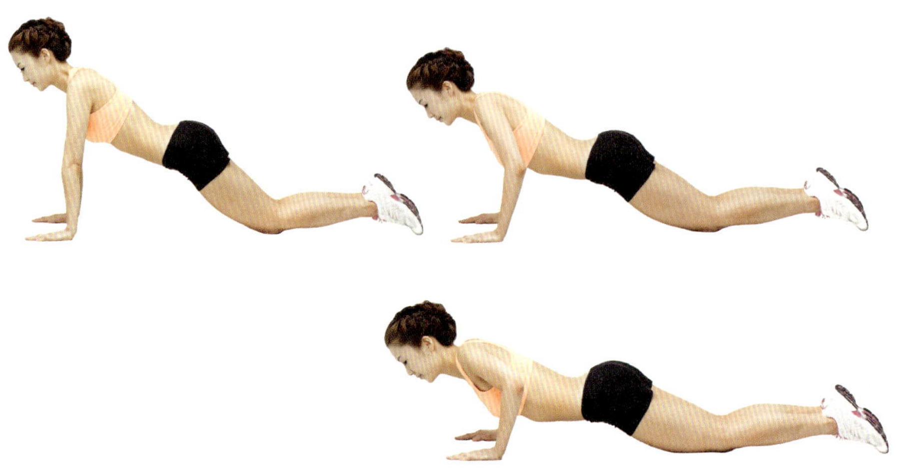

  투명 줄넘기 1~2분

양손에 줄넘기를 들고 있다는 느낌으로 1~2분간 뛴다.

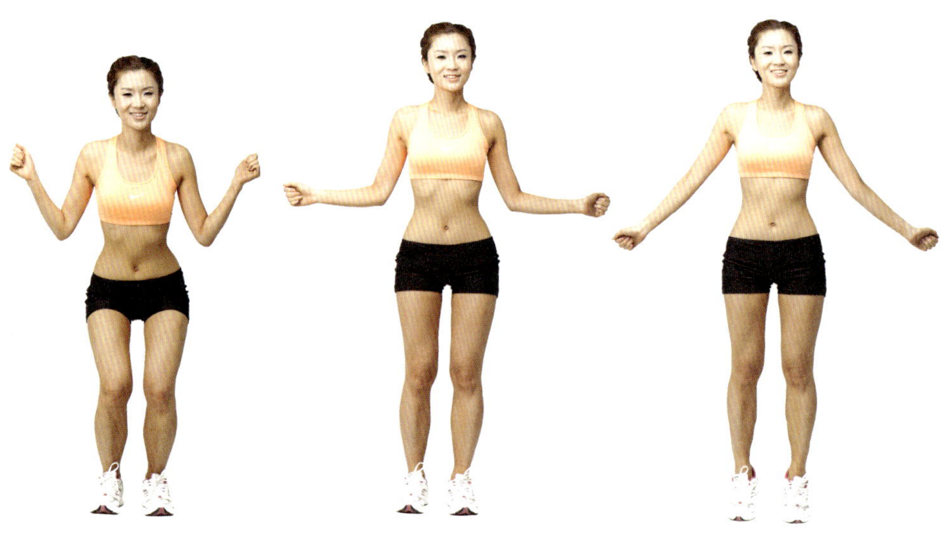

 한 발 내밀고 앉으며 어깨운동 10~15회

500ml 생수통에 물을 담아 양손에 들고 발을 바꿔가며 실시한다. 단 근력이 약하다면 맨손으로 해도 된다.

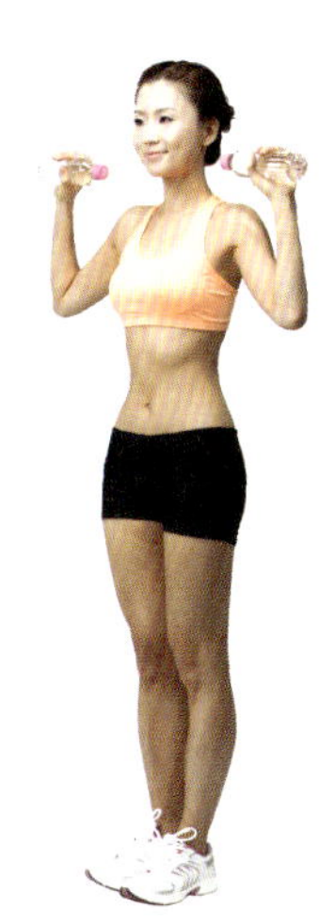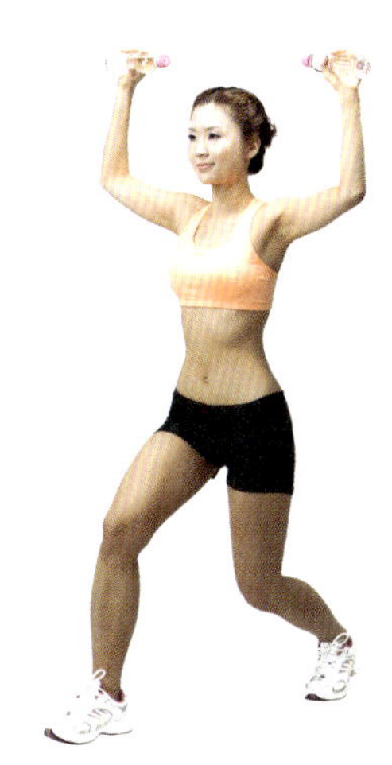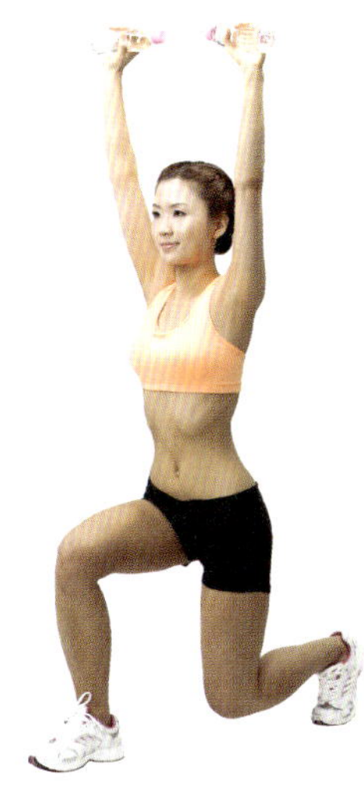

유산소 운동 2 손발 번갈아 교차시키며 제자리뛰기 1~2분

오른손에 왼발, 왼손에 오른발을 내밀며 경쾌하게 제자리뛰기를 한다. 체력이 약하다면 천천히 걷기로 대신해도 된다.

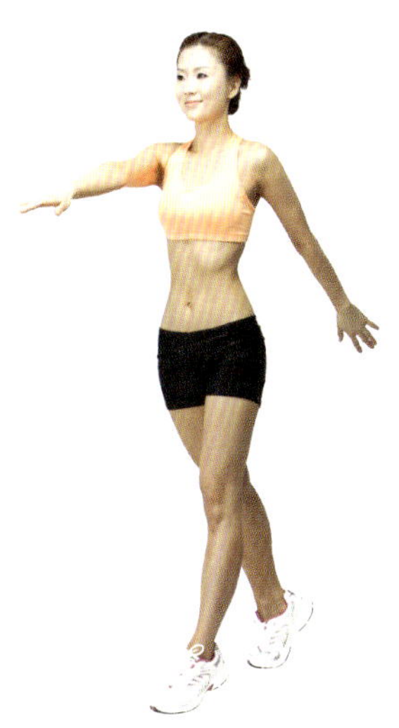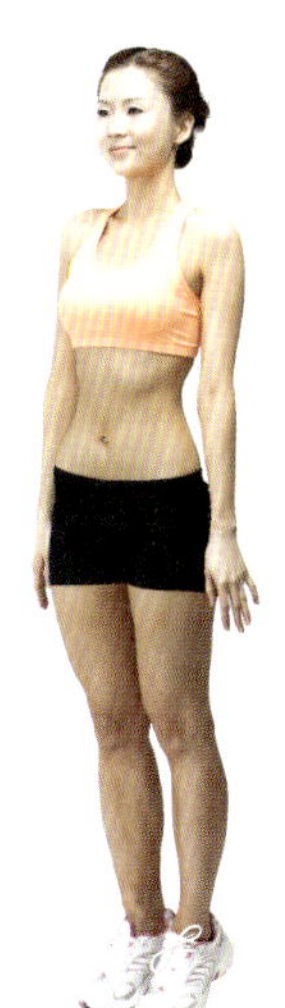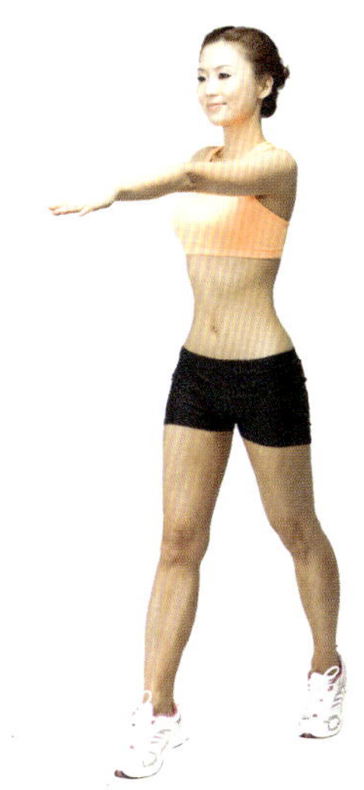

  엎드렸다 일어나며 만세하기 10~15회

만세 동작에서 가볍게 점프하면 운동 효과를 더욱 높일 수 있다.

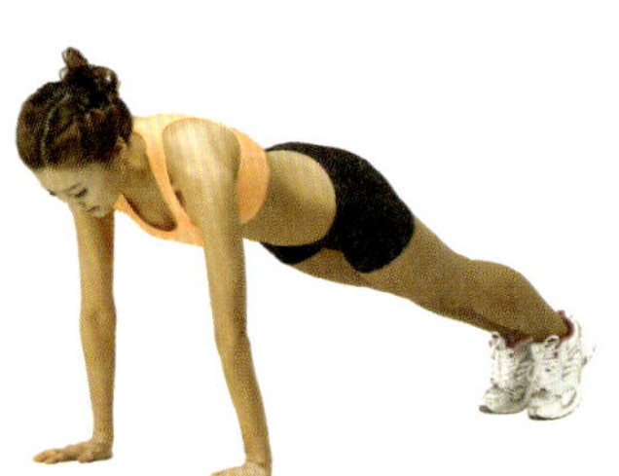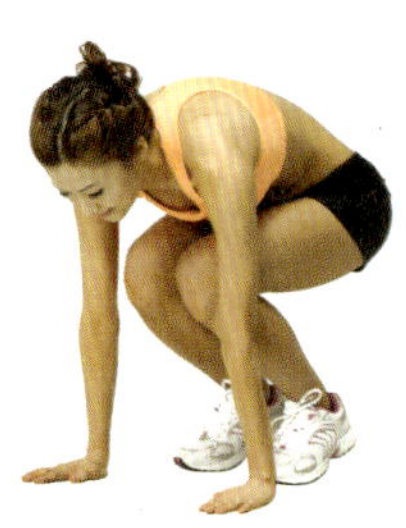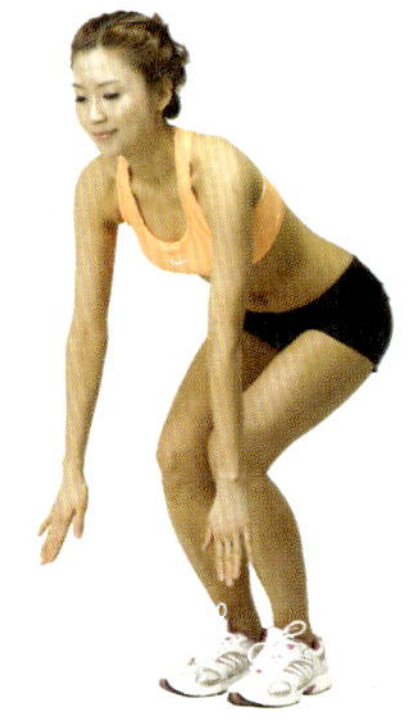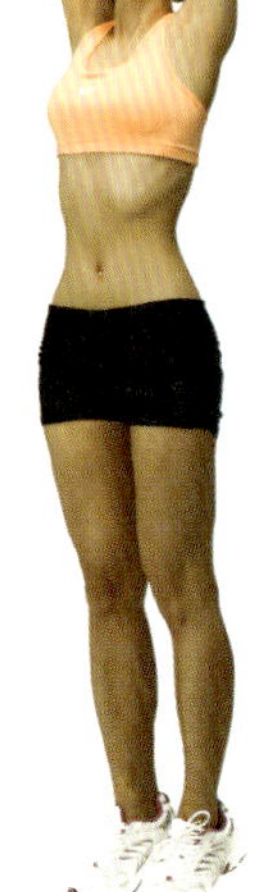

  제자리에서 크게 걷기 1~2분

운동을 처음 시작했거나 체력이 약한다면 걷는 시간을 좀 더 늘리며 숨을 고른다.

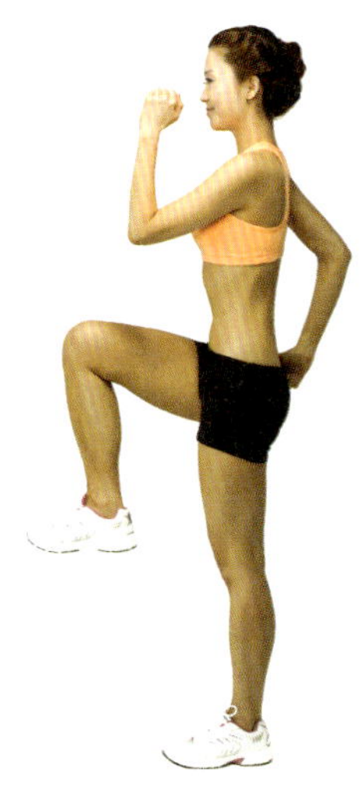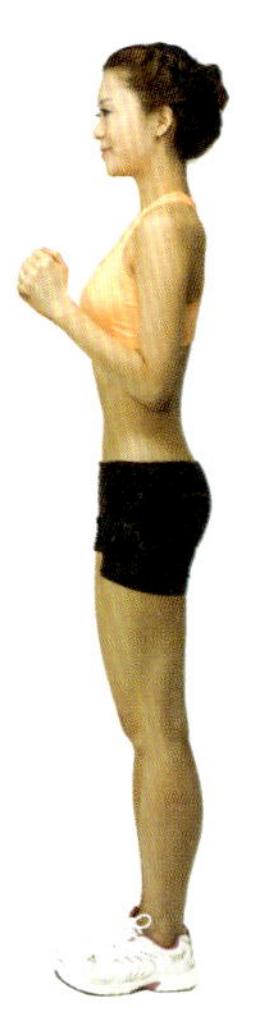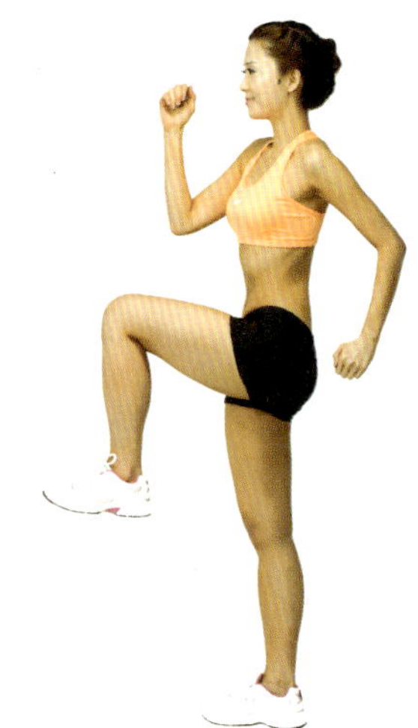

 앉았다 일어서며 팔올리기 10~15회

500ml 생수통에 물을 넣어 들고 진행하되 체력이 약하다면
맨손으로 해도 좋다.

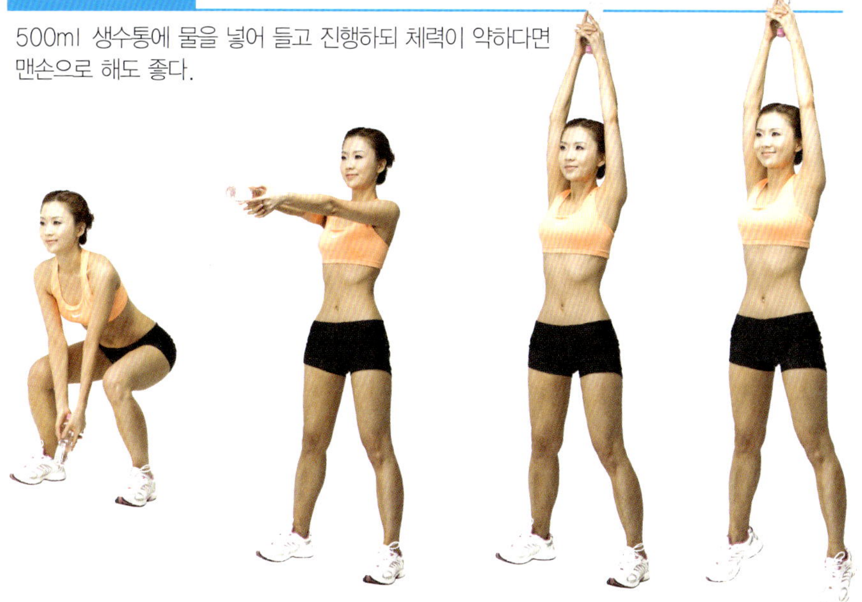

 에어로빅 동작 1~2분

에어로빅을 하듯이 경쾌하게 뛴다. 힘들면 제자리에서 크게 걷기로 대체해도 된다.

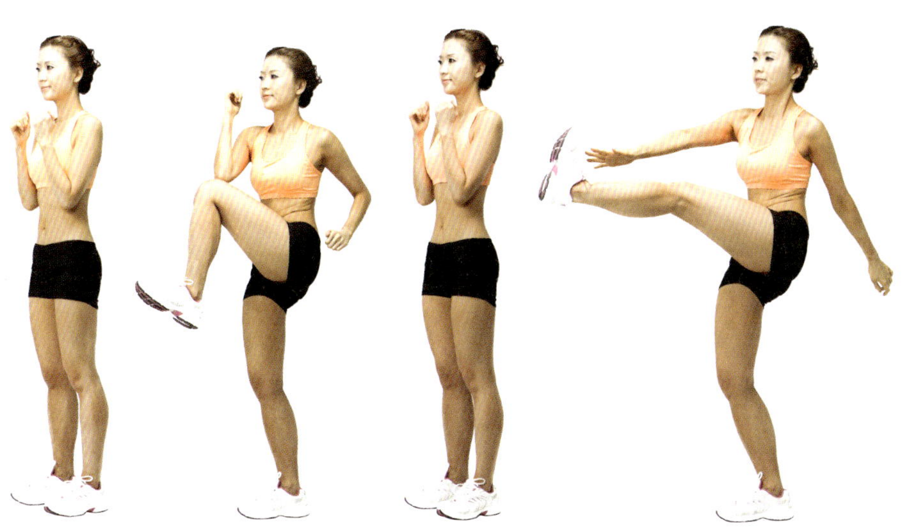

　누워서 팔다리 교차하면서 복부 운동하기 10~15회

체력이 약하다면 하체는 고정하고 상체만 움직인다. 단 상체를 너무 들어 허리가 과도하게 땅에서 떨어지면 허리 통증이 생길 수 있으니 조심한다.

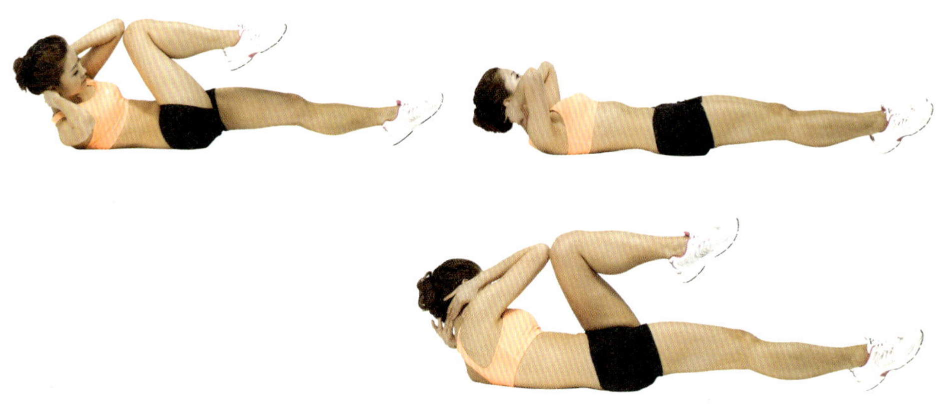

　제자리에서 팔벌려뛰기 1~2분

경쾌하게 팔벌려뛰기를 한다. 너무 힘들면 크게 걷기로 대체한다.

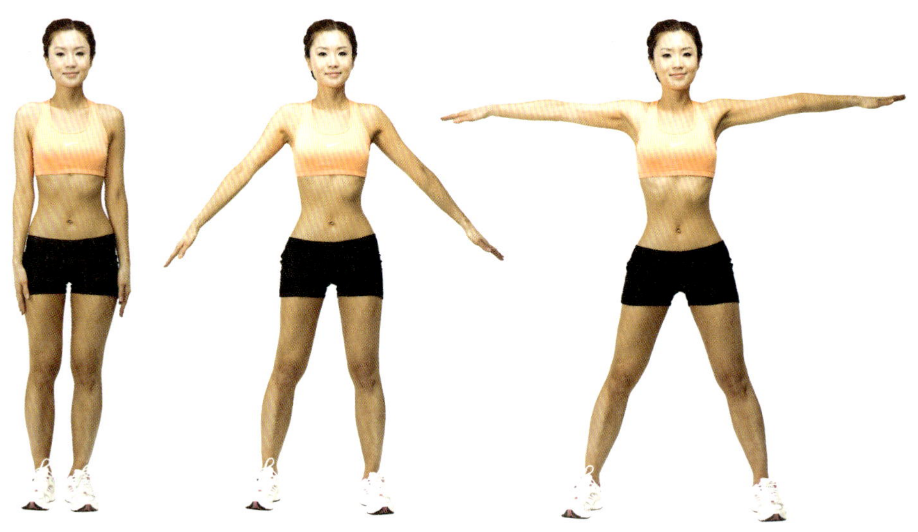

 한쪽 다리 내밀고 앉으며 반대 팔 뻗기 10~15회

500ml 생수통에 물을 담아서 하되 체력이 약하다면 맨손으로 해도 좋다.

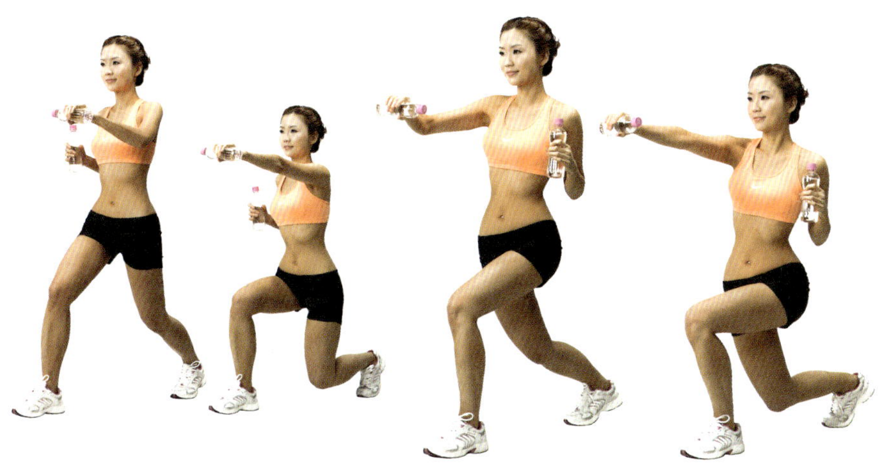

 좌우로 움직이며 바닥 터치하기 1~2분

자신의 체력에 맞게 진행하고 힘들다면 크게 걷기로 대체해도 된다.

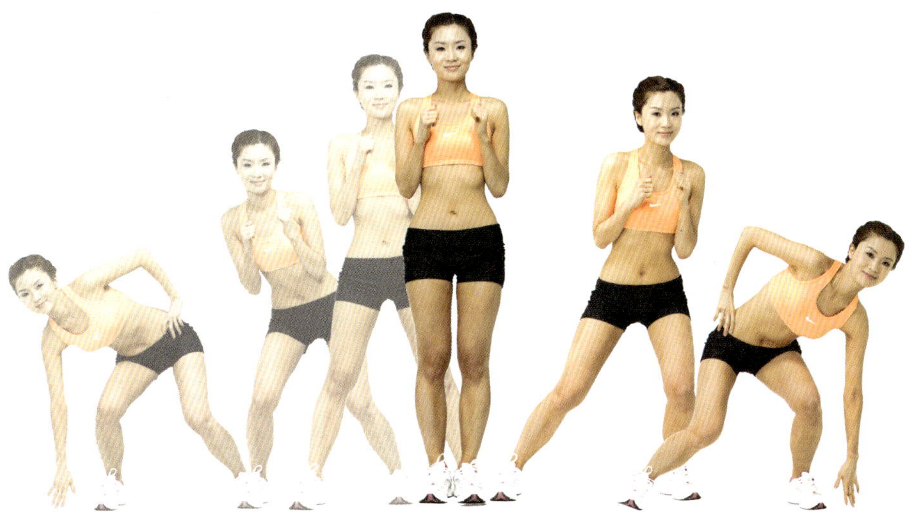

  한 발 앞으로 뻗고 앉으며 팔 운동 10~15회

양발을 바꿔가면서 각각 10~15회 운동한다.

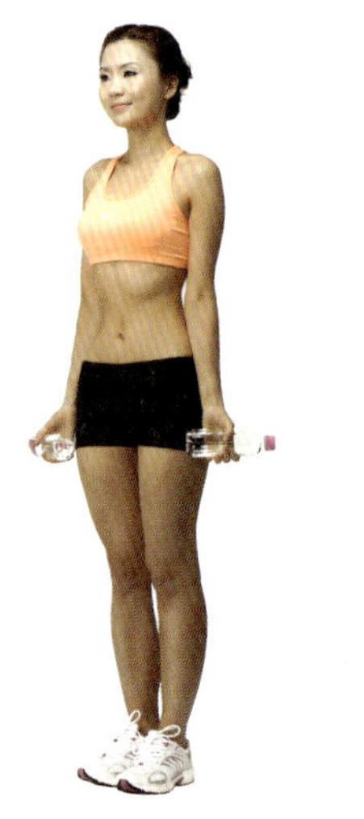 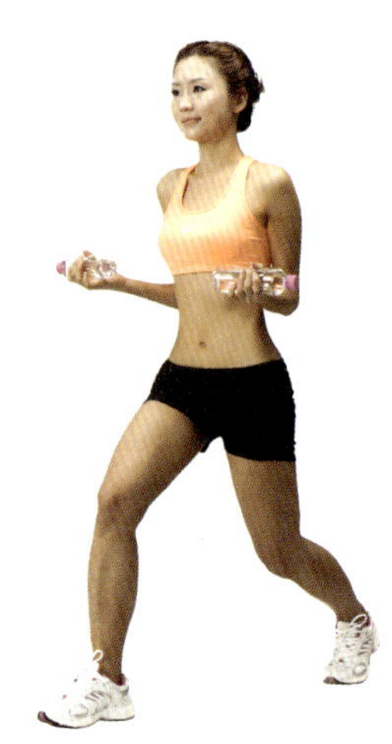 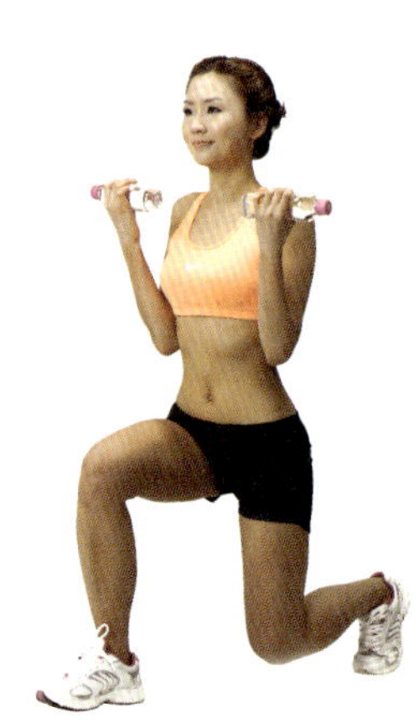

  제자리에서 크게 걷기 1~2분

운동을 처음 시작했거나 체력이 약한 분은 걷는 시간을 좀 더 늘리며 숨을 고른다.

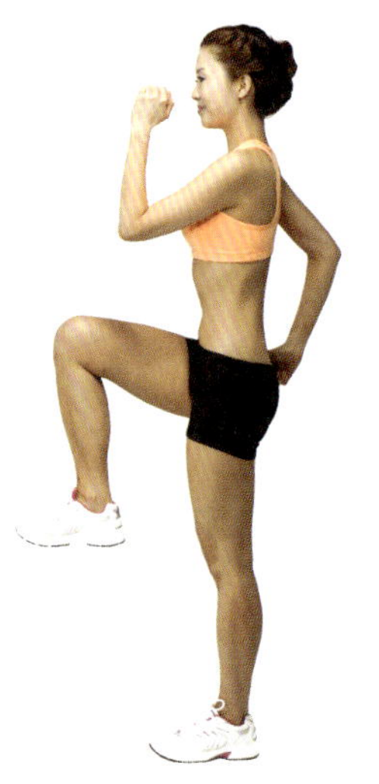 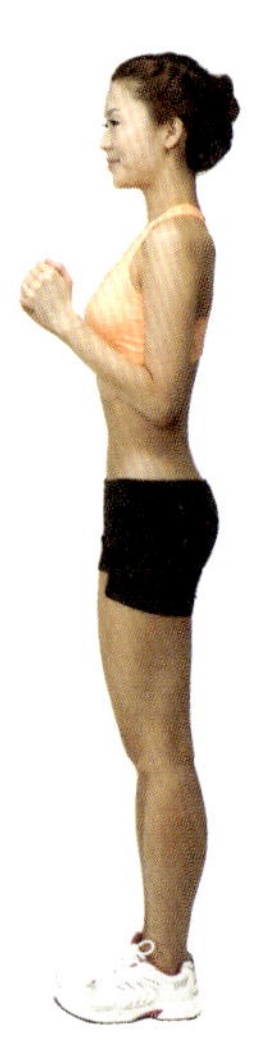 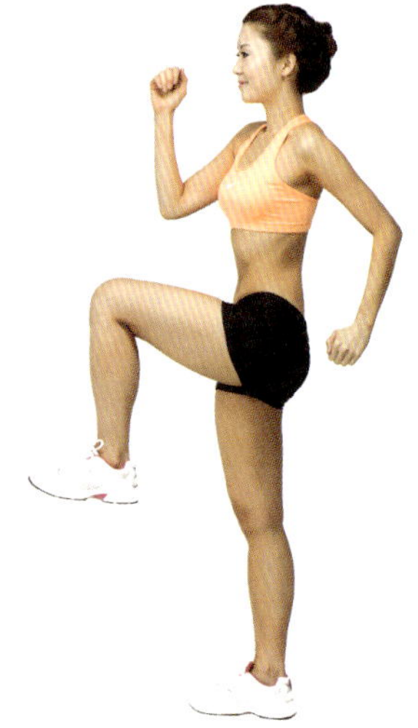

허벅지 근육 발달형을 위한 성형 운동

허벅지가 굵은 여성 중 근육형 허벅지인 여성을 위한 성형 운동 프로그램을 자세히 알아보자. 이 운동 프로그램은 '단순히 허벅지가 굵은 여성'을 위한 프로그램이 아니다. 허벅지가 굵은 여성 중 근육형 허벅지인 특수 체형 여성을 위한 운동 프로그램이다. 따라서 허벅지가 굵다고 무조건 이 프로그램을 따라 할 것이 아니라, 나의 허벅지에 관한 자가 진단 후 근육형 허벅지인 여성의 기준에 맞는다면 적용해볼 수 있다.

허벅지 근육형 여성을 위한 성형 운동은 허벅지에 자극이 가는 근력 운동은 최소화하면서 진행된다. 문제는 효과가 좋다고 알려진 운동들 대부분이 허벅지 근육을 자극하는 운동이라는 점이다. 실제로 근력 운동의 꽃이라 알려져 있는 스쿼트나 런지, 데드리프트 같은 운동은 허벅지에 강한 자극이 간다.

이렇게 효과가 좋은 근력 운동을 최소화하고 다른 운동으로 대체하려니 해결책이 필요하다. 따라서 허벅지 근육형 여성을 위한 성형 운동 프로그램은 집에서 쉽게 구할 수 있는 기구를 적극 활용하는 운동들로 이루어져 있다.

대표적인 기구가 바로 생수통, 스타킹 그리고 의자이다. 어느 집에나 하나씩은 있는 이러한 기구들을 이용하여 허벅지로 가는 자극은 최소화하고, 그 이외의 다양한 근육을 최대한 자극하면서 유산소성 운동을 포함하여 쉼 없이 이루어지도록 하는 것이 바로 '허벅지 근육 발달 여성을 위한 성형 운동법'이다.

허벅지 발달형을 위한 성형 운동도 마찬가지이다. 자신의 체력과 근력에 맞게 유산소 운동의 강도와 시간을 조절하고 맨몸으로 근력 운동을 할 것인지 생수병이나 스타킹 등의 소도구를 이용할 것인지를 결정하면 된다. 중요한 것은 30~40분 정도 지속적으로 운동을 하면서 '약간 힘들다' 이상의 느낌을 유지하면서 허벅지에 가는 자극을 최소화하면 된다. 허벅지 근육 발달형 성형 운동을 3일 실시하였다면 다음 번에는 일반 체형을 위한 성형 운동을 1일 실시하도록 한다.

자, 그럼 지금부터 자세한 운동 프로그램을 알아보자.

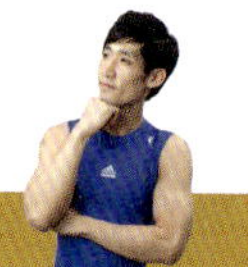

허벅지 근육형은 허벅지에 자극이 최소화될 수 있는 근력 운동 위주로 진행해야 한다. 허벅지 발달형을 위한 성형 운동을 2~3회 했다면 1회는 일반 체형을 위한 성형 운동 프로그램을 한다. '허벅지 발달형 3회 → 일반 체형 1회 → 허벅지 발달형 3회 → 일반 체형 1회…' 식으로 진행하는 것이 운동의 효과를 높일 수 있다. 일주일에 1회는 꼭 일반 체형을 위한 성형 운동 프로그램을 한다. 똑같은 운동은 금방 정체기가 올 수 있다. 체력이 약하다면 중간에 천천히 걷기를 해서 운동 강도를 자신에 맞게 조절하는 것이 중요하다. 운동은 일주일에 최소 3회, 가능한 한 5회 정도 하는 것이 좋다.

그리고 또 한 가지 반드시 기억해야 할 것은 운동은 항상 '골라 먹는 식사요법'과 병행해야만 효과를 볼 수 있다는 점이다. 운동을 했다는 자기 위안으로 섭취량을 늘리고 있지는 않은지 살펴보고, 일상생활에서 활동량이 줄지 않게 유의한다. 만보계를 하나 준비해서 하루 활동량을 6,000~7,000보 유지하도록 하자.

   무릎 꿇고 팔굽혀펴기 10~15회

이 자세가 힘들다면 대신 벽 밀기를 한다.

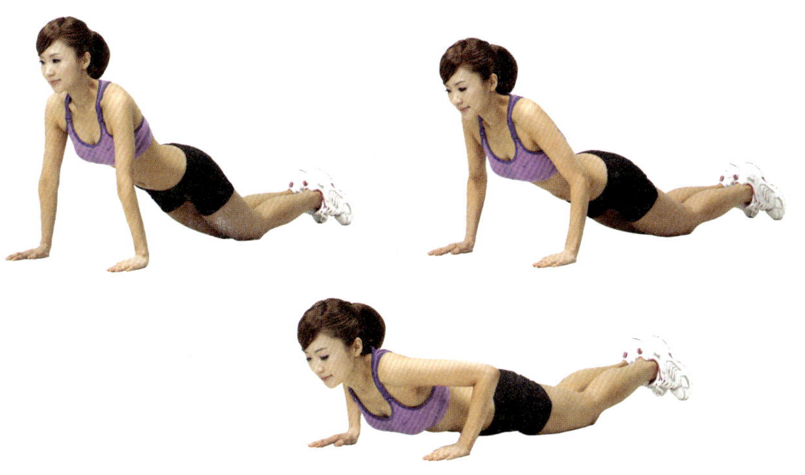

   손발을 번갈아 교차시키며 제자리뛰기 1~2분

오른손에 왼발, 왼손에 오른발을 내밀며 경쾌하게 제자리뛰기를 한다.

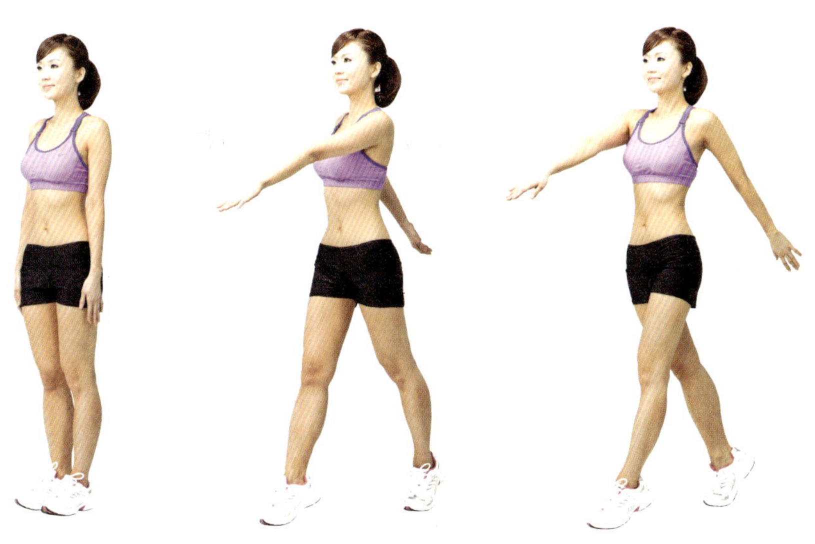

 엎드려 한 팔 한 다리 교차해서 들기 10~15회

오른팔에 왼쪽 다리를 들어주고 손발을 바꿔가면서 10~15회 반복한다.

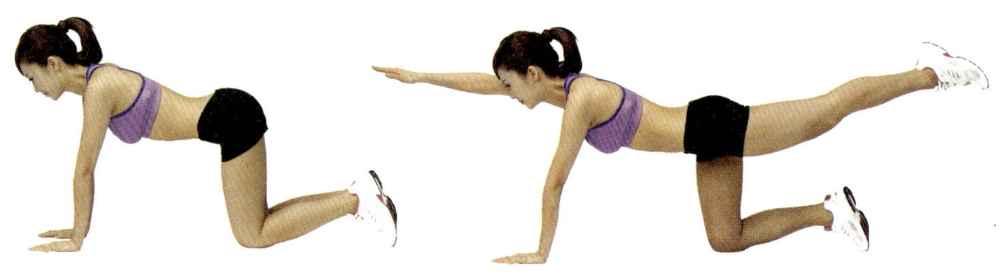

 제자리에서 팔벌려뛰기 1~2분

경쾌하게 팔벌려뛰기를 한다. 기초 체력이 약해 힘이 많이 드는 경우에는 크게 걷기로 대체해도 된다.

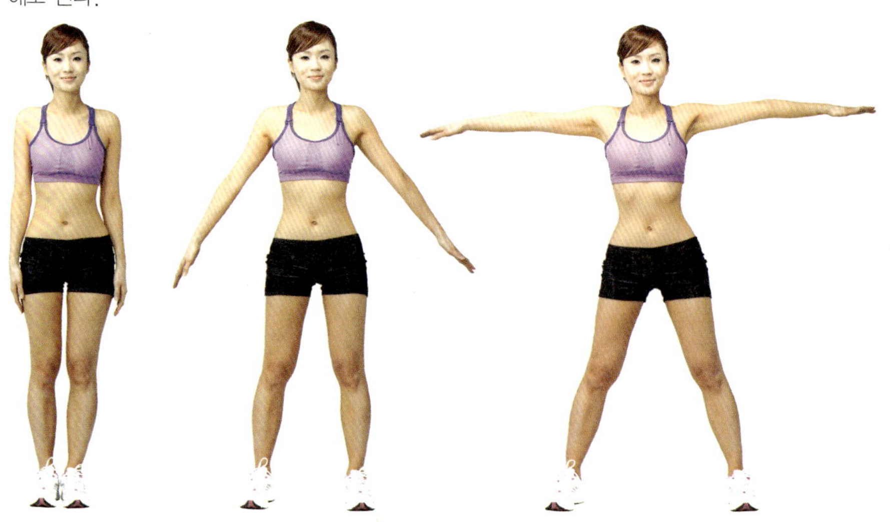

242

　누웠다 상체 들며 가슴 모으기 10~15회

이 운동은 가슴 –복부 복합 운동으로 상체를 들어올릴 때 허리가 바닥에서 떨어지지 않도록 한다. 양손에 500ml 생수병을 들고 상체를 들 때 팔도 함께 올린다.

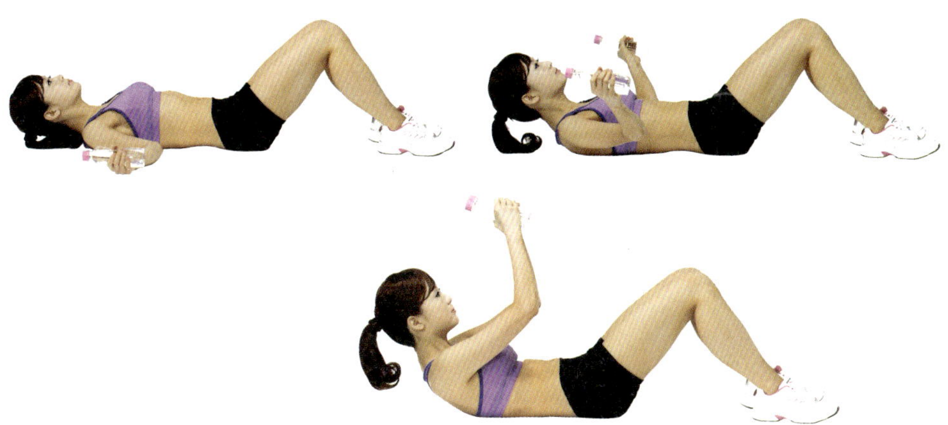

유산소 운동 3　제자리에서 크게 걷기 1~2분

운동을 처음 시작했거나 체력이 약한 분은 걷는 시간을 좀 더 늘리며 숨을 고른다.

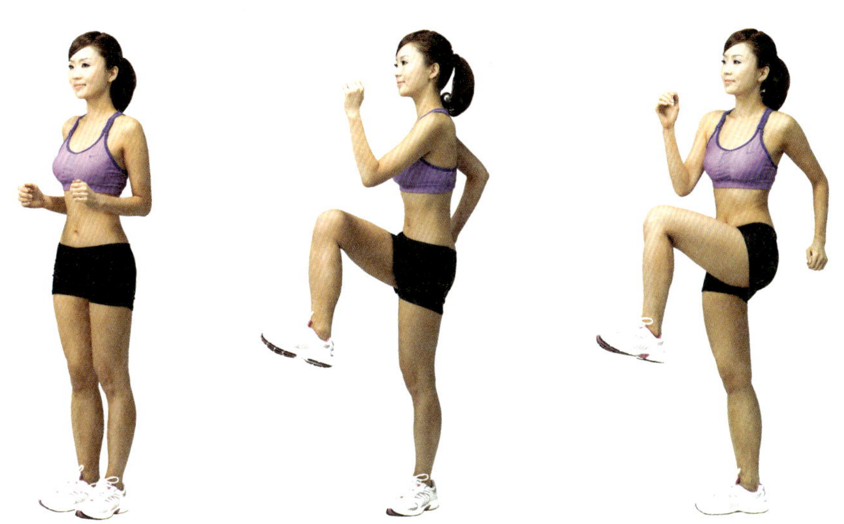

근력 운동 4　상체 숙이고 등 당기기 10~15회

양쪽 팔을 뒤쪽으로 당기면서 등을 조인다. 500㎖ 생수통에 물을 담아 양손에 들고 한다.

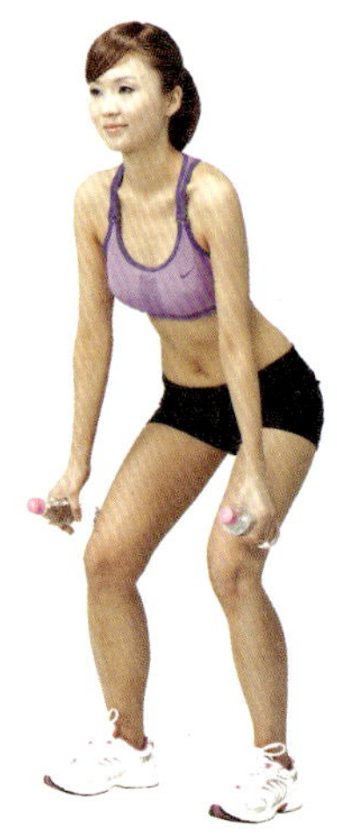 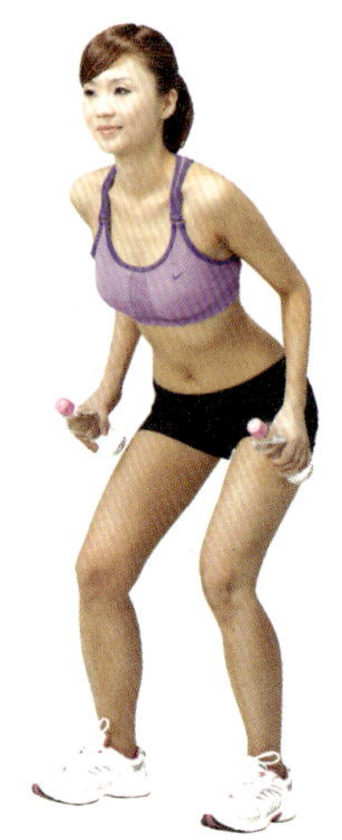 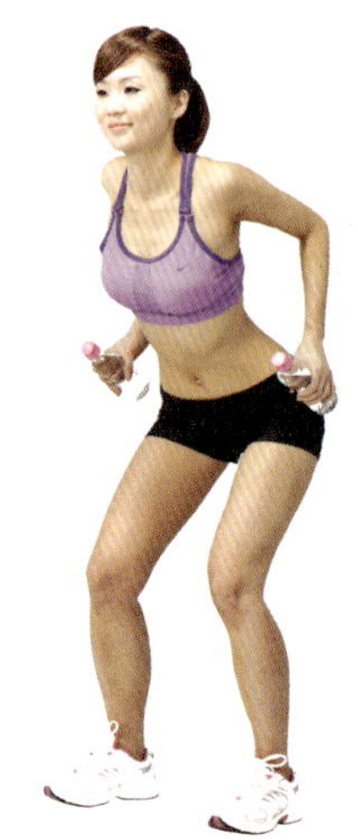

유산소 운동 4　투명 줄넘기 1~2분

양손에 줄넘기를 들고 있다는 느낌으로 줄넘기를 하듯 경쾌하게 뛴다.
체력이 약하다면 제자리걷기로 대신한다.

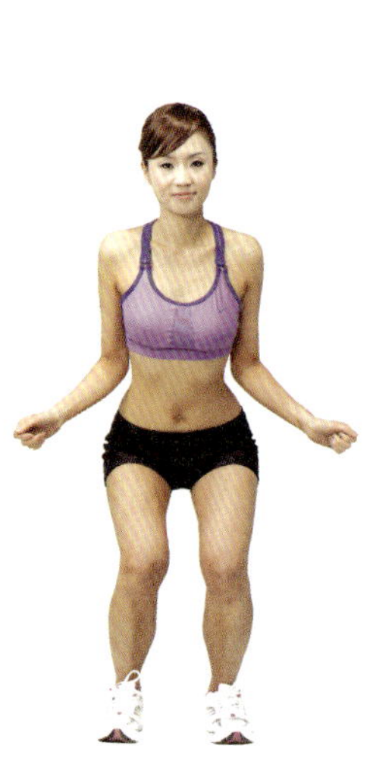 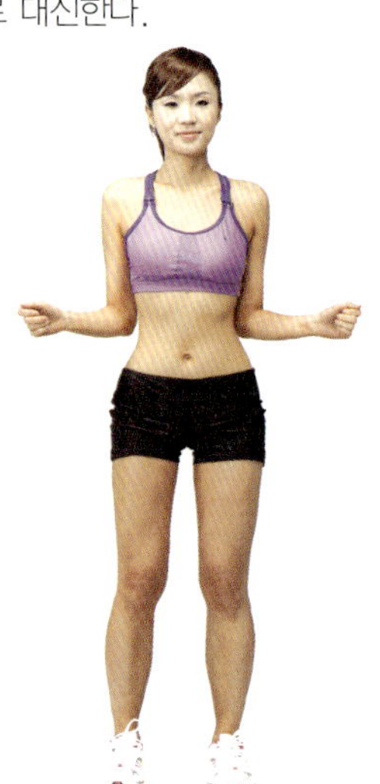 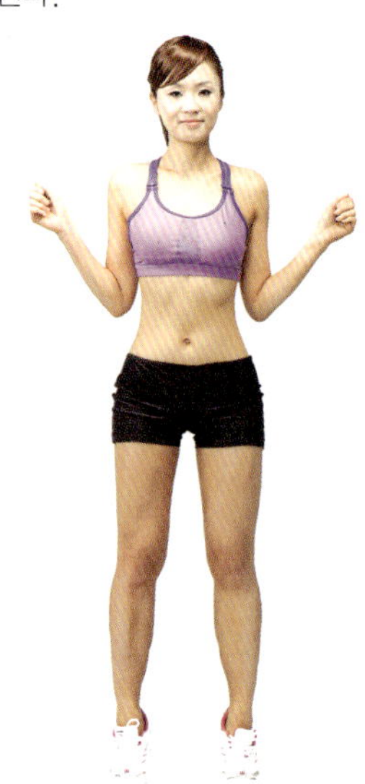

근력 운동 5 제자리에서 까치발 들며 팔 흔들기 10~15회

맨 마지막 동작에 까치발을 들어준다. 자신의 체력에 맞게 맨손 또는
500ml 생수병을 이용한다.

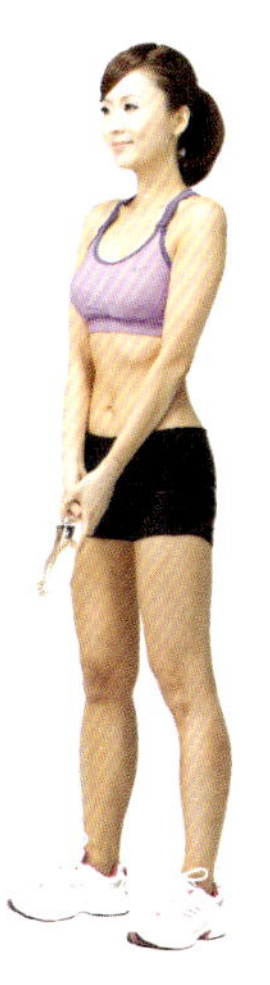
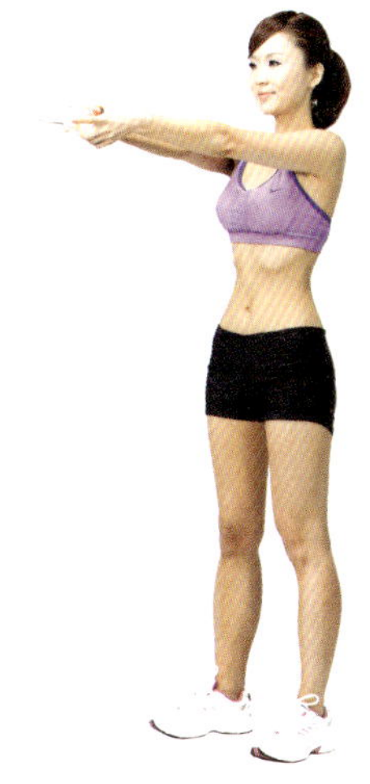
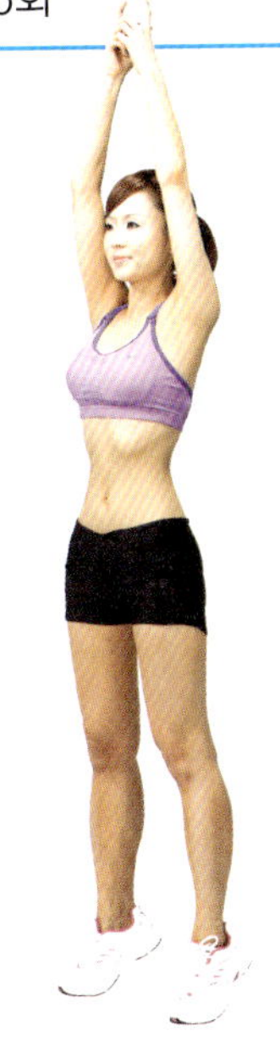

유산소 운동 5 에어로빅 동작 1~2분

에어로빅을 하듯 경쾌하게 뛴다. 힘들면 제자리에서 크게 걷기로 대체한다.

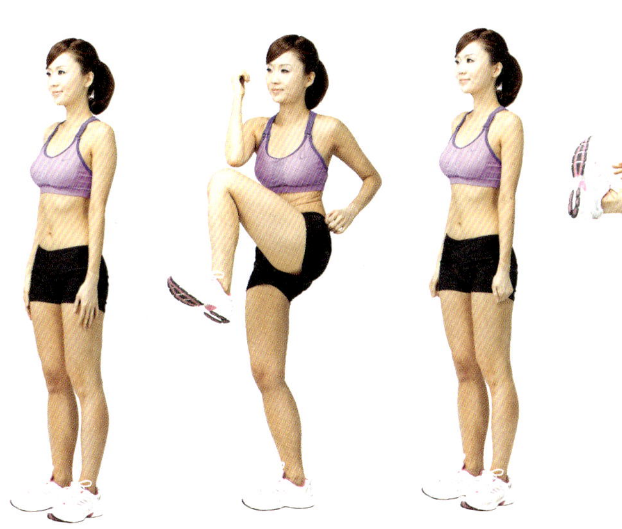
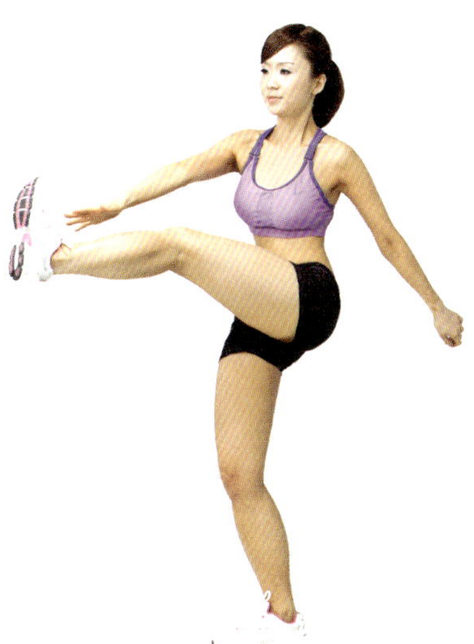

  의자에 발 올리고 엉덩이 들기 10~15회

의자에 발을 올리고 엉덩이를 들어올린다. 엉덩이와 허리에 자극이 가는 느낌을 받는다.

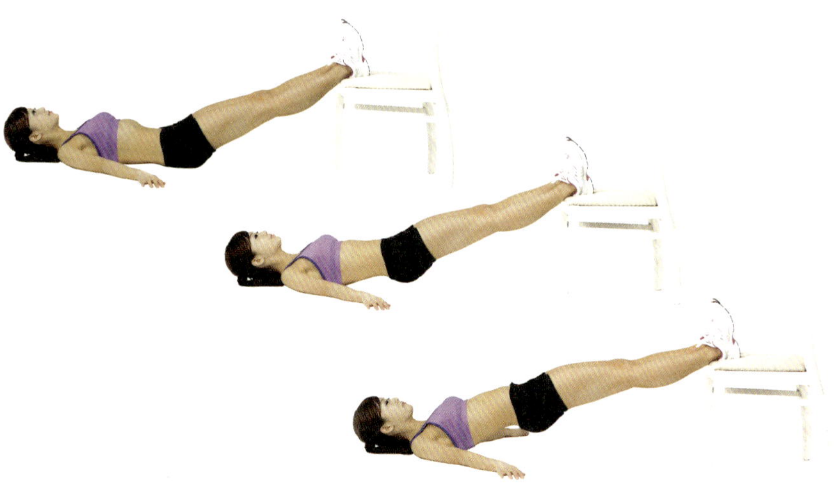

  좌우로 움직이며 바닥 터치하기 1~2분

자신의 체력에 맞게 크게 걷기로 대체해도 무관하다.

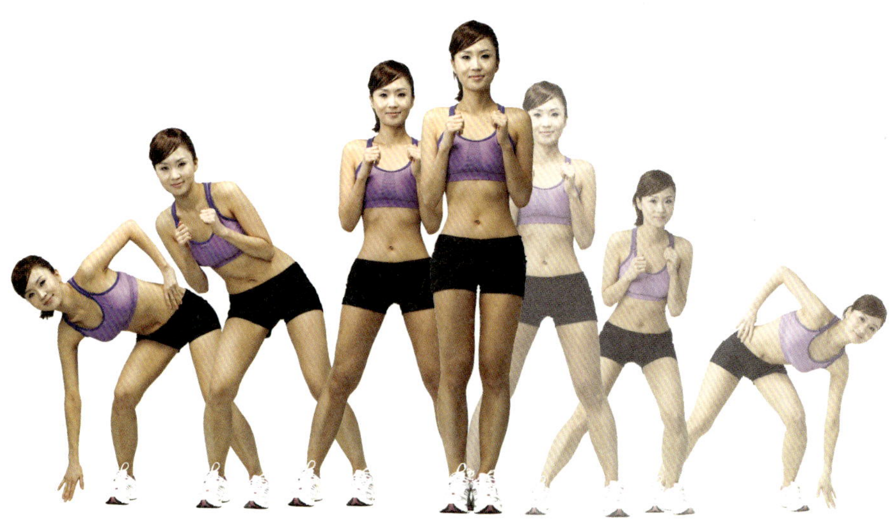

 상체 숙이고 한 팔 당기기 10~15회

팔을 당길 때 등이 조여지는 느낌에 집중한다. 체력에 따라 맨손 또는 500ml 생수통을 이용한다.

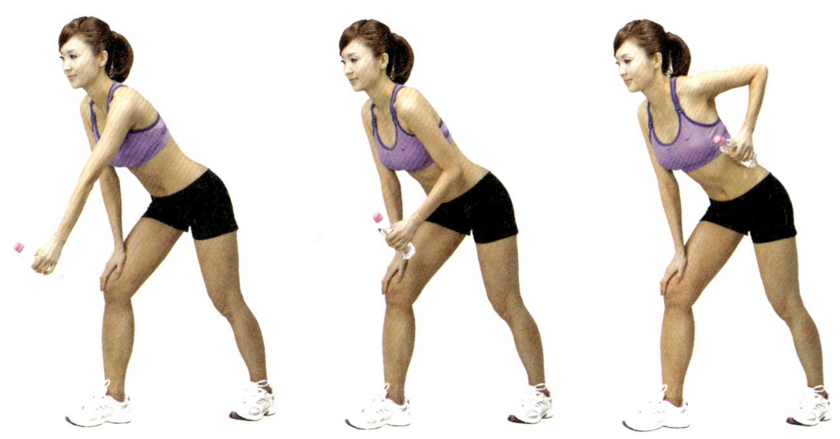

유산소 운동 7 제자리에서 크게 걷기 1~2분

숨을 고르며 크게 걷는다.

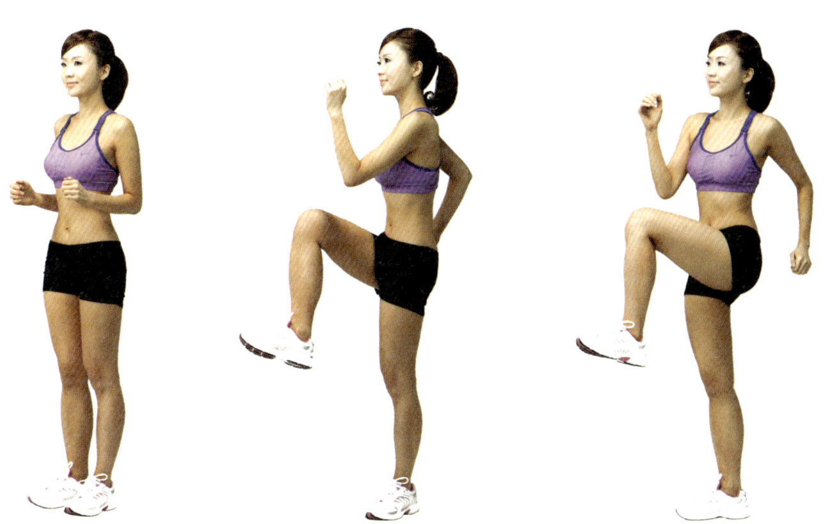

종아리 근육 발달형을 위한 성형 운동

종아리가 굵은 여성이라면 거의 종아리 근육이 발달한 체형이라고 생각하면 된다. 다만 발목이 굵은 경우는 예외가 될 수 있다. 따라서 종아리가 굵어서 고민인 여성은 일괄적으로 이 운동 프로그램을 따라하면 된다.

앞에서도 말했지만 근육을 줄여주는 운동은 없다. 즉 종아리의 비복근이 발달하여 고민인 여성은 운동을 통해 비복근을 줄이겠다는 마음가짐으로 접근하기보다는 운동으로 인하여 비복근이 더욱 강조되는 것을 최소화하면서 운동하는 것이 중요하다. 특정 부위 근육이 많아서 고민이라면 해결책은 그 부위를 최대한 사용하지 않는 것이다.

종아리가 굵어서 고민인 여성을 위한 운동 프로그램의 핵심은 비복근이 언제 가장 많이 쓰이는지 알고, 그런 운동을 피함으로써 종아리가 더욱 굵어지는 상황을 예방하는 데 있다. 그렇다면 종아리 알로 불리는 비복근은 언제 많이 쓰일까? 비복근은 발바닥 전체가 지면에 닿는 순간부터 발뒤꿈치가 들려서 앞꿈치가 지면에 떨어지기 직전까지 사용된다. 한마디로 비복근을 주로 사용하는 동작은 발뒤꿈치가 들리는 동작이다.

따라서 종아리가 굵어서 고민인 여성이 무거운 아령을 들고 발뒤꿈치를 과도하게 드는 동작이 포함된 운동을 한다면, 이는 종아리를 예쁘게 만드는 것이 아니라 오히려 종아리 근육을 더욱 키우는 운동을 하는 것이다.

종아리가 굵은 여성에게 최악의 운동은?

종아리 비복근이 커서 고민인 여성에게 최악의 운동은 무엇일까? 바로 무거운 무게를 어깨에 메고 발뒤꿈치를 붙였다 떼었다 하는 '카프 레이즈(Calf Raise)'라는 운동이다.

종아리의 비복근이 발달한 여성이 카프 레이즈를 한다는 것은 불이 난 곳에 기름을 붓는 것이나 마찬가지이다. 이외에도 간혹 뒤꿈치를 들고 걷는 게 종아리를 예쁘게 만들어준다는 말에 계단을 오르거나 평상시 걸을 때 뒤꿈치를 들고 걷는 여성들이 있는데, 이런 걸음은 종아리 비복근을 최소 유지시키고 도드라지게 만드는 걸음이라 할 수 있다. 따라서 종아리 비복근이 커서

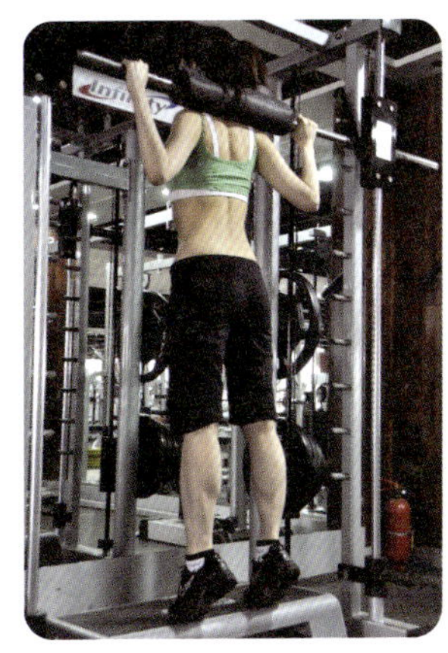
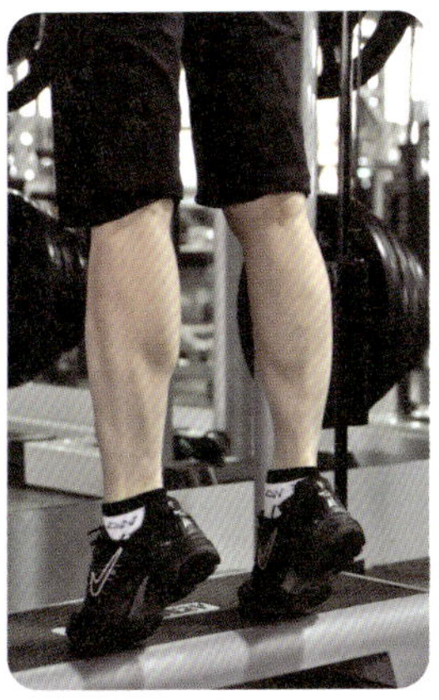

종아리가 굵은 여성이 피해야 할 운동, 카프레이즈
카프레이즈를 할 때 종아리의 모습, 발뒤꿈치의 위치에 주목하자.

고민인 여성의 경우 이러한 걸음걸이를 피해야 한다. 또한 점프 요소가 많은 운동도 삼간다.

종아리가 굵어도 걱정 없는 하체 운동

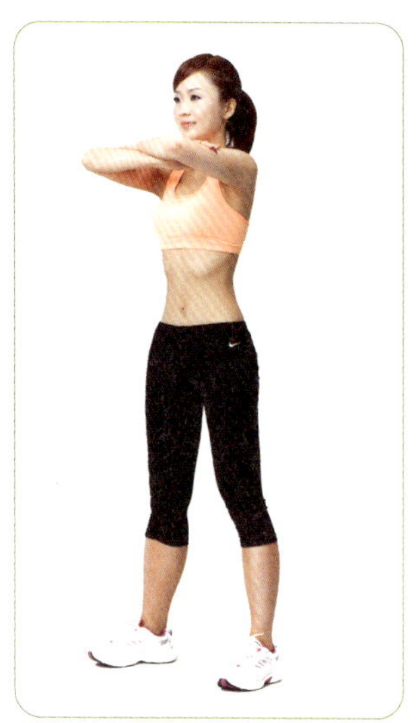

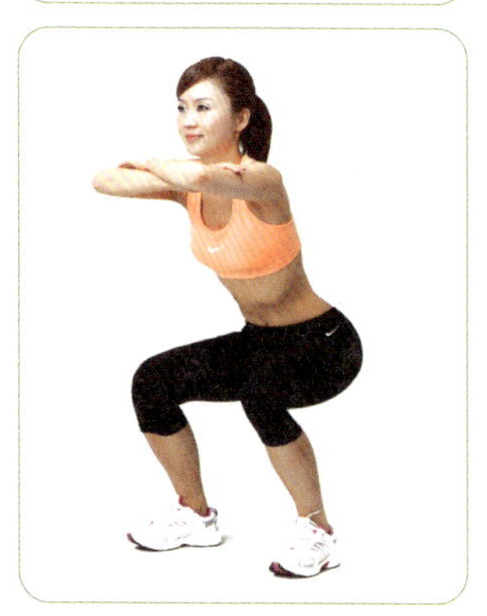

스쿼트 동작의 시작과 끝

비복근이 발달되어 종아리가 굵은 여성들도 걱정 없이 할 수 있는 운동이 바로 하체 운동의 꽃이라 불리는 '스쿼트'이다.

오른쪽 그림에서 보듯이 스쿼트 동작은 발바닥이 땅에 붙어 있는 상태로 진행되며, 뒤꿈치가 땅에서 떨어지는 동작이 포함되어 있지 않다. 따라서 비복근의 자극을 최소화하는 운동으로 종아리가 굵은 여성도 부담 없이 할 수 있다. 만약 무릎 위쪽의 근육이 특별히 도드라지지 않는 여성, 즉 허벅지 근육이 발달되지 않은 여성이라면 더욱더 즐겨 해야 할 운동이 바로 스쿼트이다.

'종아리 근육 발달형 여성을 위한 맞춤 성형 운동' 프로그램은 종아리에 주는 자극을 최소화하고, 이외 근육들에 자극을 주면서 쉼 없이 운동하는 프로그램이다. 즉 종아리 이외의 근육에 대한 종합적 근력 운동과 유산소성 운동으로 구성되어 있다. 종아리 근육 발달형 여성을 위한 성형 운동에서 유산소 운동은 점프 요소를 모두 뺏기 때문에 운동량이 적어지게 된다. 따라서 이부분은 일상생활에서 보충해주어야 한다. 종아리 근육 발달형 여성의 경우로 하루 활동량을 만보계 기준으로 1만보를 유지하도록 한다.

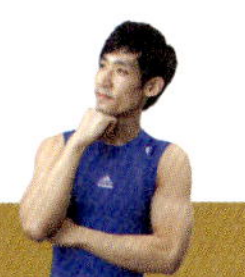

근육형 종아리라면 종아리 자극이 최소로 되는 운동을 해야 한다. 점프 동작이 많이 포함된 운동은 피하는 것이 좋다. 일부러 뒤꿈치를 들고 걷는 것은 종아리 근육을 유지·증가시키는 습관이다. 계단을 오르내리거나 걸을 때 일부러 뒤꿈치를 들고 걷는 것도 종아리를 굵게 만드는 습관이다.

종아리 근육 체형을 위한 성형 운동을 2~3회 했다면 1회는 일반 체형을 위한 성형 운동 프로그램을 한다. '종아리 발달형 3회→ 일반 체형 1회→ 종아리 발달형 3회→ 일반 체형 1회…' 종아리 발달형이라면 성형 운동 이외에 하루 20~30분 정도의 걷기를 추가하고 하루 동안 활동량을 만보계 기준 1만보를 유지한다.

근력 운동 1 무릎 꿇고 팔굽혀펴기 10~15회

팔굽혀펴기가 힘들다면 벽 밀기 운동을 한다.

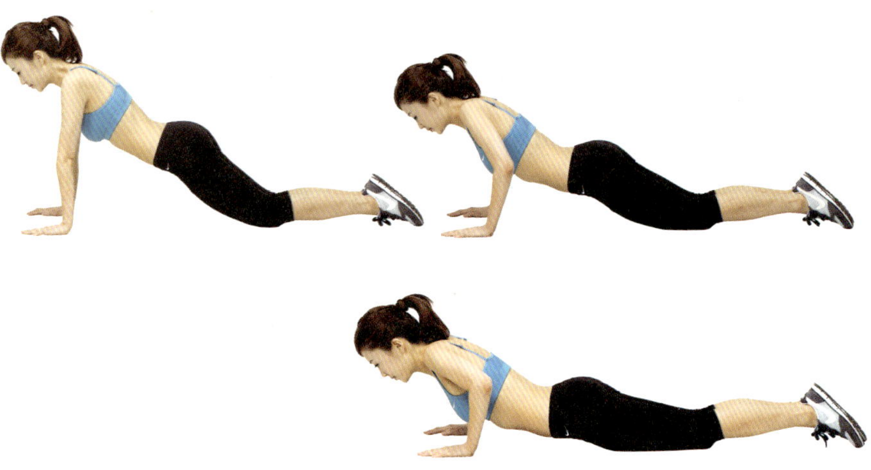

유산소 운동 1 크게 걷기 1~2분

종아리 근육 발달형을 위한 성형 운동 프로그램의 유산소 운동은 모두 크게 걷기로 되어 있다. 점프 동작은 하지 않고 대신 성형 운동 이외에 활동량을 늘려 만보계 기준 하루 1만보를 유지한다.

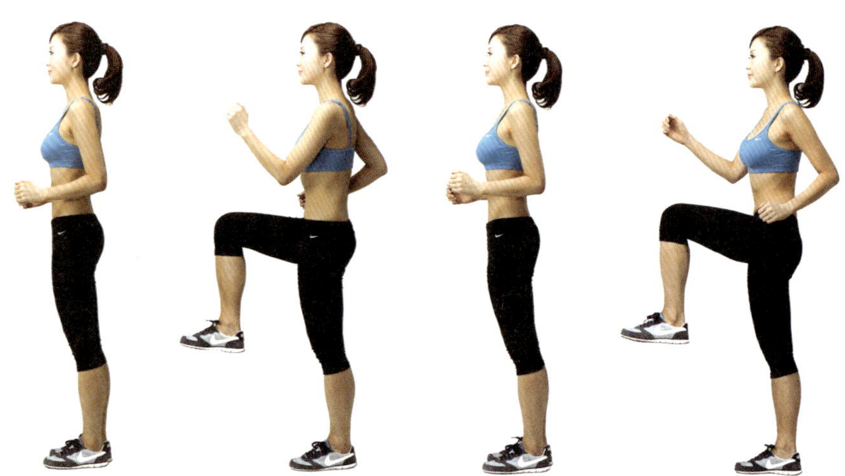

    엎드려 한 팔 한 다리 교차해서 들기 10~15회

오른팔에 왼쪽 다리를 들고 손발을 바꿔가면서 10~15회 반복한다. 500㎖ 생수통에 물을 넣어 번갈아 손에 들고 하되 근력이 약하다면 맨손으로 한다.

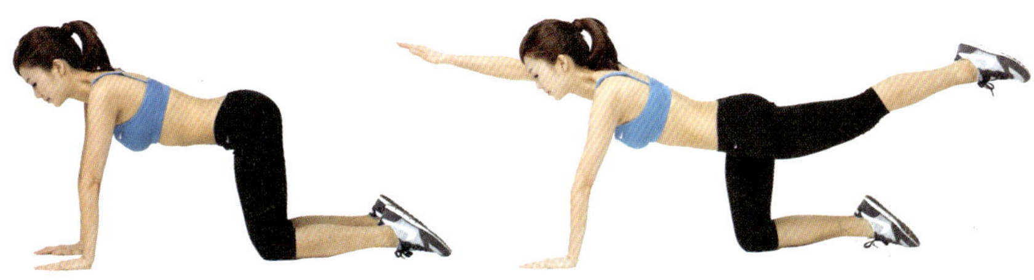

유산소 운동 2   크게 걷기 1~2분

점프 동작 없이 크게 걷는다.

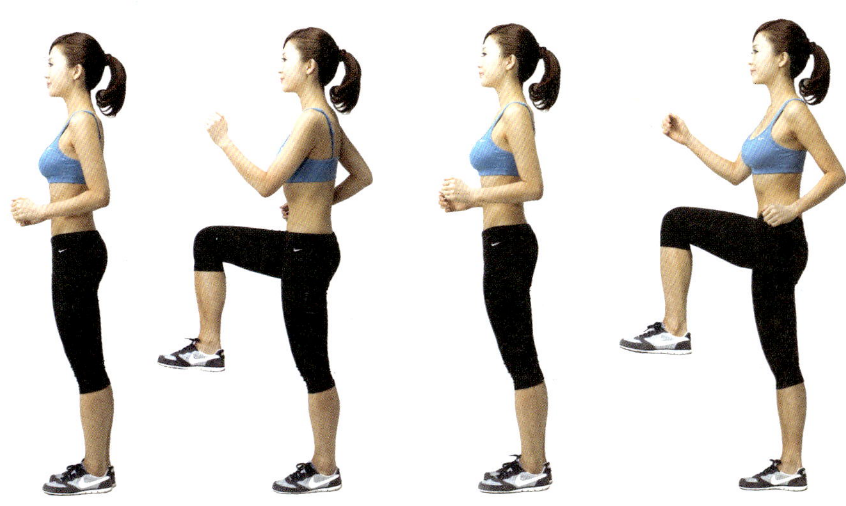

　의자에 기대 팔뚝 운동하기 10~15회

팔 후면이 당기는 느낌에 집중해 운동한다.

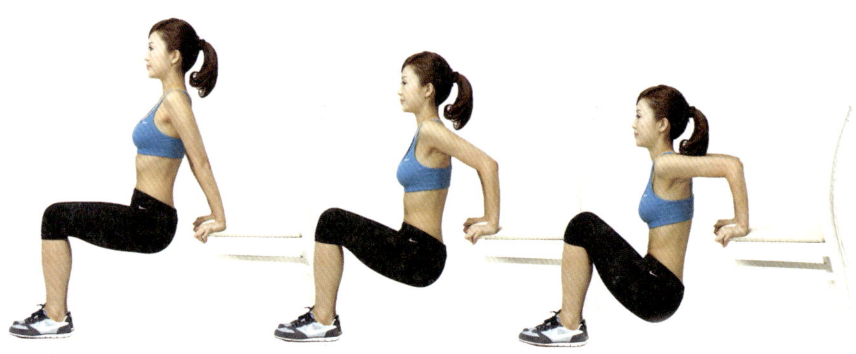

　크게 걷기 1~2분

종아리 근육에 자극이 가지 않도록 주의하며 크게 걷는다.

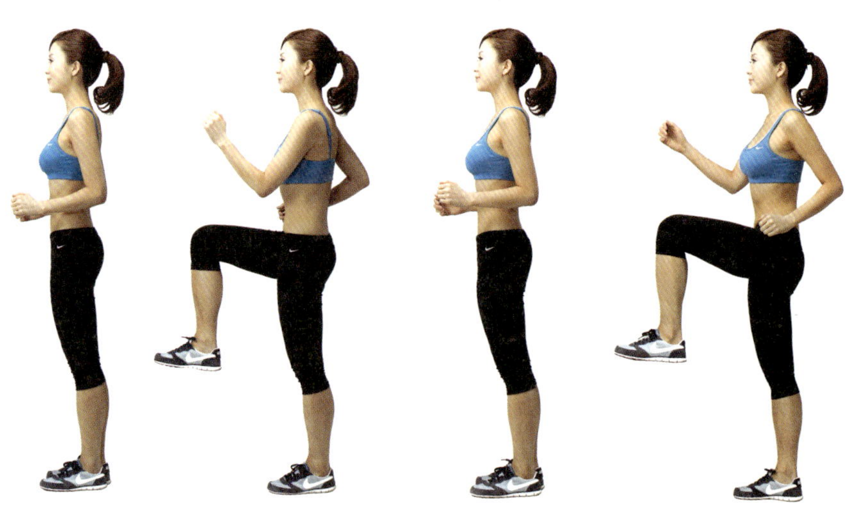

   앉으며 양팔 뻗기

양팔을 어깨 높이로 올리고 쭉 뻗으려 엉덩이를 낮추며 앉는다.

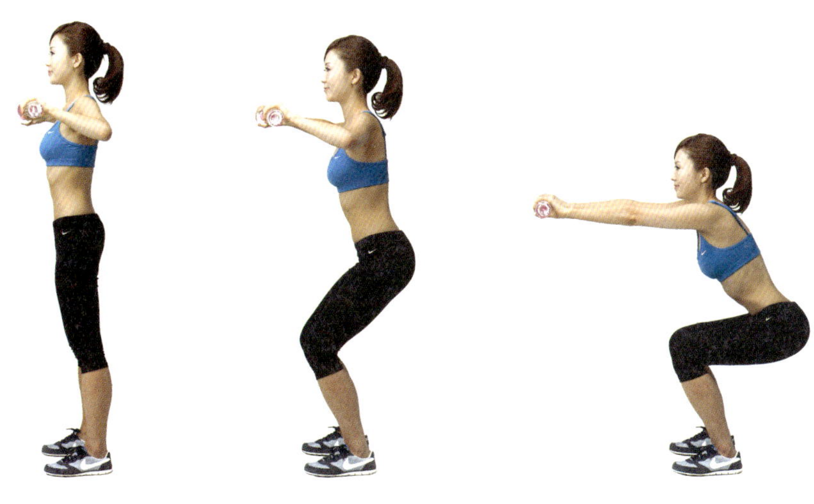

유산소 운동 4   크게 걷기 1~2분

점프 동작 없이 크게 걷는다.

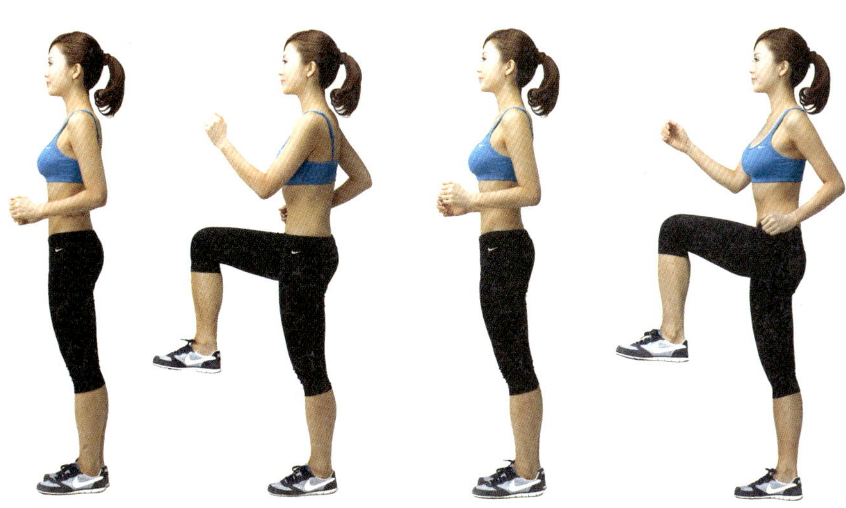

　몸통 비틀며 다리 들기 10~15회

양팔을 귀 옆에 대고 왼쪽 팔꿈치는 오른쪽 무릎에 오른쪽 팔꿈치는 왼쪽 무릎에 댄다.
복부 전체에 자극이 가도록 한다.

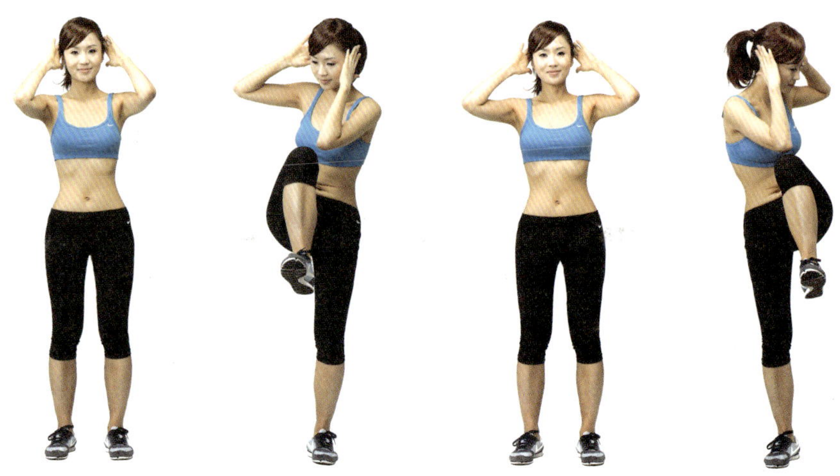

유산소 운동 5　제자리에서 크게 걷기 1~2분

종아리 근육에 자극이 없게 하며 크게 걷는다.

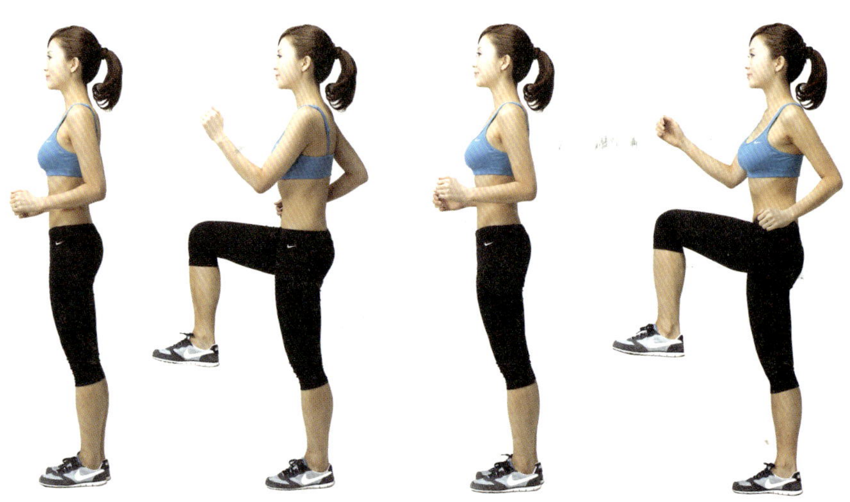

  앉았다 일어나며 하늘로 팔 뻗기 10~15회

자신의 체력에 맞게 맨손 또는 500ml 생수통을 이용한다.

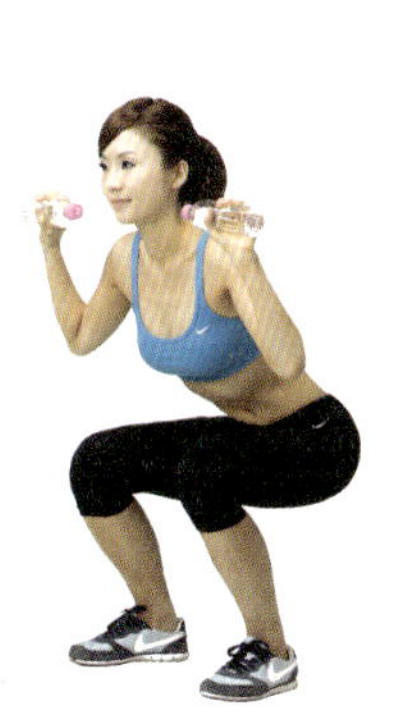 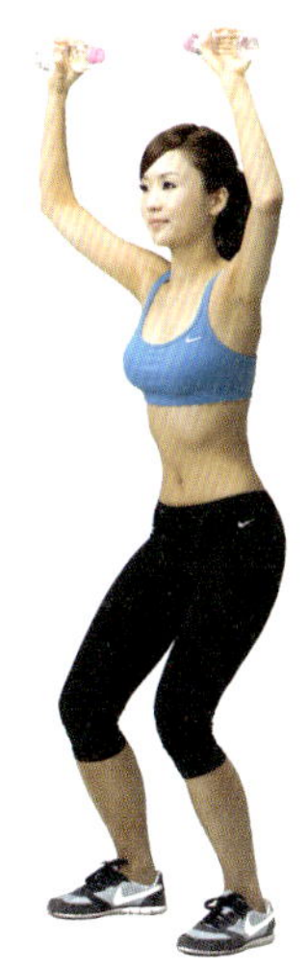 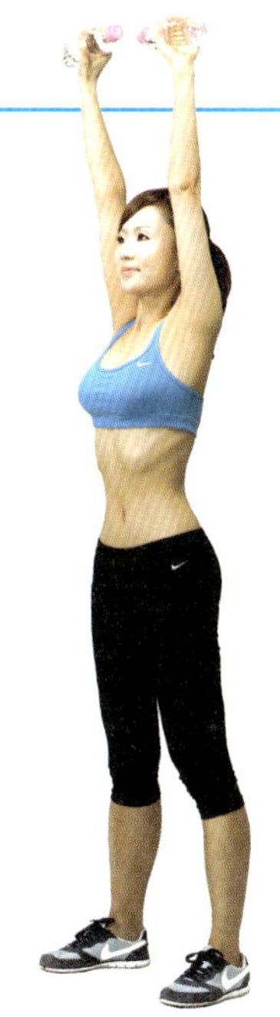

유산소 운동 6 제자리에서 크게 걷기 1~2분

점프 동작 없이 크게 걷는다.

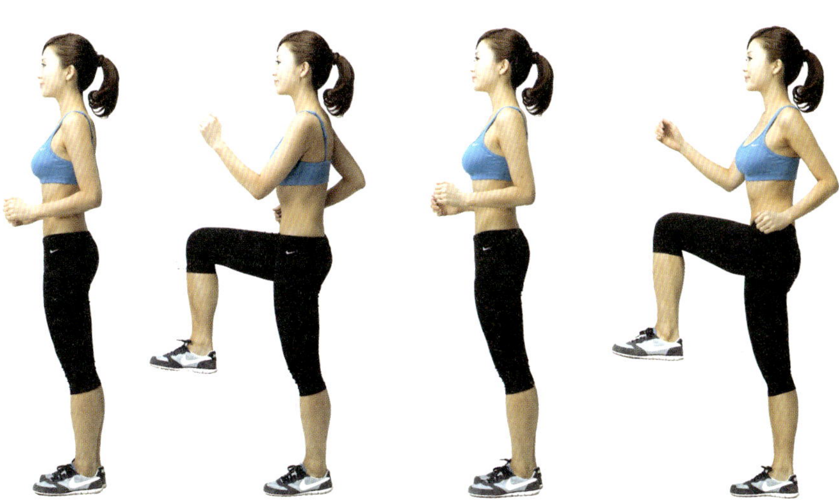

  스타킹 발에 걸고 등 당기기 10~15회

못 쓰는 스타킹을 활용해 등이 당기고 조이는 느낌에 집중하며 운동한다.

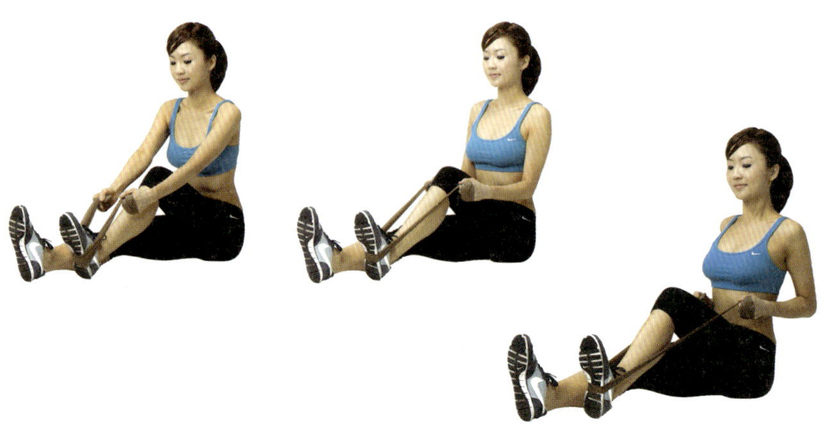

  제자리에서 크게 걷기 1~2분

종아리 근육에 집중하며 크게 걷는다.

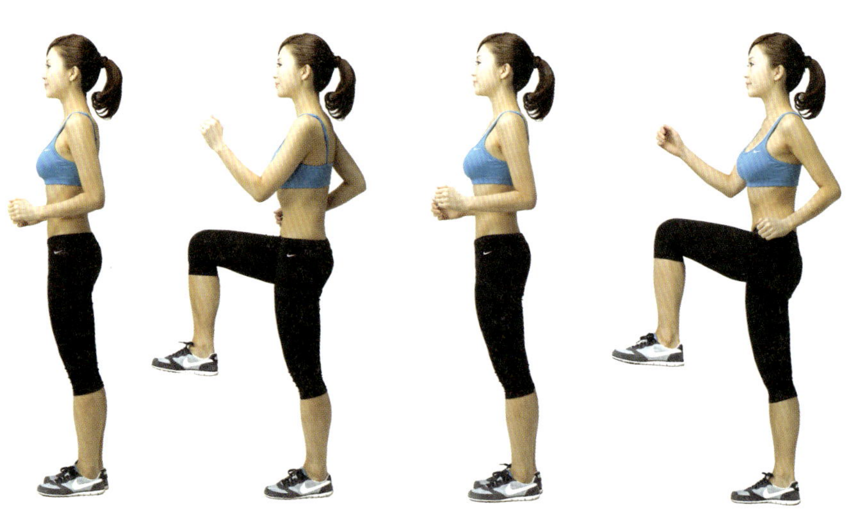

떡 벌어진 어깨형을 위한 맞춤 성형 운동

떡 벌어진 어깨형을 위한 맞춤 성형 운동법을 알아보자. 앞서도 말했지만 떡 벌어진 어깨형은 스스로 진단할 수 있는 객관적인 방법은 마땅치 않다. 따라서 개인의 주관적인 판단에 의하여 이루어질 수밖에 없다. 다만 체성분 분석기의 팔－몸통－다리 근육량 막대그래프의 길이를 비교함으로써 가능하다. 자신의 체형이 떡 벌어진 어깨형인지 알아보고 싶다면 가까운 보건소를 방문하여 체성분 분석기 검사를 받아보도록 하자.

이러한 체형을 가진 여성의 성형 운동은 상체의 자극은 최소로 하면서 하체의 근육에 충분한 자극을 주는 운동 위주로 구성되어 있다. 다행히 하체는 허벅지 근육, 엉덩이 근육과 같이 커다란 근육이 많이 포함되어 있기 때문에 떡 벌어진 어깨형 여성의 경우 상체 운동은 가볍게 하더라도 별 무리 없이 체형을 성형할 수 있다.

상체 근력 운동은 가볍게 하고 물병이나 스타킹과 같이 저항이 있는 도구는 사용하지 않도록 한다. 대신 하체의 근육을 강하게 자극하는 운동을 적극 활용하

자. 떡 벌어진 어깨형을 위한 성형 운동을 3일 실시했다면 다음은 일반 체형을 위

한 성형 운동을 하루 실시하자. 그럼 지금부터 실제 운동법을 알아보자.

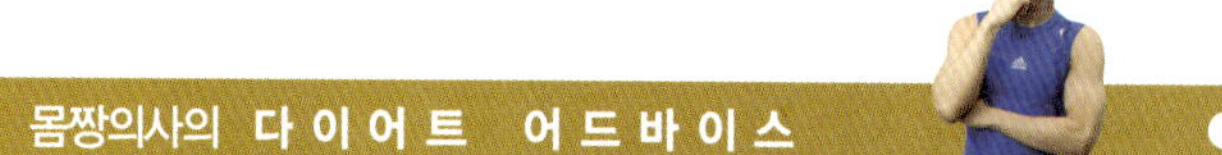

상체에 자극을 최소한으로 해서 운동하자. 상체 운동 시 물병이나 스타킹으로
부하를 주지 말고 가능한 한 가볍게 맨몸으로 하는 것이 좋다.
떡 벌어진 어깨형을 위한 성형 운동을 2~3회 했다면 1~2회는 일반 체형을
위한 성형 운동 프로그램을 한다. '떡 벌어진 어깨형 3회 → 일반 체형 1회 →
떡 벌어진 어깨형 3회 → 일반 체형 1회…' 이런 식으로 진행한다.

　앉았다 일어서며 점프하기 10~15회

무릎이나 발목이 약하고 통증이 있다면 점프 동작은 하지 않는다.

　손발 번갈아 교차시키며 제자리뛰기 1~2분

오른손에 왼발, 왼손에 오른발을 내밀며 경쾌하게 제자리뛰기를 한다. 체력이 약하다면 천천히 걷기로 대신한다.

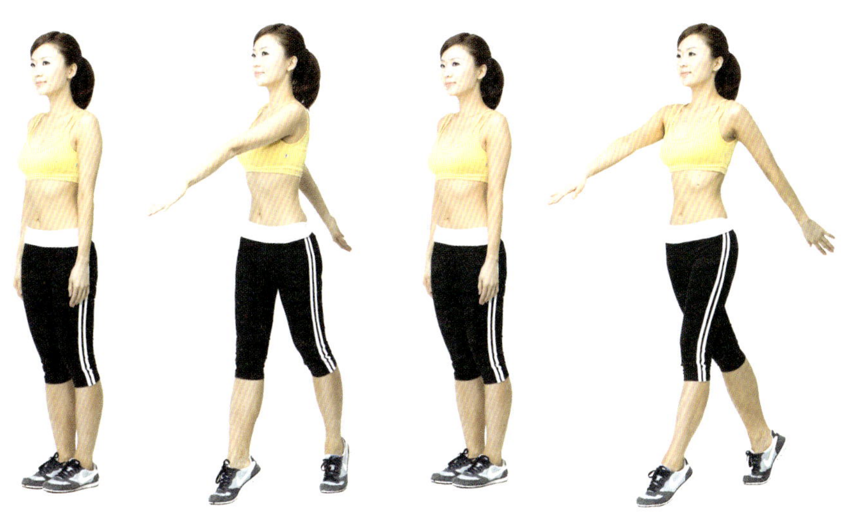

 한 발 앞으로 내밀고 앉았다 일어서기 10~15회

발을 바꿔가면서 각각 10~15회 진행한다.

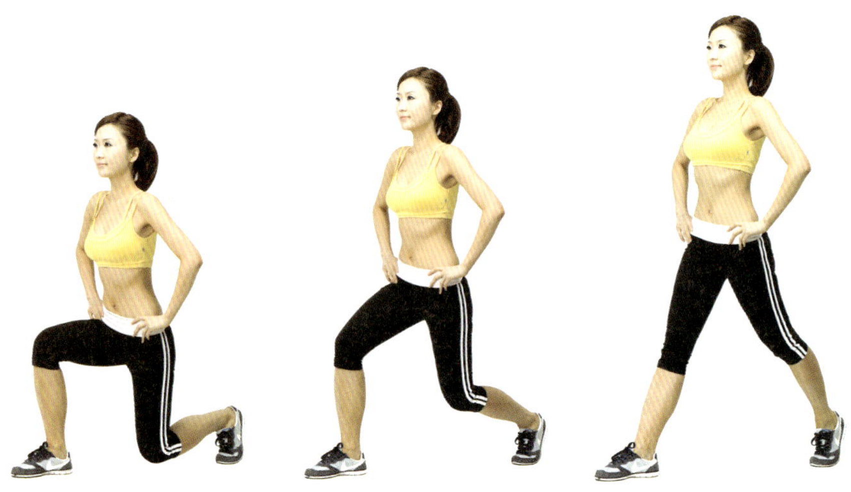

유산소 운동 2 좌우로 움직이며 바닥 터치하기 1~2분

자신의 체력에 맞게 크게 걷기로 대체해도 무관하다.

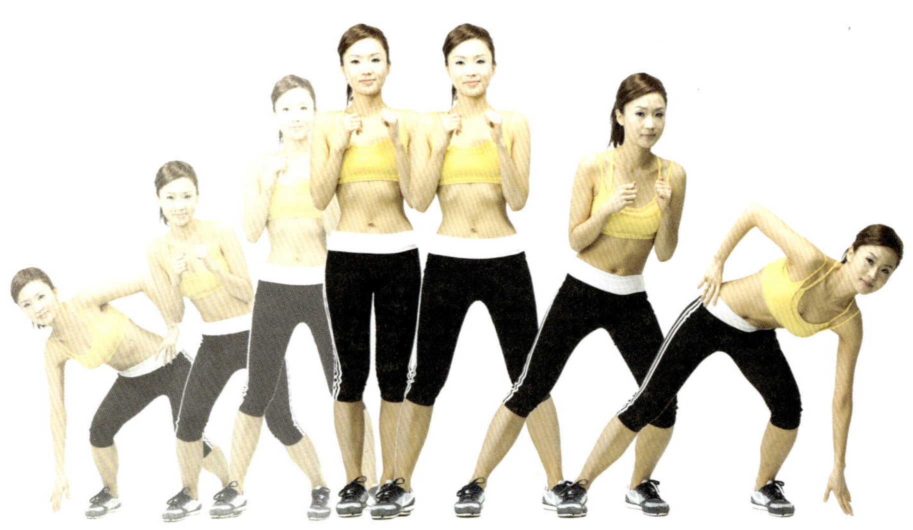

  의자에 발 올리고 엉덩이 들기 10~15회

엉덩이와 허리에 자극이 가는 느낌에 집중하며 운동한다.

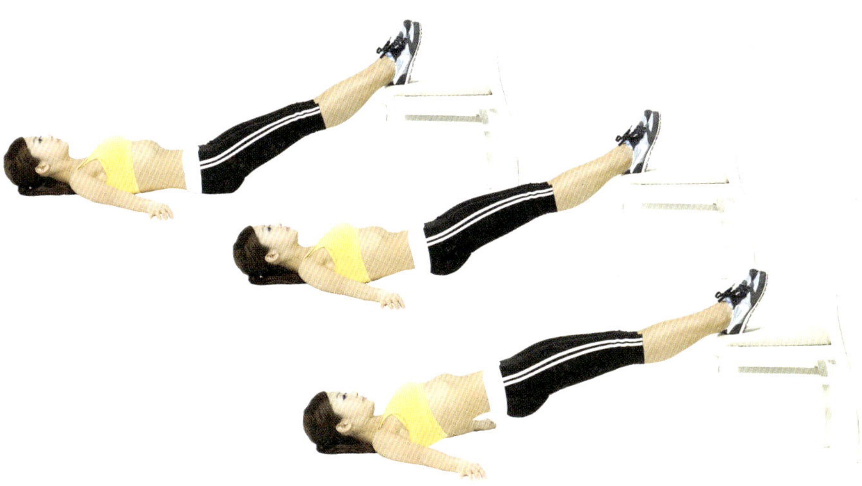

  투명 줄넘기 1~2분

줄넘기를 하듯 경쾌하게 뛴다. 체력이 약하다면 제자리걷기로 대신한다.

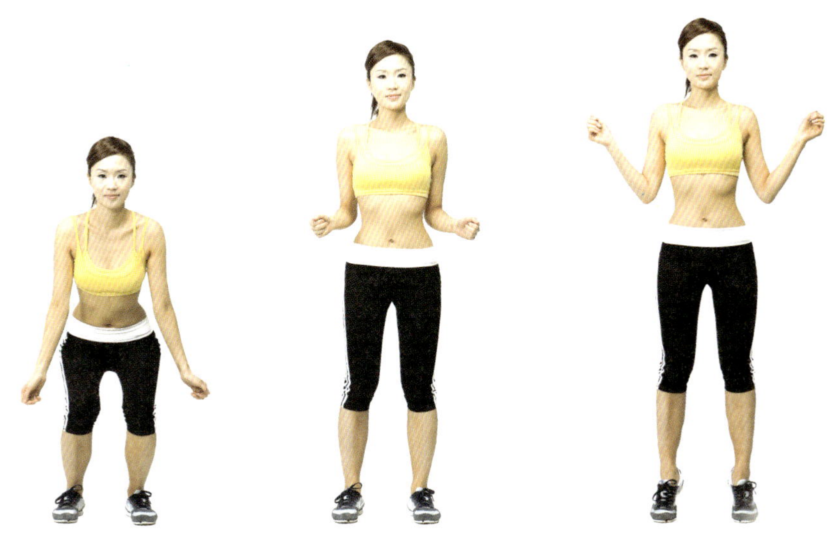

　누워서 팔다리 교차하며 복부 운동하기 10~15회

체력이 약하다면 하체는 고정하고 상체만 움직인다. 단 상체를 너무 들어 허리가 과도하게 땅에서 떨어지면 허리 통증이 생길 수 있으니 조심한다.

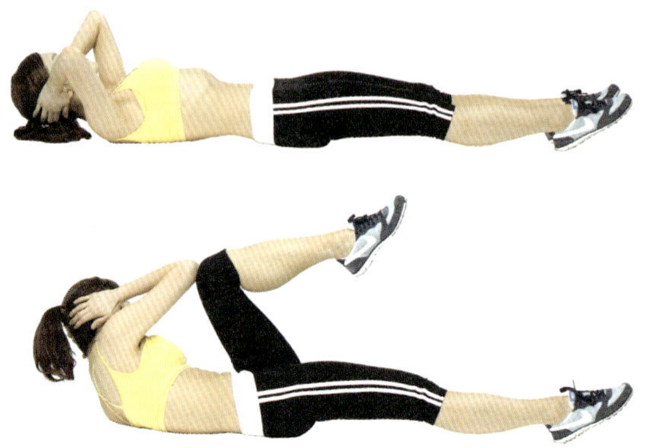

　제자리에서 팔벌려뛰기 1~2분

제자리뛰기를 하며 다리를 벌릴 때 팔도 함께 어깨 높이로 들어올린다.

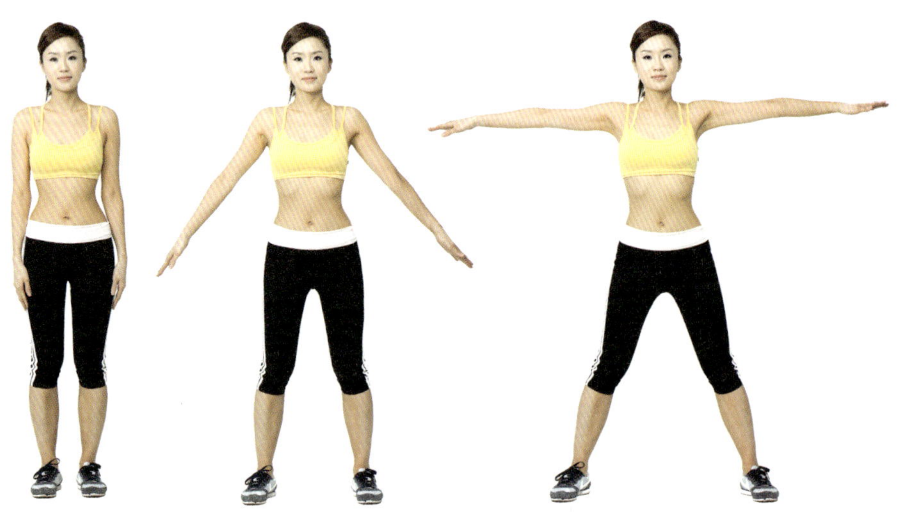

　　엎드려 발에 스타킹 걸고 뒷발차기 10~15회

근력이 약하면 스타킹 없이 해도 좋다.

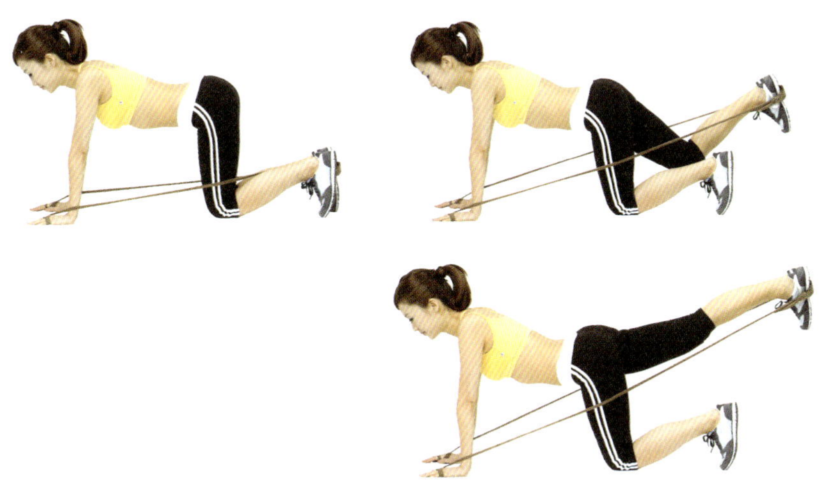

유산소 운동 5　　제자리에서 크게 걷기 1~2분

근력이 약하면 천천히 걸으며 숨을 고른다.

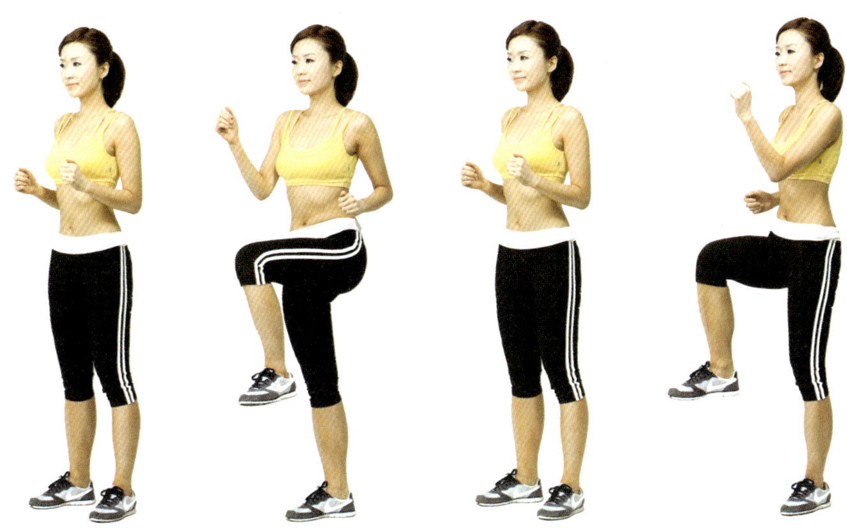

 엎드려 팔다리 들어올리기 10~15회

엎드려 누워 허리에 힘을 주고 양팔과 다리를 들어올린다.

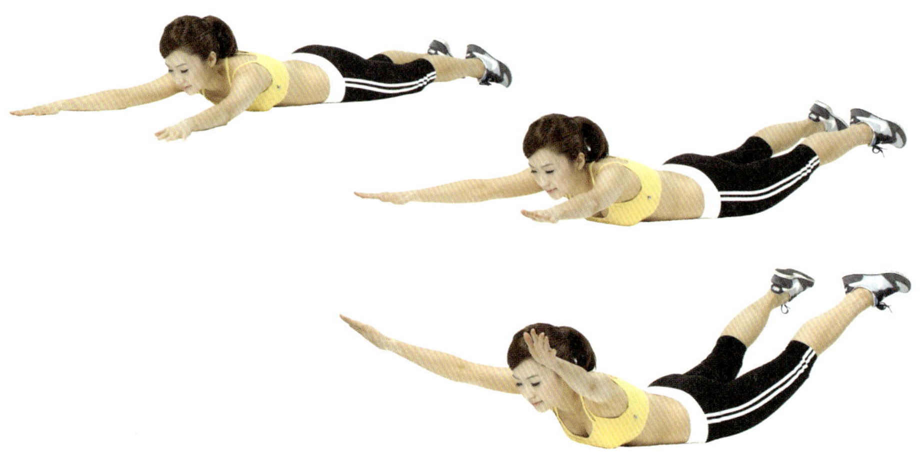

 에어로빅 동작 1~2분

에어로빅을 하듯 경쾌하게 뛴다. 힘들면 제자리에서 크게 걷기로 대체해도 좋다.

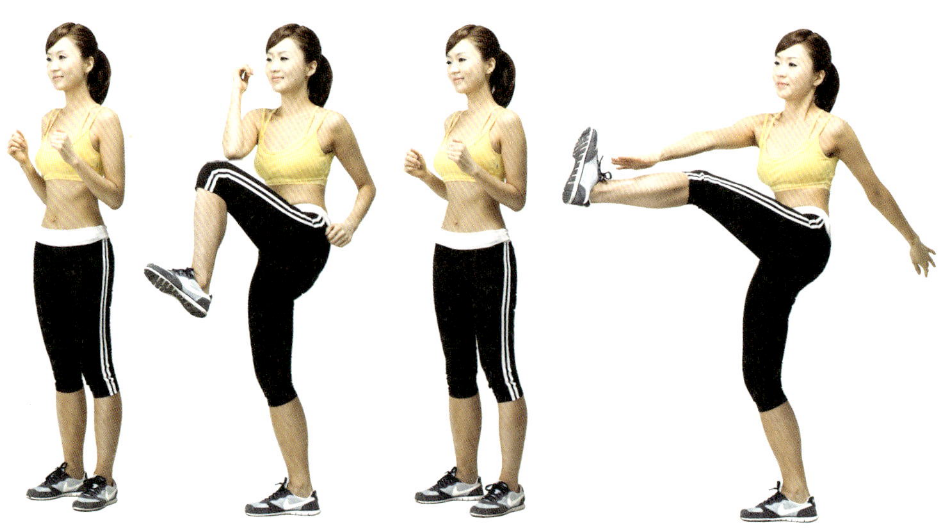

　　좌우로 번갈아가면서 앉기 10~15회

상체는 지면과 수직을 유지하도록 노력하고 양쪽 다리를 번갈아가며 벌리며 앉는다.

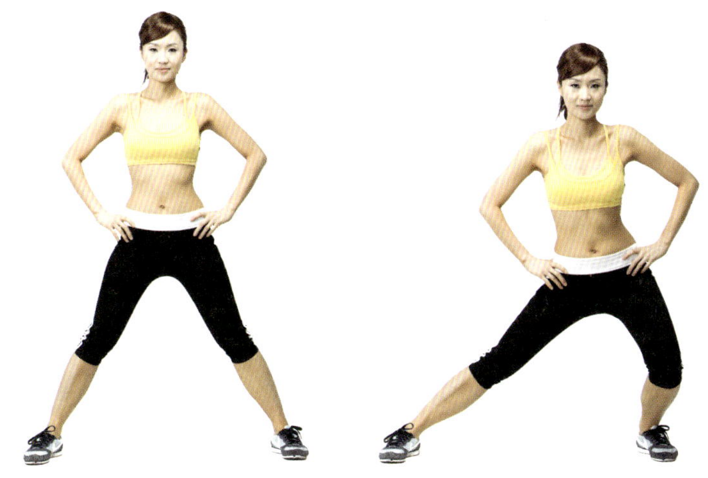

　　제자리에서 크게 걷기 1~2분

숨을 고르며 크게 걷는다.

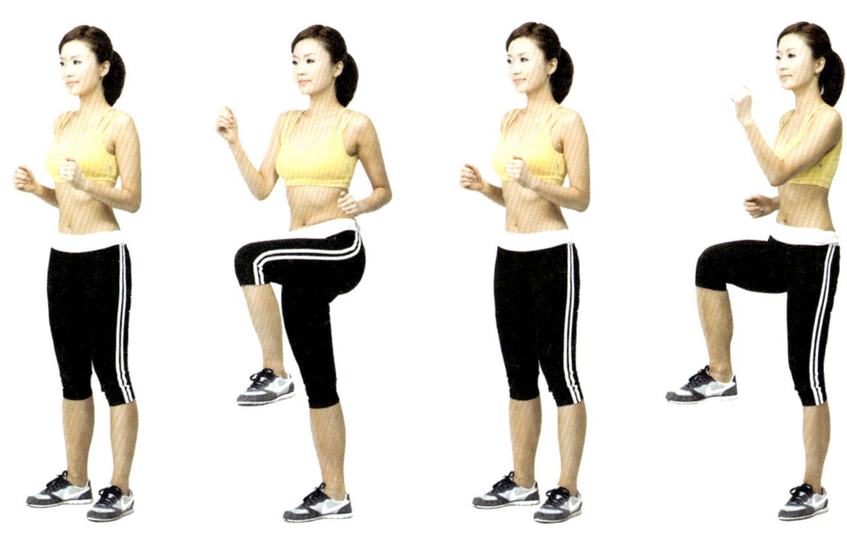

잘 붓는 하체형을 위한 림프 마사지법

잘 붓는 하체형 여성은 피부가 오렌지 껍질처럼 울퉁불퉁해지는 '셀룰라이트'의 위험에 더 쉽게 노출된다. 따라서 셀룰라이트의 발생을 줄이기 위해서는 림프 마사지를 통해 붓기를 감소시키는 것이 좋다. 붓기를 감소시켜 셀룰라이트의 위험성을 줄여주는 것이 바로 림프 마사지이다.

림프 마사지의 기본은 림프액이 흐르는 길을 따라 손으로 마사지를 하여 림프액 배출이 원활하도록 하고 부종을 감소시키는 것이다. 마사지와

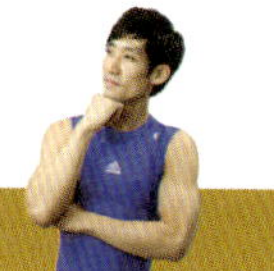

몸짱의사의 다이어트 어드바이스

복식 호흡을 함께 해주면 림프액 배출을 도와 부종 감소에 도움이 된다. 점차적으로 피부에 닿는 압력을 증가시켜 피부가 최대한 늘어나도록 하자. 림프 마사지 중 손가락 끝으로 피부를 잡지 말고, 손바닥 전체를 사용하는 것이 중요하다. 염분 섭취가 증가하면 부종의 위험성이 높아지는 골라 먹기를 실천하여 국과 찌개의 국물 섭취를 줄이고 젓갈을 멀리한다. 이렇게 하면 자연스레 염분 섭취량이 줄어들어 셀룰라이트 발생 위험을 낮출 수 있다.

함께 림프액의 배출을 도와줄 수 있는 것으로는 복식 호흡이 있다. 복식 호흡은 배의 근육을 움직여 횡경막을 신축시키는 호흡법으로 가슴 쪽의 압력에 변화를 일으켜 림프액이 배출되는 것을 돕는다.

따라서 림프 마사지와 복식 호흡을 병행하는 것이 좋다. 이와 함께 앞서 말한 골라 먹는 식사법을 통해 염분 섭취를 최소화하여야 한다. 국과 찌개는 건더기 위주로 먹고 국물은 피하며 젓갈류 섭취는 가능한 한 자제하자. 그럼 지금부터 하체의 붓기를 줄여주는 림프 마사지법을 알아보자.

종아리-허벅지 림프 마사지

• 하체 안쪽 부위 림프 마사지법

한 손 마사지법 : 한 손은 발목 한 손은 무릎에 위치하고 손바닥 전체로 압력을 주면서 허벅지 위쪽으로 천천히 쓸어올려주고 10회 정도 반복한다.

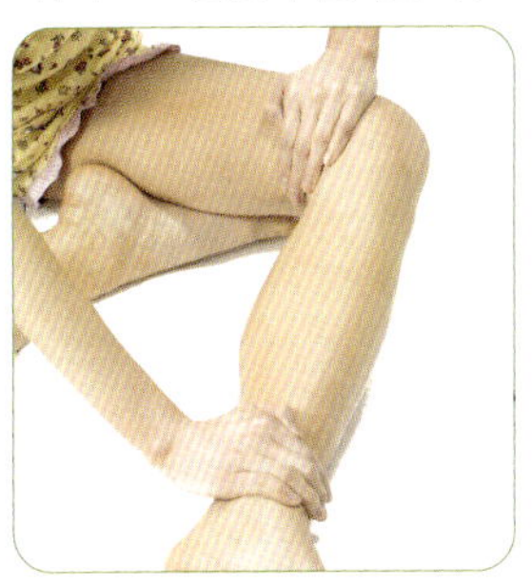 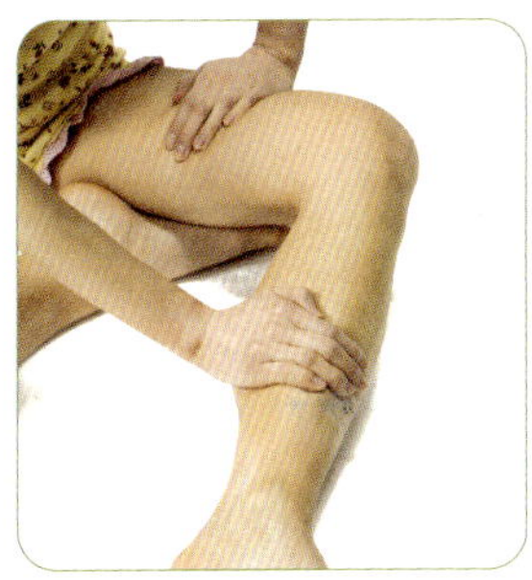 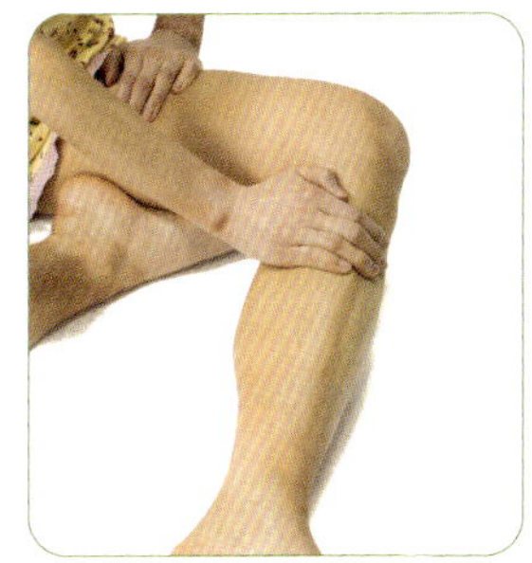

양손 마사지법 : 양손을 포개어 발목에 위치하고 양손 전체로 고르게 압력을 준다. 지그시 누르면서 허벅지 위쪽으로 천천히 쓸어올려주고 10회 정도 반복한다.

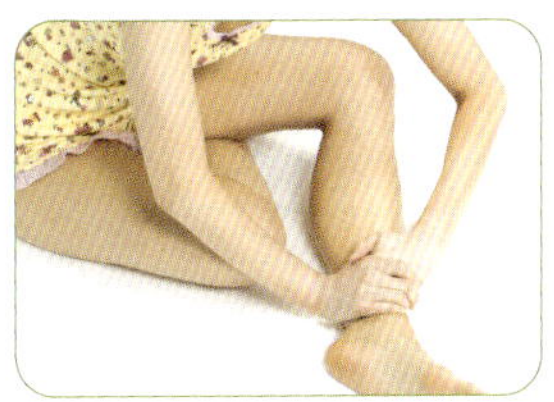 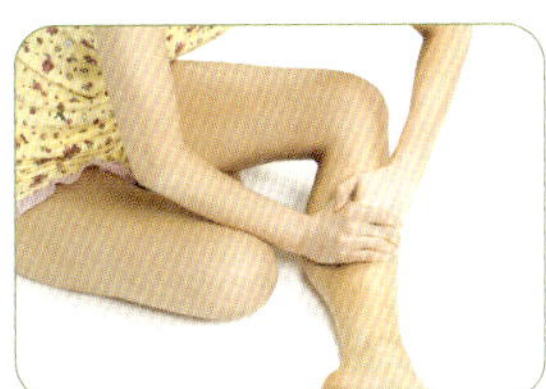 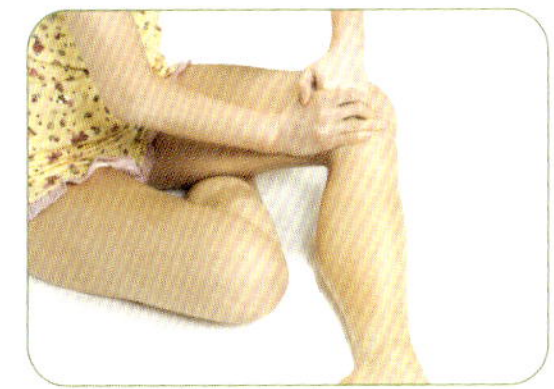

• 하체 바깥쪽 림프 마사지법

한 손은 발목, 한 손은 종아리 중앙 부위에 위치한다. 엄지 손가락으로 압력을 주어 지그시 누르면서 허벅지 위쪽으로 천천히 쓸어올려준다. 10회 정도 반복한다.

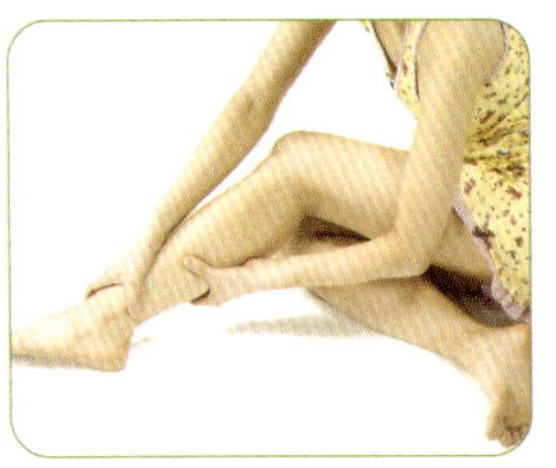 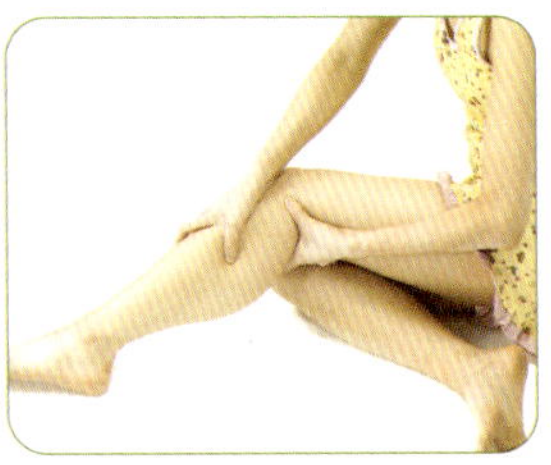 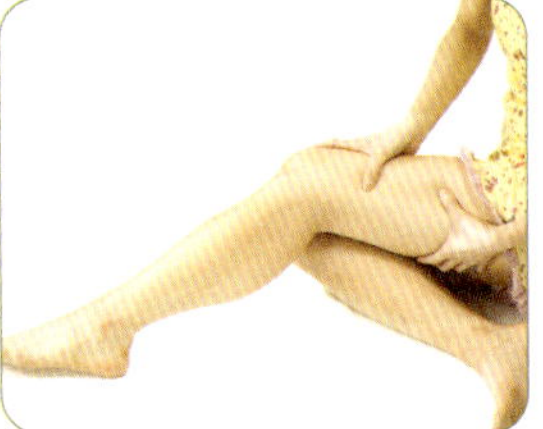

하체 림프 마사지와 함께 하면 좋은 림프 마사지

허벅지 외에 셀룰라이트가 잘 생기는 대표적인 부위가 바로 엉덩이와 복부이다. 따라서 이 부위에 셀룰라이트가 있는 여성이라면 허리-엉덩이, 그리고 복부 림프 마사지를 반복해서 한다.

엉덩이 림프 마사지

양손을 허리에 위치한 후 허리에서 엉덩이 부위로 쓸어내렸다가 엉덩이를 원을 그리듯 쓸어올려준다. 양손으로 지그시 눌러 손바닥 전체로 압력을 주며 10회 정도 반복한다.

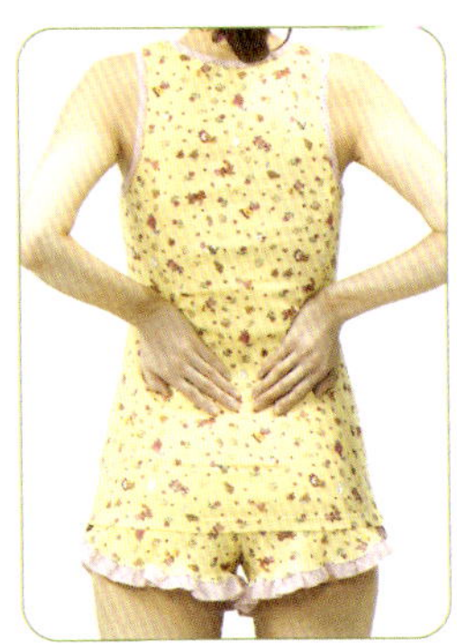 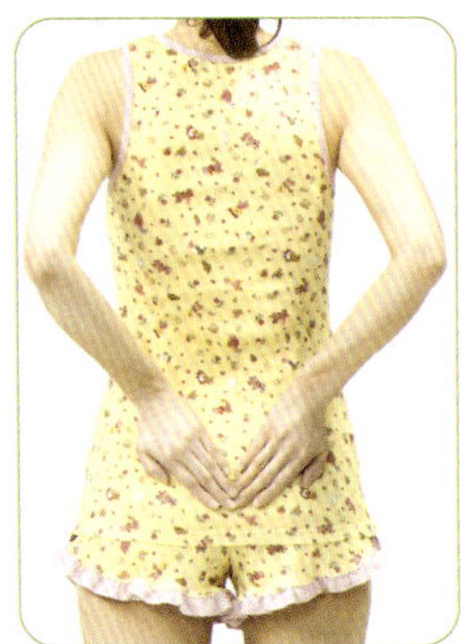 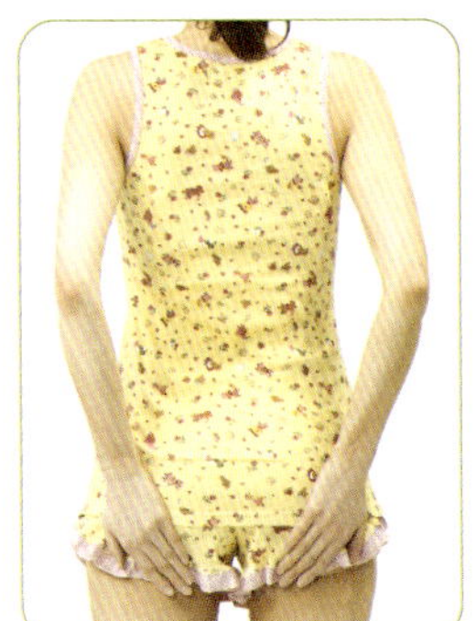 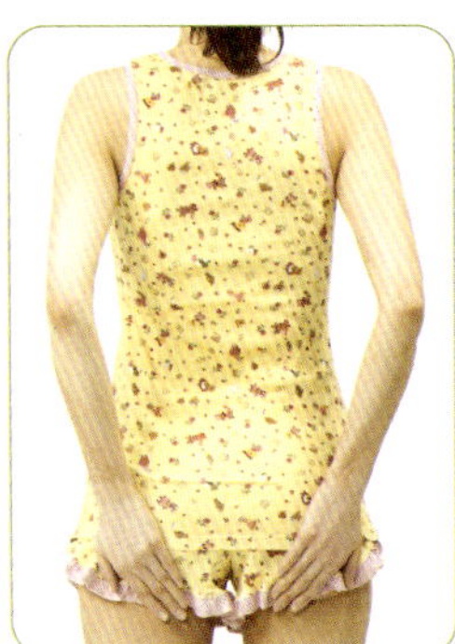

양손은 허리를 잡고 엄지손가락으로 척추 주변을 지그시 누르면서 엉덩이 쪽으로 쓸어내린다.
10회 정도 반복한다.

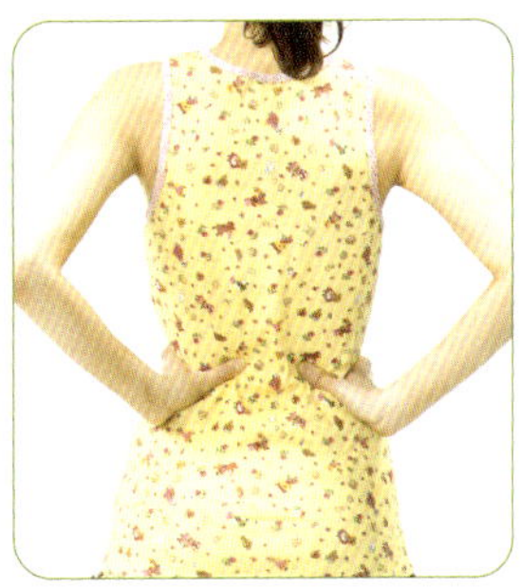 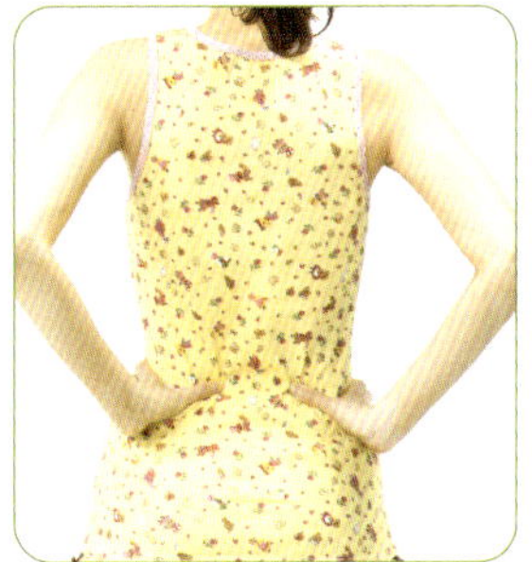 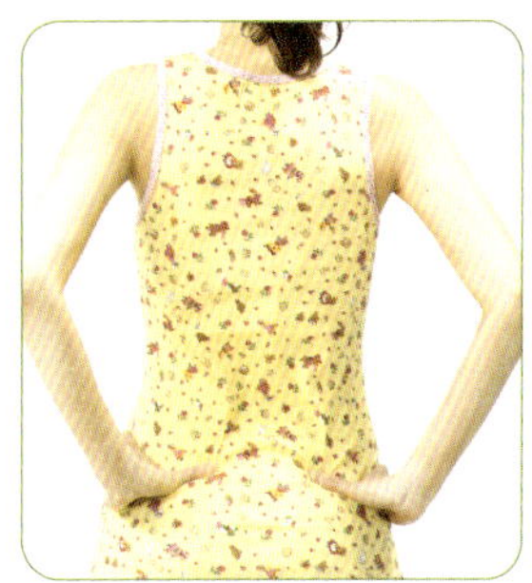

복부 림프 마사지

양손을 포개어 명치 부위에 놓고, 손바닥 전체로 지그시 눌러주면서 복부를 쓸어내린다. 10회
정도 반복한다.

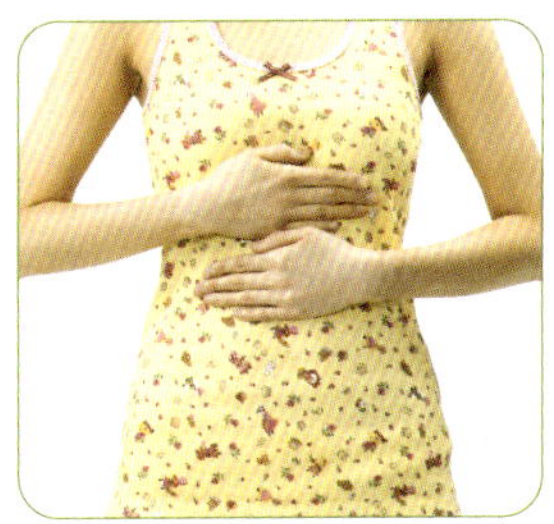 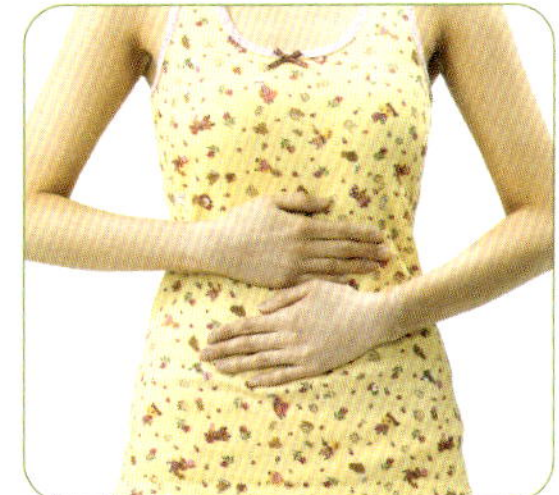 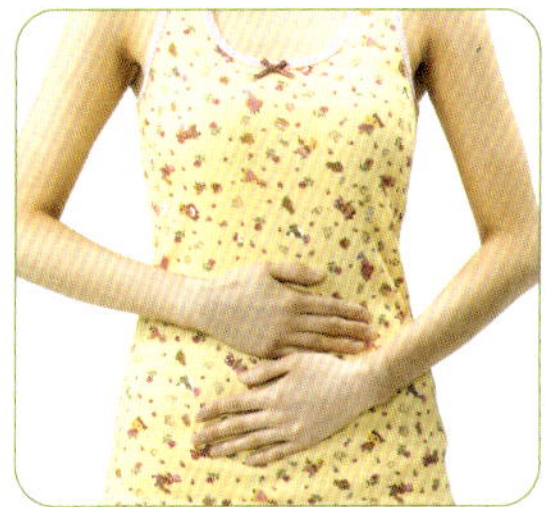

엄지를 제외한 4개의 손가락 끝을 명치에 놓는다. 손가락 끝으로 지그시 눌러주면서 복부를 쓸
어내린다. 10회 정도 반복한다.

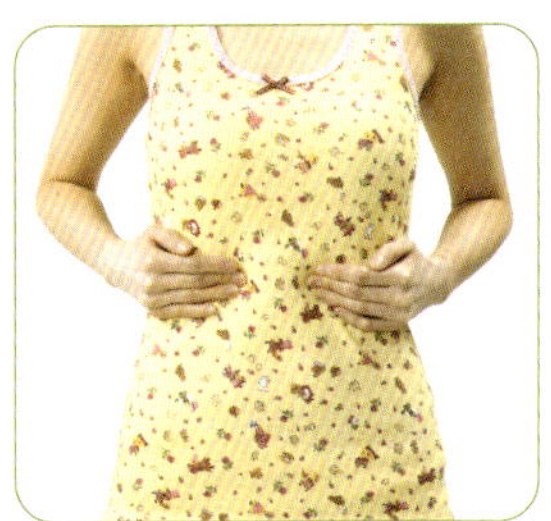 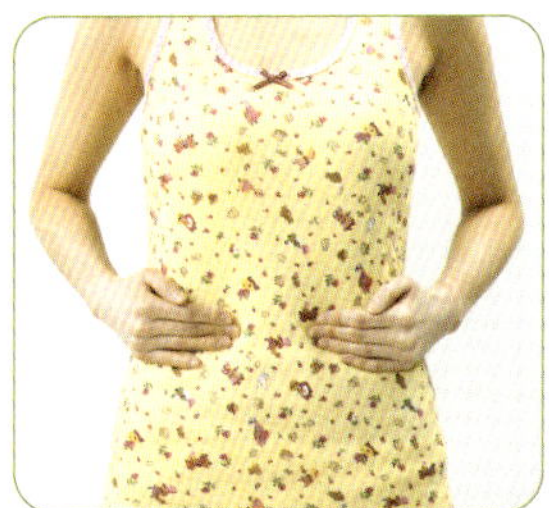 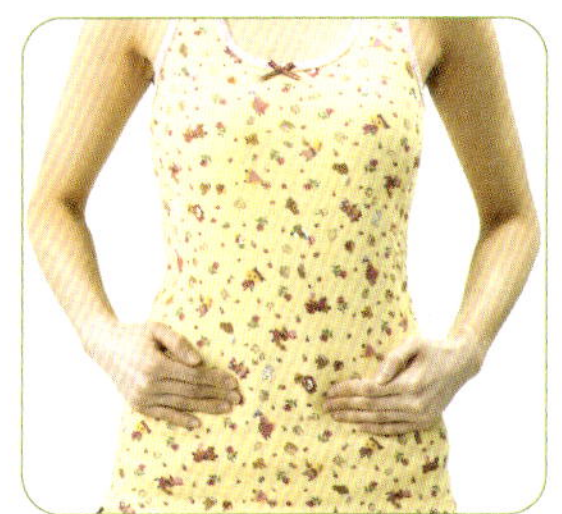

당신의 몸이
예뻐질 수밖에 없는 이유

내 몸에 관해 올바른 지식을 가지고 현실적인 목표와 계획을 세운다면 누구나 덜 힘들게 예쁜 몸을 만들 수 있다. 많이 먹고 적게 움직이면 살이 찌는 정직한 몸을 가진 당신에게 이 세상이 바뀌지 않는 한, 다이어트는 평생 숙제이다. 이렇게 끝이 없는 숙제인 다이어트를 해야 하는 이유는 간단하다. 세상이 원하고 내가 원하기 때문이다.

이 세상의 기준에 맞서 싸울 배짱이 없는 한, 당신의 외모를 극복하고도 남을 놀라운 특기와 장점이 있지 않는 한, 대한민국에서 살아가는 데 외모가 중요한 것은 기정사실이다. 다만 외모의 어떤 부분은 나의 의지와 노력만으로 바꿀 수 없지만, 어떤 부분은 올바르게만 하면 나의 노력만으로도 충분히 바꿀 수 있다. 후자에 속하는 것이 바로 '체형'이다.

이렇게 나의 의지와 노력만으로 체형을 예쁘게 바꾸기 위해서는 다이어트에 관한 올바른 정보를 얻는 것이 필수이고, 이를 바탕으로 자신에게 열심히 적용해야 하며, 또한 이를 꾸준히 유지시켜야 한다. 이 책에서는 다이어트와 체형에 관한 과학적인 정보를 제공하였고, 그에 따른 맞춤 운동법을 알려줬다. 이제 당신에게 남은 것은 꾸준하게 열심히 실행에 옮기는 일뿐이다. 그럼 꾸준히 하려면 어떻게 해야 할까?

필자인 나도 체지방을 급속하게 줄여야 하는 특정 기간에는 고구마, 닭가슴살, 달걀 등으로 구성한 다이어트 도시락을 싸서 다니면서 독한 식이조절을 하며, 아침과 저녁 하루 두 번씩 고강도 운동을 한다. 이 책의 원고를 준비하는 기간에는 주변 사람들이 혀를 내두를 정도로 독한 식이요법과 운동을 했으며, 사람들과의 만남도 거의 끊다시피 했다. 하지만 내가 365일 늘 그런 삶을 사는 것은 당연히 아니다. 나는 그럴 수도 없고, 나에겐 그래야 할 이유도 없다.

당신도 마찬가지다. 당신이 꾸준히 다이어트를 하려면 무조건 독하게 하지 말아야 한다. 왜냐하면 '독하게 한다'는 말은 결국 '지속적으로 하기 어렵다'는 의미와 같기 때문이다. 이는 '100m를 전력 질주하는 속도로 마라톤을 뛸 수 있는가?'와 같은 이치이다. 무조건 단순 무식하고 독하게 하는 다이어트는 다이어트 성공의 필수 요소인 '꾸준히' 실천하기 어렵다는 문제가 있다. 이렇게 얘기하면 콧방귀를 뀌는 여성도 분명 있을 것이다.

'난 달라! 난 한다면 하는 사람이야! 이번엔 정말 독하게 마음먹었다고!'

만약 당신도 이렇게 생각하는 사람들 중 한 명이라면 지금의 자신을 돌아보라. 당신은 학창 시절 잘 거 다 자고 놀 거 다 놀면서 전국 1등을 하는 그런 천재였던가? 부모님의 도움 없이 자신만의 노력과 아이디어를 바탕으로 사업하여 이미 수백억의 자산을 모은 사람인가?

지금 어디선가 이 책을 읽고 있는 당신은 다이어트를 마음먹기만 하면 이상하게 군것질이 당기고, 운동 끝나고 돌아오는 길에 있는 떡볶이집을 지나칠 때마다 수백 번 고민하며, 헬스장을 3개월 끊어놓고 실제로는 일주일도 가지 않는 그런 평범한 영혼일 뿐이다.

좀 더 긴 앞날을 보지 못하고 당장 독하게만 하는 다이어트는 언 발에 오줌을 누는 것과 같다. 당장은 따뜻할지 모르지만 결국은 다시 이전보다 더 차갑게 얼어붙고 만다. 다이어트도 이와 마찬가지다. 당장 급한 마음에 과도하게 굶고 말도 안 되는 운동만을 고집하여 수킬로그램을 줄였다면 당신의 체중은 원래대로, 아니 그 이상으로 늘어날 위험성이 아주 높다.

따라서 유연한 사고가 필요하다. 외우지 말고 이해해야 하는 것이다. 연애의 고수들이 밀고 당기며 관계를 유지하듯, 다이어트도 무조건 강하게만 하는 것이 아니라 밀고 당기는 기술이 필요하다.

밀고 당기기의 핵심은 일상식을 바탕으로 올바르게 골라 먹기이며, 또한 따로 시간 내서 하는 운동뿐 아니라 일상생활을 통해 할 수 있는 다양한 생활 운동을 적극 실천하는 것이다. 회식과 업무로 바빠 도저히 다이어트 도시락을 준비할 수 없을 때 당신은 일상식에서 최대한 골라 먹는 식사를 통해 꾸준히 식이조절을 할 수 있고, 운동할 시간이 나지 않아 헬스장에 갈 수 없을 때 생활 운동을 적극 활용해 따로 운동하는 시간을 대체할 수 있다.

다이어트를 하는 당신, 현실을 직시하길 바란다. 당신은 연예인이 아니다. 연예인의 S라인과 내 천 자 복근에는 대한민국이 환호하고 부러워하며 돈을 내지만, 당신의 몸에는 별 관심이 없다. 연예인들은 살을 빼면 수억에 가까운 돈을 얻지만, 당신에게 독한 다이어트 후 남는 것은 자신이 살을 빼봤다는 인증샷 한 장뿐이다. 따라서 그들이 했다는 처절하고 독하며 비현실적인 다이어트법을 무식하게 따라만 하지 말고, 자신의 현실에 맞는 식사요법과 운동법을 고민하자.

이 책을 통해 골라 먹는 식사법에 대해 이해하고, 자신의 체형을 정확하게 진단하여 그에 맞는 성형 운동을 적용하면서 현실적인 선에서 꾸준히 실천해보자.

이것이 가능하다면 당신은 비록 48kg을 유지하지는 못하더라도 평생 날씬하다

는 말을 들을 수 있을 것이며, 궁극적으로는 체지방을 자신의 의지대로 조절

할 수 있는 상태, 즉 진정 다이어트에 성공한 상태에 이를 수 있을 것이다.

골라 먹는 식사법

&

골라 빼는 성형 운동
실전 적용 예시

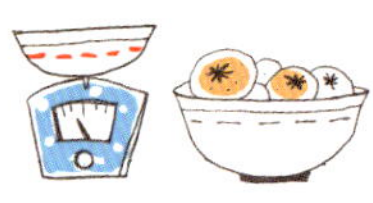

월 요일		아침	점심	간식	저녁	간식
	골라 먹는 식사법	잡곡밥 1/2공기 닭가슴살 카레 1인분(조리시 기름 대신 물을 사용하여 볶을 것, 카레를 밥 위에 붓기보다는 숟가락으로 조금씩 떠서 부분부분 비벼서 섭취) 콩나물국(콩나물은 모두 섭취 국물은 최소로) 김치 약간 식후 1시간 배부름 스케일 4~5점	밥 1/2공기 해물두부된장찌개 1인분(해물과 두부는 모두 섭취 찌개 국물은 최소로) 돈가스(섭취 금물) 호박볶음(모두 섭취) 김치 약간 식후 1시간 배부름 스케일 4~5점	블랙커피 1잔(식후 설탕과 프림이 들어가지 않은 것), 견과류 조금(호두 2개, 아몬드 3개, 땅콩 5~6개 중 하나를 선택하여 섭취)	잡곡밥 1/2공기 갈치구이(1인분 모두 섭취) 콩나물국 한 대접(콩나물은 모두 섭취 국물은 최소로) 고사리나물 1인분(모두 섭취) 김치 조금 식후 1시간 배부름 스케일 4~5점	운동 후 저지방우유 1잔, 토마토 1개
	생활 운동 & 성형 운동	• 생활 운동(대중교통 이용하기, 5층 이내는 계단 이용하기, 일부러 한 층 위 또는 아래 화장실 이용하기)을 적극 실천하여 만보계 기준 하루에 6,000~7,000보 유지 • 직장 여성이라면 회사에서 틈틈이 오피스 운동 • 자신의 체형에 맞는 성형 운동 30~40분 시행(운동 중 약간 힘들다 또는 약간 땀이 난다 이상의 느낌을 유지) • 40대 이상의 여성이라면 하체 근력 강화 운동과 코어운동				

		아침	점심	간식	저녁	간식
화 요일	**골라 먹는 식사법**	밥 1/2공기 달걀찜 1개 (모두 섭취) 콩나물무침 (모두 섭취) 김치 약간 식후 1시간 배부름 스케일 4~5점	잡곡밥 1/2공기 동태탕 1인분 (동태 살, 무, 야채는 모두 섭취, 알과 내장은 섭취 금물, 국물은 최소로 섭취) 시금치나물 (1인분 모두 섭취) 김치 조금 식후 1시간 배부름 스케일 4~5점	녹차 1잔 바나나 1/2개	잡곡밥 1/2공기 오징어볶음 1인분 (오징어는 모두 섭취, 볶음 국물에 밥을 비비거나 양념을 떠먹지 말 것, 양념은 최소로 섭취) 물김치 (건더기만 약간 섭취, 국물은 최소로 섭취) 식후 1시간 배부름 스케일 4~5점	두부 1/2모 (간장은 최소로)
	생활 운동 & 성형 운동	<td colspan="5">• 생활 운동(대중교통 이용하기, 5층 이내는 계단 이용하기, 일부러 한 층 위 또는 아래 화장실 이용하기)을 적극 실천하여 만보계 기준 하루에 6,000~7,000보 유지 • 직장 여성이라면 회사에서 틈틈이 오피스 운동 • 성형 운동은 휴식</td>

		아침	점심	간식	저녁	간식
수 요일	**골라 먹는 식사법**	체중조절용 시리얼 저지방 또는 무지방우유 200ml 삶은달걀 1개 오렌지 1/2개 또는 야채샐러드(드레싱은 영양성분 표시 확인, 지방함량이 낮아 칼로리가 낮은 드레싱으로 샐러드에 붓지 말고 종지에 따로 담아 찍어 먹는다) 식후 1시간 배부름 스케일 4~5점	김밥 1/2줄 구운달걀이나 훈제달걀 2개 저지방우유 200ml 식후 1시간 배부름 스케일 4~5점	방울토마토 한 줌	잡곡밥 1/2그릇 꽁치조림 1/2마리(살은 모두 섭취, 조림에서 나온 국물과 양념은 최소로 섭취) 소시지볶음(섭취 금물) 콩나물국(콩나물은 모두 섭취, 국물은 최소로) 김치 약간 호박볶음(1인분 모두 섭취) 식후 1시간 배부름 스케일 4~5점	운동 후 달걀 흰자 2개, 저지방우유 1잔
	생활 운동 & 성형 운동	<td colspan="5">• 생활 운동(대중교통 이용하기, 5층 이내는 계단 이용하기, 일부러 한 층 위 또는 아래 화장실 이용하기)을 적극 실천하여 만보계 기준 하루에 6,000~7,000보 유지 • 직장 여성이라면 회사에서 틈틈이 오피스 운동 • 자신의 체형에 맞는 성형 운동 30~40분 시행(운동 중 약간 힘들다 또는 약간 땀이 난다 이상의 느낌을 유지) • 40대 이상의 여성이라면 하체 근력 강화 운동과 코어운동</td>

		아침	점심	간식	저녁	간식
목 요일	골라 먹는 식사법	잡곡밥 1/2공기 닭가슴살카레 1인분(조리시 기름 대신 물을 사용하여 볶을 것, 카레를 밥 위에 한 번에 뿌리기보다는 숟가락으로 조금씩 떠서 부분부분 비벼서 섭취) 콩나물국(콩나물은 모두 섭취, 국물은 최소로) 김치 약간 식후 1시간 배부름 스케일 4~5점	고구마 1개 훈제닭가슴살 100g과 야채샐러드(드레싱은 영양성분 표시를 꼼꼼히 확인, 지방함량이 낮아 칼로리가 낮은 드레싱으로 샐러드에 붓지 말고 종지에 따로 담아 찍어 먹는다) 저지방 또는 무지방우유 1잔 식후 1시간 배부름 스케일 4~5점	블랙 커피 한 잔 견과류 조금(호두 2개, 아몬드 3개, 땅콩 5~6개 중 하나를 선택하여 섭취)	잡곡밥 1/2공기 제육볶음 1인분(지방이 적은 부위, 예를 들면 목살이나 카레용 안심으로 구입하여 만들고 보이는 지방은 최대한 제거함, 양념과 국물은 최소로 섭취) 미역국(건더기만 섭취, 국물은 최소로) 고사리나물(1인분 모두 섭취) 식후 1시간 배부름 스케일 4~5점	토마토 1개 저지방우유 1잔

생활 운동 & 성형 운동	• 생활 운동(대중교통 이용하기, 5층 이내는 계단 이용하기, 일부러 한 층 위 또는 아래 화장실 이용하기)을 적극 실천하여 만보계 기준 하루에 6,000~7,000보 유지 • 직장 여성이라면 회사에서 틈틈이 오피스 운동 • 성형 운동은 휴식

		아침	점심	간식	저녁	간식
금 요일	골라 먹는 식사법	잡곡밥 1/2공기 달걀찜 1인분(모두 섭취) 생식용 두부 1개(모두 섭취) 콩나물무침(1인분 모두 섭취) 김치 조금 식후 1시간 배부름 스케일 4~5점	밥 1/2공기 김치찌개 1인분(김치와 건더기 위주로, 두부가 들어 있다면 모두 섭취, 붉은 육류가 들어 있다면 보이는 지방은 최소로 섭취) 달걀말이(1인분 모두 섭취) 부추전(섭취 금물) 식후 1시간 배부름 스케일 4~5점	토마토 1개	냉면 1/2그릇(들어간 달걀과 편육은 모두 섭취, 물냉면이라면 국물은 최소로 섭취) 식후 1시간 배부름 스케일 4~5점	운동 후 달걀 흰자 2개 저지방우유 1잔

생활 운동 & 성형 운동	• 생활 운동(대중교통 이용하기, 5층 이내는 계단 이용하기, 일부러 한 층 위 또는 아래 화장실 이용하기)을 적극 실천하여 만보계 기준 하루에 6,000~7,000보 유지 • 직장 여성이라면 회사에서 틈틈이 오피스 운동 • 자신의 체형에 맞는 성형운동 30~40분 시행(운동 중 약간 힘들다 또는 약간 땀이 난다 이상의 느낌을 유지) • 40대 이상의 여성이라면 하체 근력 강화 운동과 코어운동

	아침	점심	간식	저녁	간식
토요일 골라 먹는 식사법	체중조절용 시리얼 저지방 또는 무지방우유 200ml 삶은달걀 1개 오렌지 1/2개 또는 사과 1/2개 또는 야채샐러드(드레싱은 영양성분을 확인, 지방함량이 낮아 칼로리가 낮은 드레싱으로 샐러드에 붓지 말고 종지에 따로 담아 찍어 먹는다) 식후 1시간 배부름 스케일 4~5점	잡곡밥 1/2공기 삼치구이 1/2마리(생선살은 모두 섭취) 미역국(미역은 모두 섭취, 국물은 최소로) 햄볶음(섭취 금물) 김치 약간 식후 1시간 배부름 스케일 4~5점	바나나 1/2개 또는 사과 1/2개	밥 1/2공기 보쌈 1인분(고기 200g) (삼겹살 대신 목살 이용, 보이는 지방은 제거) 각종 야채쌈(양껏 충분히 섭취) 물김치(국물은 최소, 건더기 위주로) 식후 1시간 배부름 스케일 4~5점	운동 후 두부 1/2모(간장은 최소로)

생활 운동 & 성형 운동

- 생활 운동(대중교통 이용하기, 5층 이내는 계단 이용하기, 일부러 한 층 위 또는 아래 화장실 이용하기)을 적극 실천하여 만보계 기준 하루에 6,000~7,000보 유지
- 직장 여성이라면 회사에서 틈틈이 오피스 운동
- 자신의 체형 이외의 성형 운동 30~40분 시행(예를 들어 일반 체형의 여성이라면 특수 체형을 위한 성형운동, 특수 체형의 여성이라면 일반 체형을 위한 성형운동을 시행)
- 40대 이상의 여성이라면 하체 근력 강화 운동과 코어운동

	아침	점심	간식	저녁	간식
일요일 골라 먹는 식사법	곡물식빵과 훈제 닭가슴살, 그리고 다양한 야채를 활용한 샌드위치(닭가슴살은 100g 정도, 소스는 영양성분 표시를 꼼꼼히 확인하여 지방 함량이 적으면서 칼로리가 낮은 소스를 선택하여 식빵 한쪽만 발라줌) 저지방우유 1잔 또는 블랙커피 1잔 식후 1시간 배부름 스케일 4~5점	잡곡밥 1/2공기 바지락미역국(바지락과 미역은 모두 섭취, 국물은 최소로) 돈가스(섭취 금물) 콩나물 1인분(모두 섭취) 김치 약간 식후 1시간 배부름 스케일 4~5점	녹차, 둥굴레차 등 차 종류 1잔 방울토마토 한줌	잡곡밥 1/2공기 조기구이(흰 살은 모두 섭취, 내장과 알은 섭취 금물) 두부김치국(두부와 김치는 모두 섭취, 국물은 최소로 섭취) 시금치나물(모두 섭취) 김치 약간 식후 1시간 배부름 스케일 4~5점	저지방우유 1잔 삶은달걀 1개

생활 운동 & 성형 운동

- 운동은 휴식하고 집안 대청소, 이불 빨래 등으로 대체 또는 야외 활동을 늘리거나 가벼운 등산 등의 활동량이 많은 취미 생활

		아침	점심	간식	저녁	간식
월 요일	골라 먹는 식사법	잡곡밥 1/2공기 달걀찜 1개(모두 섭취) 콩나물묵(콩나물 건더기는 모두 섭취, 국물은 최소로 섭취) 미역줄기데침 1인분(모두 섭취, 초고추장은 부족한 느낌으로) 식후 1시간 배부름 스케일 4~5점	밥 1/2공기 오징어제육볶음 1인분(오징어는 모두 섭취, 돼지고기는 살코기만 섭취, 양념은 섭취 금물) 파전(섭취 금물) 시금치나물(모두 섭취) 김치 약간 식후 1시간 배부름 스케일 4~5점	저지방우유 1잔, 견과류 조금(호두 2개, 아몬드 3개, 땅콩 5~6개 중 하나를 선택하여 섭취)	잡곡밥 1/2공기 삼치구이 1 토막(모두 섭취) 콩나물국(콩나물 건더기는 모두 섭취, 국물은 최소화) 명란젓(섭취 금물) 김치 약간 식후 1시간 배부름 스케일 4~5점	운동 후 달걀 흰자 2개, 저지방우유 1 잔
	생활 운동 & 성형 운동	• 생활 운동(대중교통 이용하기, 5층 이내는 계단 이용하기, 일부러 한 층 위 또는 아래 화장실 이용하기)을 적극 실천하여 만보계 기준 하루에 6,000~7,000보 유지 • 직장 여성이라면 회사에서 틈틈이 오피스 운동 • 자신의 체형에 맞는 성형 운동 30~40분 시행(운동 중 약간 힘들다 또는 약간 땀이 난다 이상의 느낌을 유지) • 40대 이상의 여성이라면 하체 근력 강화 운동과 코어운동				
화 요일	골라 먹는 식사법	잡곡밥 1/2공기 닭가슴살카레 1인분(조리시 기름 대신 물을 사용하여 볶을 것, 카레를 밥 위에 한번에 뿌리기보다는 숟가락으로 조금씩 떠서 부분부분 비벼서 섭취) 콩나물국(콩나물은 모두 섭취, 국물은 최소로) 식후 1시간 배부름 스케일 4~5점	고구마 1개 훈제닭가슴살과 야채 샐러드(닭가슴살은 100g 정도 섭취, 드레싱은 영양성분을 꼼꼼히 확인하여 지방함량이 낮아 칼로리가 낮은 드레싱으로, 샐러드에 붓지 말고 종지에 따로 담아 찍어 먹는다) 식후 1시간 배부름 스케일 4~5점	토마토 1개	잡곡밥 1/2공기 장조림고기 100g(소고기 우둔살과 같이 지방이 적은 부위로, 간은 싱겁게, 장조림 국물은 최소로) 시금치된장국(시금치 건더기는 모두 섭취, 국물은 최소로 섭취) 오이지무침(최소로 섭취) 식후 1시간 배부름 스케일 4~5점	저지방우유 1잔, 삶은달걀 1개
	생활 운동 & 성형 운동	• 생활 운동 & 성형 운동생활 운동(대중교통 이용하기, 5층 이내는 계단 이용하기, 일부러 한 층 위 또는 아래 화장실 이용하기)을 적극 실천하여 만보계 기준 하루에 6,000~7,000보 유지 • 직장 여성이라면 회사에서 틈틈이 오피스 운동 • 성형 운동은 휴식				

		아침	점심	간식	저녁	간식
수 요일	골라 먹는 식사법	체중조절용 시리얼 저지방 또는 무지방우유 200ml 삶은달걀 1개 오렌지 1/2개 또는 사과 1/2개 또는 야채샐러드(드레싱은 영양성분을 확인, 지방함량이 낮아 칼로리가 낮은 드레싱으로 샐러드에 붓지 말고 종지에 따로 담아 찍어 먹는다) 식후 1시간 배부름 스케일 4~5점	밥 1/2공기 낙지볶음 1인분(낙지는 모두 섭취, 볶음국물은 최소로 섭취, 비벼 먹지 말 것) 소시지볶음(섭취 금물) 시금치나물(1인분 모두 섭취) 김치 약간 식후 1시간 배부름 스케일 4~5점	바나나 1/2개 또는 사과 1/2개	잡곡밥 1/2공기 고등어구이 1토막(모두 섭취) 콩나물국(콩나물 건더기는 모두 섭취, 국물은 최소로 섭취) 창란젓(섭취 금물) 김치 약간 식후 1시간 배부름 스케일 4~5점	운동 후 저지방우유 1잔, 두부 1/2모

생활 운동 & 성형 운동

- 생활 운동(대중교통 이용하기, 5층 이내는 계단 이용하기, 일부러 한 층 위 또는 아래 화장실 이용하기)을 적극 실천하여 만보계 기준 하루에 6,000~7,000보 유지
- 직장 여성이라면 회사에서 틈틈이 오피스 운동
- 자신의 체형에 맞는 성형 운동 30~40분 시행(운동 중 약간 힘들다 또는 약간 땀이 난다 이상의 느낌을 유지)
- 40대 이상의 여성이라면 하체 근력 강화 운동과 코어운동

		아침	점심	간식	저녁	간식
목 요일	골라 먹는 식사법	잡곡밥 1/2공기 두부된장찌개 1인분(두부와 건더기는 모두 섭취, 찌개 국물은 최소화) 두부부침(모두 섭취) 명란젓(섭취 금물) 김치 약간 식후 1시간 배부름 스케일 4~5점	김밥 1/2공기 저지방 또는 무지방 우유 200ml 훈제달걀 2개 식후 1시간 배부름 스케일 4~5점	방울토마토 한 줌	잡곡밥 1/2공기 닭볶음탕 1인분(닭 껍질은 제거하고 조리, 가슴살과 안심 등 퍽퍽한 부위로 1인분 섭취, 국물은 최소로 섭취, 감자나 고구마를 먹는다면 밥 섭취량을 줄여야 함) 마요네즈샐러드(섭취 금물) 물김치(건더기 위주로, 국물은 최소로) 식후 1시간 배부름 스케일 4~5점	바나나 1/2개 또는 사과 1/2개

생활 운동 & 성형 운동

- 생활 운동 & 성형 운동생활 운동(대중교통 이용하기, 5층 이내는 계단 이용하기, 일부러 한 층 위 또는 아래 화장실 이용하기)을 적극 실천하여 만보계 기준 하루에 6,000~7,000보 유지
- 직장 여성이라면 회사에서 틈틈이 오피스 운동
- 성형 운동은 휴식

	아침	점심	간식	저녁	간식
골라 먹는 식사법	잡곡밥 1/2공기 소고기미역국(소고기는 기름기 적은 부위로 보이는 지방은 최대한 제거, 미역과 살코기는 모두 섭취, 국물은 최소로 섭취) 호박볶음(1인분 모두 섭취) 김치 조금 식후 1시간 배부름 스케일 4~5점	고구마 1개 훈제닭가슴살과 야채샐러드(닭가슴살은 100g 정도 섭취, 드레싱은 영양성분을 꼼꼼히 확인하여 지방함량이 낮아 칼로리가 낮은 드레싱으로, 샐러드에 붓지 말고 종지에 따로 담아 찍어 먹는다) 식후 1시간 배부름 스케일 4~5점	저지방우유 1잔 견과류 조금(호두 2개, 아몬드 3개, 땅콩 5~6개 중 하나를 선택하여 섭취)	골뱅이소면 1/2인분(골뱅이와 야채는 1인분 모두 섭취, 면은 흰소면보다는 메밀면으로, 맥주는 섭취 금물) 동치미(무 위주로 섭취, 국물은 최소로 섭취) 식후 1시간 배부름 스케일 4~5점	토마토 1개

생활 운동 & 성형 운동

- 생활 운동(대중교통 이용하기, 5층 이내는 계단 이용하기, 일부러 한 층 위 또는 아래 화장실 이용하기)을 적극 실천하여 만보계 기준 하루에 6,000~7,000보 유지
- 직장 여성이라면 회사에서 틈틈이 오피스 운동
- 자신의 체형에 맞는 성형 운동 30~40분 시행(운동 중 약간 힘들다 또는 약간 땀이 난다 이상의 느낌을 유지)
- 40대 이상의 여성이라면 하체 근력 강화 운동과 코어운동

	아침	점심	간식	저녁	간식
골라 먹는 식사법	체중조절용 시리얼 저지방 또는 무지방우유 200ml 삶은달걀 1개 오렌지 1/2개 또는 사과 1/2개 또는 야채샐러드(드레싱은 영양성분을 확인, 지방함량이 낮아 칼로리가 낮은 드레싱으로 샐러드에 붓지 말고 종지에 따로 담아 찍어 먹는다) 식후 1시간 배부름 스케일 4~5점	잡곡밥 1/2공기 불고기(고기는 포화지방이 적은 부위로 선택하여 보이는 지방은 최대한 제거하고 섭취 불고기양념과 국물은 최소로 섭취) 시금치국(시금치는 모두 섭취, 국물은 최소로 섭취) 고사리나물(1인분 모두 섭취) 김치 약간 식후 1시간 배부름 스케일 4~5점	저지방 우유 1잔 견과류 조금(호두 2개, 아몬드 3개, 땅콩 5~6개 중 하나를 선택하여 섭취)	생선초밥(가능한 흰살생선 초밥 위주로, 밥은 1/2공기만, 롤은 최대한 피할 것) 튀김(섭취 금물 또는 새우튀김에서 튀김옷은 벗기고 1개 정도 섭취) 우동(우동만을 먹는다면 초밥의 밥은 더 적게 먹어야 함, 국물은 최소로 섭취) 식후 1시간 배부름 스케일 4~5점	토마토 1개, 저지방 우유 한 잔

생활 운동 & 성형 운동

- 생활 운동(대중교통 이용하기, 5층 이내는 계단 이용하기, 일부러 한 층 위 또는 아래 화장실 이용하기)을 적극 실천하여 만보계 기준 하루에 6,000~7,000보 유지
- 직장 여성이라면 회사에서 틈틈이 오피스 운동
- 자신의 체형과 다른 성형 운동 30~40분 시행(예를 들어 일반 체형의 여성이라면 특수 체형을 위한 성형 운동, 특수 체형의 여성이라면 일반 체형을 위한 성형 운동을 시행)

		아침	점심	간식	저녁	간식
일 요일	골라 먹는 식사법	잡곡밥 1/2공기 닭가슴살카레(조리시 기름 대신 물을 사용하여 볶을 것, 비벼 먹기보다는 숟가락으로 조금씩 떠서 섭취) 콩나물국(콩나물은 모두 섭취, 국물은 최소로) 식후 1시간 배부름 스케일 4~5점	스테이크(지방 함량이 적은 부위로) 빵, 감자, 고구마, 밥 중 1개만 선택하여 1/2만 섭취(빵은 버터에 찍어 먹지 말 것, 감자와 고구마에 올라간 버터는 섭취 금물, 밥은 볶음밥 대신 그냥 밥으로 주문) 우유 1잔(탄산 음료 섭취 금물) 샐러드(소스는 뿌리지 말고 종지에 따로 담아서 찍어 먹을 것) 식후 1시간 배부름 스케일 4~5점	토마토 1개	잡곡밥 1/2공기 물오징어데침(1/2 마리 모두 섭취) 미역국(미역은 모두 섭취, 국물은 최소로 섭취) 소시지볶음(최소로 섭취) 김치 약간 식후 1시간 배부름 스케일 4~5점	저지방우유 1잔, 견과류 조금(호두 2개, 아몬드 3개, 땅콩 5~6개 중 하나를 선택하여 섭취)
	생활 운동 & 성형 운동	• 운동은 휴식하고 집안 대청소, 이불 빨래 등으로 대체 또는 야외 활동을 늘리거나 등산 등의 활동량이 많은 취미 생활				

아침식사 TIP

다이어트 시 아침식사를 먹기 힘들다는 분들이 많습니다. 그렇다고 아침을 거르거나 탄수화물로만 된 식사로 대충 해결하지 말아야 합니다. 가장 간단한 방법은 저지방 또는 무지방우유와 체중조절용 시리얼을 이용하거나 한번 만들면 오래 보관이 가능한 메뉴, 예를 들면 훈제닭가슴살카레 등을 만들어 놓고 간단하게 해결하는 것입니다. 전자레인지를 활용하여 달걀찜을 하거나 생식용 두부를 활용하는 것도 골라 먹는 식사법의 원칙을 지키면서 간단하게 아침을 해결할 수 있는 방법입니다. 아침식사를 챙겨 먹는 것조차 귀찮아 하는 마음으로는 다이어트에 성공할 수 없습니다.

식사 시 기억하세요!

'전' 종류도 가능한 섭취하지 않는 게 좋습니다. 전은 탄수화물인 밀가루로 덮어 기름을 머금게 하여 만드는 음식입니다. 전을 먹게 되면 조절하거나 최대한 줄여야 할 탄수화물과 지방의 섭취가 필연적으로 증가하게 됩니다. 전 속의 오징어, 굴, 생선살만 드시는 방법도 있으나 주변 사람들의 눈총을 각오하셔야 할 겁니다.

소시지나 햄의 경우 포화지방이 많은 부위와 살코기가 섞여 있습니다. 단백질 섭취는 지방이 함께 섞인 부위가 아닌 순수 단백질을 섭취해야 합니다. 육류가 드시고 싶다면 햄과 소시지보다는 지방 부위가 적은 살코기 위주로 드시고 지방과 단백질의 확실한 구분이 가능한 부위로 골라 드시는 게 좋습니다. 따라서 햄과 소시지로 만든 음식은 최대한 피하는 게 좋습니다.

비만 체형 클리닉 전문의가 알려주는 여자를 위한 다이어트
몸짱의사의 성형 다이어트

지은이 | 박상준
펴낸이 | 김경태
펴낸곳 | 한국경제신문 한경BP
등록 | 제 2-315(1967. 5. 15)

제1판 1쇄 인쇄 | 2011년 8월 1일
제1판 1쇄 발행 | 2011년 8월 16일

주소 | 서울특별시 중구 중림동 441
홈페이지 | http://www.hankyungbp.com
전자우편 | bp@hankyungbp.com
기획출판팀 | 3604-553~6
영업마케팅팀 | 3604-595, 555   FAX | 3604-599

ISBN 978-89-475-2814-6 (13510)
값 15,000원

파본이나 잘못된 책은 바꿔 드립니다.

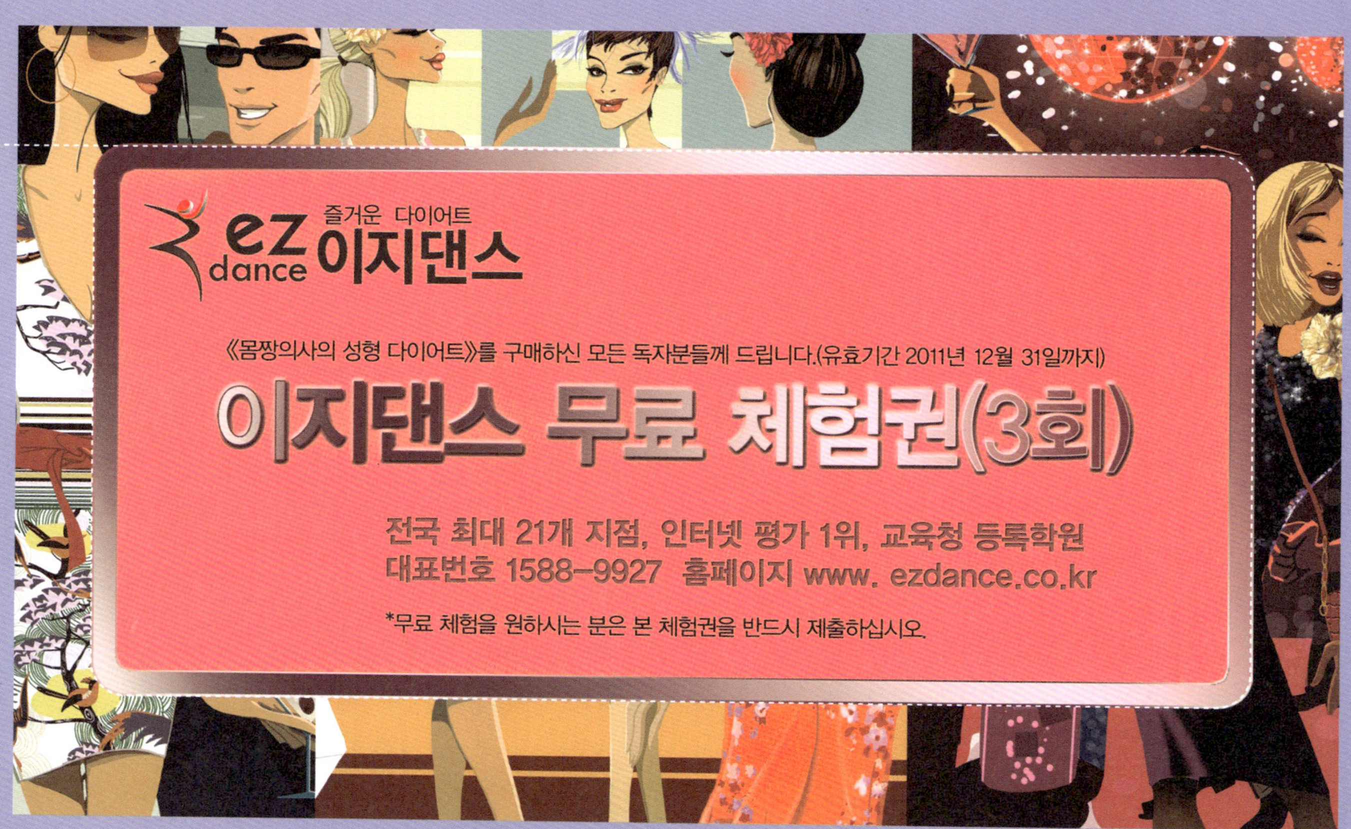
ez 즐거운 다이어트
dance 이지댄스
《몸짱의사의 성형 다이어트》를 구매하신 모든 독자분들께 드립니다.(유효기간 2011년 12월 31일까지)
이지댄스 무료 체험권(3회)
전국 최대 21개 지점, 인터넷 평가 1위, 교육청 등록학원
대표번호 1588-9927 홈페이지 www. ezdance.co.kr
*무료 체험을 원하시는 분은 본 체험권을 반드시 제출하십시오.
절취선